Elementos de protección radiológica en protonterapia para supervisores y operadores

Josep María Martí Climent
Verónica Morán Velasco

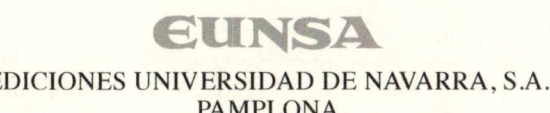

EDICIONES UNIVERSIDAD DE NAVARRA, S.A.
PAMPLONA

© 2025. Josep María Martí Climent y Verónica Morán Velasco
Ediciones Universidad de Navarra, S.A. (EUNSA)
Campus Universitario · Universidad de Navarra · 31009 Pamplona · España
+34 948 25 68 50 · www.eunsa.es · eunsa@eunsa.es

ISBN 978-84-313-4042-1
DL NA 1159-2025

Imagen de portada: *Manuel Castells y Pilar Martín Bravo, del Servicio de Comunicación de la Universidad de Navarra*

Printed in Spain – Impreso en España **por Podiprint**

Cupón para la Biblioteca Virtual

Accede a la versión eBook de este título por solo **1,99 €**. Con la compra de este libro puedes utilizar el siguiente cupón para la lectura en *streaming** desde la Biblioteca Virtual. **Sigue estas instrucciones** para visualizar tu libro:

1. Dirígete a la web de la Biblioteca Virtual **https://ebooks.eunsa.es/library**.

2. En la web ve a **Iniciar sesión** e introduce tu email y contraseña. Si no estás registrado, deberás completar el proceso en **Registrarse**.

3. Tras registrarte, accede a la página del libro o lee el QR de esta página. Bajo el precio podrás **insertar el código oculto en el siguiente cupón** para activar la promoción.

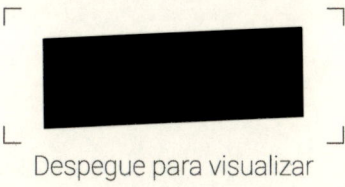

Despegue para visualizar

Acceso directo al eBook

Canjéalo en ebooks.eunsa.es

*Con acceso a internet desde cualquier navegador.

Colección: Apuntes

Índice

Prefacio

Actualmente en España están operativas dos unidades de protonterapia, y las donaciones e iniciativas harán posible la instalación de once unidades más en los próximos años. En este escenario, el Consejo de Seguridad Nuclear (CSN) requiere que quienes manipulen material o equipos radiactivos y los que dirijan dichas actividades en una instalación radiactiva de protonterapia estén en posesión de la correspondiente licencia en el campo de aplicación de protonterapia.

En este contexto, el Servicio de Radiofísica y Protección Radiológica de la Clínica Universidad de Navarra (CUN) ha diseñado los programas formativos específicos para capacitar al personal como supervisores u operadores de las instalaciones de protonterapia. Este proceso ha durado un año, e incluyó reuniones con el CSN para definir los contenidos y la duración de los cursos. En abril de 2025 la CUN obtuvo la homologación de los cursos de formación de operadores y supervisores de instalaciones radiactivas de la parte específica del campo de aplicación de *Protonterapia*; este libro incluye los textos de las clases teóricas de dichos cursos.

Esta publicación es fruto de la experiencia acumulada desde que la CUN acordó, a finales de 2017, adquirir el equipo de protonterapia, lo que permitió tratar al primer paciente en abril de 2020. En ese periodo de tiempo, durante el primer año se construyó la instalación, durante el segundo se instaló el equipo y se realizaron las pruebas preoperacionales, y en los primeros meses de 2020 se comisionó el equipo para poder tratar pacientes. Con más de siete años de experiencia, el Servicio de Radiofísica y Protección Radiológica de la CUN ha adquirido una sólida trayectoria en la protección radiológica de una instalación de protonterapia; cubriendo su diseño y la fase preoperacional, que culminaron con la autorización administrativa de operación y su actual funcionamiento, que abarca el tratamiento de pacientes, la investigación y la docencia.

En septiembre de 2022 organizamos la primera edición del "Curso Teórico-Práctico sobre Protección Radiológica en una Instalación de Protonterapia" y editamos el libro *Protección radiológica en una instalación de protonterapia*. Tanto el curso –del que se han hecho tres ediciones– como el libro fueron concebidos para ayudar al entrenamiento y la formación de los profesionales de la protección radiológica en el ámbito de la protonterapia. De esta manera, el libro que tienes en tus manos es un paso más, pues aborda específicamente el contenido teórico para la capacitación como supervisor u operador de las instalaciones de protonterapia.

Queremos agradecer a todas las personas e instituciones que han contribuido al diseño de los cursos formativos y a la redacción de los textos teóricos, permitiendo obtener la homologación del CSN.

En primer lugar, agradecemos a la Clínica Universidad de Navarra, pues con su modelo asistencial centrado en las necesidades del paciente se aventuró en el campo la protonterapia, logrando resultados clínicos positivos en los pacientes tratados en la Unidad de Protonterapia integrada en el Centro del Cáncer de la Universidad de Navarra. Todo ello en un marco de continuo fomento de la asistencia clínica, la investigación y la docencia. El espíritu universitario de nuestra institución nos impulsa a trabajar con el deseo constante de generar conocimiento y ponerlo al servicio de la sociedad.

Agradecemos a todos los autores de este libro, profesores de los cursos que estamos organizando, por su implicación y contribución en los distintos capítulos.

A Carmen Varadé, secretaria de la Unidad de Imagen y Protección Radiológica en CUN Madrid, y a Jorge Arenas y a Sandra Parla, técnicos de la Unidad, por su valiosa colaboración en la edición y organización de los cursos, así como su dedicación diaria a la protección radiológica.

Nuestro agradecimiento también al Departamento de Reputación y Comunicación Corporativa de la CUN por la difusión del curso y del libro, y a Manuel Castells y Pilar Martín Bravo, del Servicio de Comunicación de la Universidad de Navarra, por el material gráfico que utilizamos tanto en el curso como en este libro.

Por último, y no menos importante, queremos agradecer al Consejo de Seguridad Nuclear por su asesoramiento en el diseño del programa formativo para la capacitación de supervisores y operadores del campo específico de protonterapia.

Esperamos que tanto los cursos formativos del Módulo del Campo de aplicación de *Protonterapia* como este libro cumplan su objetivo formativo, mejorando la práctica de la protección radiológica.

Josep M Martí-Climent
Verónica Morán

Introducción

Este libro reúne el material didáctico correspondiente a las clases teóricas impartidas en los cursos de formación de operadores y supervisores de instalaciones radiactivas de la parte específica del campo de aplicación de *Protonterapia*, organizados por el Servicio de Radiofísica y Protección Radiológica de la Clínica Universidad de Navarra (CUN), que ha obtenido la homologación del Consejo de Seguridad Nuclear (CSN) en abril de 2025.

Para diseñar el programa se han tenido en cuenta tanto la Guía de Seguridad 5.12 del CSN, sobre las normas de homologación de cursos, como la Circular del CSN relativa al "Formato y contenido estándar de la solicitud de instalaciones de protonterapia". A ello se suma la experiencia adquirida durante la puesta en marcha de la instalación de protonterapia de la CUN y sus primeros cinco años de funcionamiento, así como la derivada de la docencia impartida en el "Curso Teórico-Práctico Protección Radiológica en una Instalación de Protonterapia" (tres ediciones), cuyo material docente ha sido integrado en parte en este volumen.

Este libro se centra exclusivamente en el módulo correspondiente al área específica de *Protonterapia*; sin incluir contenidos ni del módulo básico ni del módulo del área específica de *Radioterapia*.

La estructura del libro se organiza en distintas áreas didácticas. Los primeros capítulos se enfocan en la aplicación de las radiaciones ionizantes en una instalación de protonterapia, abordando la interacción de los protones y neutrones con la materia (Capítulo I), las radiaciones ionizantes en una instalación de protonterapia y el equipamiento utilizado (Capítulo II), y las pruebas de aceptación, estado de referencia y mantenimiento (Capítulo III).

El área del diseño de una instalación se aborda en el Capítulo V dedicado al propio diseño de la instalación de protonterapia, que se complementa con el Capítulo IV dedicado a los detectores de neutrones para la vigilancia radiológica ambiental y personal.

Los procedimientos operativos se cubren en los Capítulos VI, VII y VIII, dedicados al reglamento de funcionamiento, a la protección radiológica operacional y a la verificación de una instalación de protonterapia.

Los riesgos radiológicos asociados al uso de las radiaciones en una instalación de protonterapia se consideran en el Capítulo IX, que aborda los riesgos radiológicos del paciente y el plan de emergencia de la instalación.

Finalmente, los Capítulos X y XI corresponden al área de aspectos legales y administrativos específicos de las instalaciones de protonterapia.

En cuanto al uso del material, para aquellos alumnos que se formen para el nivel de supervisor les es de aplicación todo el contenido de este libro. En el caso de los operadores, el temario abarca todos los capítulos excepto el Capítulo III, y del apartado 10 y la sección 5.1 del Capítulo X.

Capítulo I

Interacción de los protones y neutrones con la materia

E. Martínez-Francés, D. Pedrero, V. Morán y J. M. Martí-Climent

1. Puntos clave

- Definir las características físicas del haz de protones.
- Conocer la interacción de los protones con la materia, en especial las reacciones nucleares que provocan la presencia de neutrones.
- Dentro de la interacción de los protones y neutrones con la materia, diferenciar entre reacciones directas, reacciones compuestas y emisiones en preequilibrio.
- Saber cómo se produce la activación de los materiales y qué reacciones la causan.
- Entender por qué el espectro neutrónico generado en una instalación de protonterapia tiene un rango energético tan amplio y cómo varía según la posición con respecto al haz de protones.

2. Introducción

En una instalación de protonterapia, son las interacciones de los protones acelerados con la materia las que conducen al principal riesgo radiológico del público y de los trabajadores. Estas interacciones producen tanto radiación "instantánea", que persiste solo mientras el acelerador está en funcionamiento, como radiactividad inducida, que continúa emitiendo radiación después de que el acelerador se apague. Entender la interacción de los protones con la materia y qué radiación secundaria puede generar es fundamental para la protección radiológica en instalaciones de protonterapia, ya que indica contra qué hay que blindar o qué medidas hay que implantar.

Los protones son partículas subatómicas con carga eléctrica positiva y son consideradas partículas pesadas, pues su masa es 1832 veces superior a la de los electrones. En protonterapia, los haces de protones clínicos son cuasi monoenergéticos y las energías típicas de estos protones van desde los 70 a los 230 MeV. A medida que los protones penetran en el medio material pierden energía por las interacciones que sufren con los electrones atómicos y con los núcleos, aunque la energía perdida debida a estos últimos es despreciable. Cuanta menor energía tengan los protones, su pérdida de energía (poder de frenado) será mayor. Esta característica da lugar a la principal ventaja del uso de los protones frente a los fotones como técnica de radioterapia: el pico de Bragg al final del rango [1]. Este pico se debe a un gran depósito de dosis absorbida al final del rango de los protones (Figura 1.1).

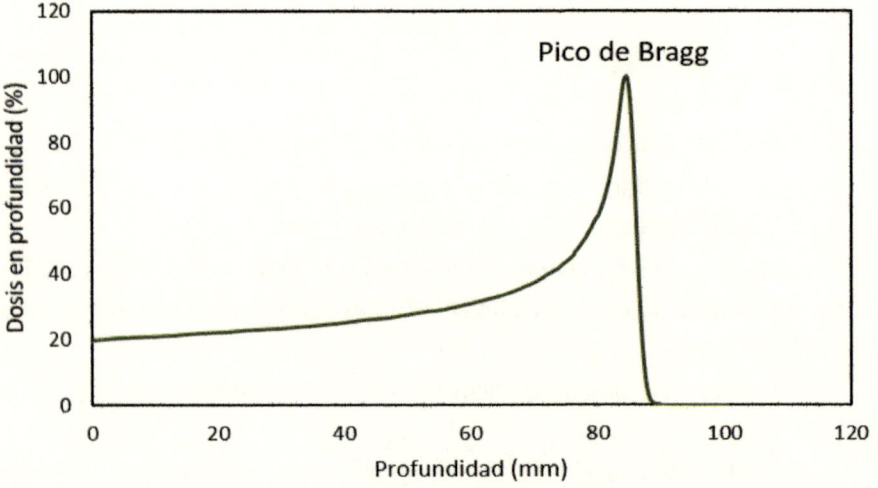

Figura 1.1. *Depósito de dosis de un haz monoenergético de protones en función de la profundidad. El pico de Bragg se encuentra al final del rango de los protones.*

Por otro lado, a partir de una cierta energía dependiente del medio, los protones pueden penetrar la barrera de Coulomb de los núcleos del medio y se vuelven más probables las reacciones nucleares además de la simple dispersión de Coulomb. En la Figura 1.2 se puede ver cómo la fracción relativa de fluencia de los protones va disminuyendo en función de la profundidad en el medio (agua). La disminución gradual de protones con la profundidad se debe a la eliminación de estos del haz primario mediante reacciones nucleares. En cambio, la caída abrupta cerca del final del rango se explica porque todos los protones llegan a este punto con una energía similar. Esto ocurre debido a la pérdida lenta y continua de energía que experimentan al interactuar con los electrones atómicos. Al final del rango los protones se quedan sin energía y, finalmente, son absorbidos por el medio [1].

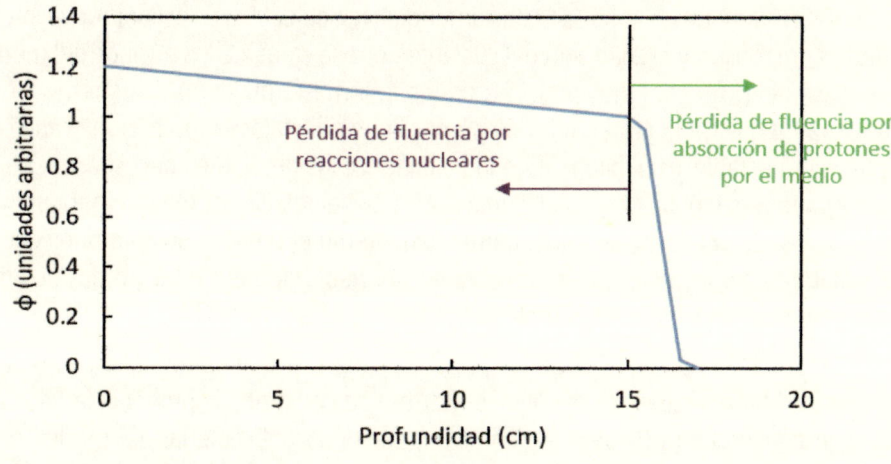

Figura 1.2. Fluencia de protones según penetra en el medio (agua).

Desde el punto de vista de la protección radiológica en una instalación de protonterapia, la interacción más importante de los protones con la materia es la reacción nuclear ya que se van a generar neutrones. Los neutrones son muy penetrantes y son las partículas presentes en protonterapia que más daño biológico pueden causar a trabajadores y público. Por esta razón, aunque en este Capítulo se va a explicar la interacción de los protones con los electrones atómicos, pues es la más dominante, se explicará con más detalle su interacción con los núcleos atómicos.

3. Interacciones nucleares de los protones con la materia

Las interacciones nucleares de los protones pueden ser elásticas o no elásticas. En la dispersión elástica, la energía cinética total del sistema (proyectil + núcleo del blanco) se conserva y, por lo tanto, no se le da energía suficiente al núcleo del blanco para llevarlo a un estado excitado. En la dispersión elástica el protón pasa muy cercano al núcleo y, debido a la fuerza repulsiva de las cargas positivas del núcleo, se desvía de su trayectoria inicial. Aunque el protón pierde una cantidad despreciable de su energía, la acumulación de estos cambios en su trayectoria puede ser de importancia en el ámbito clínico [1]. Sin embargo, desde el punto de vista de la protección radiológica, estas interacciones no son las que van a tener gran relevancia.

Por otro lado, dentro de las interacciones inelásticas, se tiene la radiativa (Bremsstrahlung de protones) y la no radiativa (reacciones nucleares). En el ámbito de la protonterapia, la intensidad de la pérdida de energía de los protones emitiendo un fotón (Bremsstrahlung) se puede considerar despreciable. Esto es así porque la intensidad es proporcional al cuadrado del cociente entre la carga de los núcleos del medio y la masa del proyectil (y los protones tienen una masa muy alta). Las interacciones que sí van a guiar a la protección radiológica de una instalación de protonterapia, es decir, van a establecer el blindaje de la instalación, los detectores necesarios, el tipo de dosimetría personal, etc., son las reacciones nucleares. Se estima que para un haz de protones de 160 MeV, en agua, aproximadamente el 20 % de los protones experimentan reacciones nucleares y la cantidad promedio de neutrones producidos por cada interacción nuclear de los protones primarios es de 0.63 [2].

Cuando la energía cinética de los protones es lo suficientemente alta como para superar la repulsión eléctrica del núcleo (barrera de Coulomb), la probabilidad de que sucedan reacciones nucleares aumenta. Dependiendo del material del medio, esta probabilidad es de aproximadamente 20-35 % para protones de 200-250 MeV [3.4]. La probabilidad de que ocurra una interacción nuclear depende tanto del material del blanco como de la energía de los protones. Cuando un haz de protones interaccione con elementos más pesados como elementos metálicos del acelerador se producirán más reacciones nucleares que cuando el haz interaccione con el paciente (fundamentalmente agua).

3.1 Clasificación de los mecanismos de reacción

No existe un único modelo que pueda explicar de manera precisa todas las reacciones nucleares que pueden ocurrir. Para las energías de protones de unos pocos MeV hasta aproximadamente 1 GeV (rango que incluye las energías clínicas de los haces utilizados en protonterapia), la descripción de las interacciones no elásticas protón-núcleo se basa generalmente en tres mecanismos principales de reacción [4.5]: reacciones directas, reacciones compuestas y emisiones en pre-equilibrio. La interacción elástica sería un tipo de reacción directa.

3.1.1 Reacciones directas

Las reacciones directas se caracterizan por un tiempo de interacción muy corto, aproximadamente igual al tiempo de tránsito del proyectil a través del núcleo ($\sim 10^{-22}$ s). Las partículas emitidas en este tipo de reacción tienen una distribución angular con un fuerte pico hacia adelante ya que el canal de salida de la reacción está directamente relacionado con el canal de entrada (no se forma una etapa intermedia). Es decir, en este tipo de reacciones la interacción es inmediata y directa.

El proyectil (protón) puede interactuar con un único nucleón sin interferir con otros nucleones, o puede causar una excitación colectiva del núcleo, pero sin amalgamarse con el núcleo. Ejemplos de reacciones directas son:

- Dispersión inelástica: la partícula incidente se dispersa, pero la energía cinética total del sistema no se conserva. El núcleo se queda en un estado excitado de baja energía por lo que para volver a su estado fundamental emite uno o más rayos gamma. El esquema de esta reacción sería X(p, p´)X*.

- Reacciones de intercambio de carga: el número de nucleones en el núcleo objetivo permanece sin cambios, pero la partícula saliente tiene una carga eléctrica diferente a la de la partícula incidente. Por ejemplo, para un protón incidente tendríamos X(p, n)Y.

- Reacciones de transferencia: uno o más nucleones son transferidos entre el proyectil y el núcleo objetivo (conocidas como reacciones de *pick-up*). Para el caso de un protón incidente, tendríamos, por ejemplo, la reacción X(p, d)Y, donde se formaría deuterio, que es estable, o la reacción X(p, t)Z, donde se formaría tritio, que es un isótopo radiactivo del hidrógeno. El tritio, como se verá en los siguientes temas, puede tener importancia en una instalación de protonterapia pues su período de semidesintegración es de aproximadamente 12.3 años.

3.1.2 Reacciones compuestas

En comparación con las reacciones directas, el tiempo de interacción es mucho más largo ($\sim 10^{-18}$-10^{-16} s). El proyectil (protón) es capturado por el núcleo y se forma un sistema de núcleo compuesto a través de un proceso complejo que involucra a todos los nucleones. La energía cinética del proyectil se transfiere entre todos los nucleones y el sistema compuesto alcanza un estado de equilibrio estadístico, es decir, las energías y movimientos de los nucleones dentro del núcleo están distribuidos de manera uniforme y aleatoria. Cuando este equilibrio dinámico se establece, el núcleo compuesto empieza a decaer emitiendo partículas ya que se encuentra en un estado excitado y, con ello, inherentemente inestable. Este tipo de reacción puede expresarse como: $a+A \rightarrow C^* \rightarrow b+B$, donde C^* es el núcleo compuesto. Una importante característica de estas reacciones es que las propiedades del núcleo compuesto determinarán su posterior comportamiento y no el mecanismo por el que se creó. Se puede dar el caso en el que se concentre suficiente energía en un nucleón o en un grupo de nucleones provocando la emisión de una o más partículas. La emisión de rayos gamma también puede competir, o convertirse en el único modo de desintegración posible una vez que la energía de excitación restante no es suficiente para la emisión de partículas (Figura 1.3). Las emisiones en las reacciones compuestas son aproximadamente isotrópicas, ya que el sistema ha "perdido" la memoria del momento del proyectil entrante.

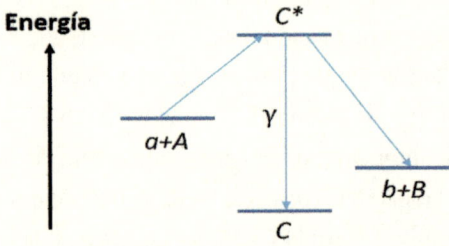

Figura 1.3. Diagrama de niveles de energía que muestra la formación de un núcleo compuesto y su posterior desintegración.

Existen dos modelos diferentes que describen el proceso de desintegración del núcleo compuesto, aunque comúnmente se habla de *evaporación*:

- Modelos de evaporación: como la teoría de Weisskopf-Ewing y la de Hauser-Feshbach, que tratan el proceso de desintegración como un proceso secuencial (es decir, una partícula se emite tras otra).
- Modelos de ruptura de Fermi: éstos consideran la ruptura en dos o más productos.

Los neutrones generados en estos procesos de evaporación tienen una energía típica del orden de unos pocos MeV, con una energía promedio típica de alrededor de 1-2 MeV.

3.1.3 Emisiones en pre-equilibrio

Las emisiones en pre-equilibrio ocurren antes de que el sistema compuesto alcance su equilibrio estadístico. Estas partículas son emitidas después de un tiempo que está entre la duración de las reacciones compuestas y las reacciones directas.

En este caso, las interacciones ocurren entre nucleón-nucleón en las cuales la energía cinética del proyectil se va distribuyendo progresivamente entre un número creciente de nucleones. En este proceso, los nucleones pueden ser expulsados del núcleo, tanto de forma individual como agrupados en pequeños cúmulos. La distribución angular de las partículas emitidas tiende a estar dirigida hacia adelante. Al final de esta etapa de pre-equilibrio, el núcleo compuesto excitado alcanza un equilibrio estadístico y continúa su desintegración como se describió en la sección anterior.

Al igual que para las reacciones compuestas, existen diversos modelos físicos que se han desarrollado a lo largo de la historia de la física de partículas. En este Capítulo se explicará en qué se basan los modelos de cascada intranuclear y los modelos de excitón [4]:

- Modelos de cascada intranuclear: se considera que los nucleones son objetos puntuales que tienen trayectorias clásicas rectas dentro de un núcleo. Es decir, son partículas casi independientes ya que, sí están sujetas al principio de exclusión de Pauli, que establece que no pueden ocupar el mismo nivel de energía y posición que otro nucleón si tienen el mismo espín y tipo (protón o neutrón). Un nucleón puede ser emitido si alcanza la superficie del núcleo con suficiente energía cinética. En la Figura 1.4 se puede ver de una forma esquemática.

- Modelos de excitón: se considera que, tras la colisión de un proyectil con el núcleo, los nucleones dentro del núcleo alcanzan un estado excitado que se describe en términos de *excitones,* que son pares de partículas y huecos en el núcleo.

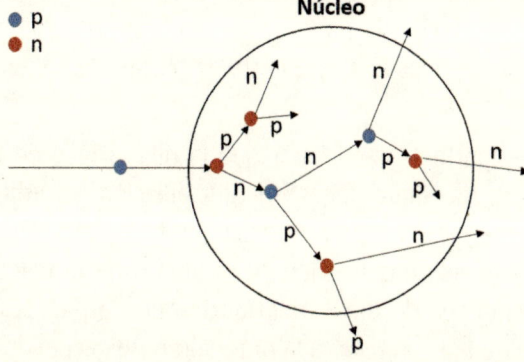

Figura 1.4. Esquema de la interacción según los modelos de cascada intranuclear.

En la literatura, comúnmente, a los neutrones resultantes de la etapa de preequilibrio se les conoce como resultantes de la cascada intranuclear y tienen una energía máxima igual a la del protón incidente, y una energía promedio típica alrededor de los 100 MeV.

En la Figura 1.5 se muestra un esquema a modo resumen de las interacciones que pueden sufrir los protones con los núcleos de la materia. Se ha incluido en el esquema la dispersión elástica de los protones con el núcleo, pues por tiempo de interacción estaría dentro de una "reacción" directa.

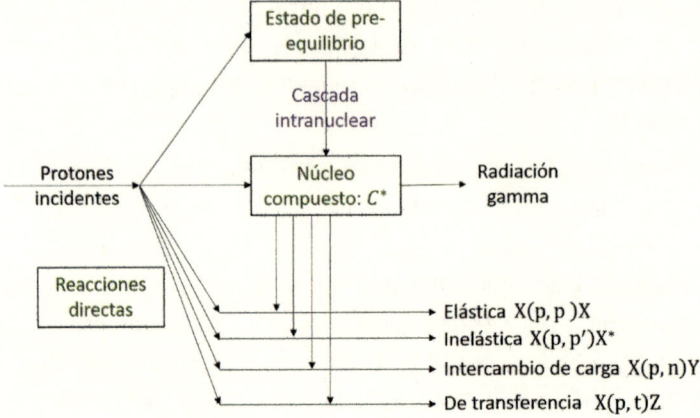

Figura 1.5. Interacciones posibles de los protones con los núcleos de la materia (reacciones nucleares): reacciones directas, reacciones compuestas y estados de pre-equilibrio. También se incluye la dispersión elástica del protón con el núcleo.

La cascada intranuclear, la evaporación, la fisión y las desintegraciones se conocen como reacciones de espalación cuando un haz de protones (o núcleos ligeros) de alta energía bombardean núcleos atómicos pesados. Por ejemplo, cuando se produzcan pérdidas de haz en la parte aceleradora de los protones, éstos sufrirán reacciones de espalación, pues la mayor parte de piezas del acelerador está formada por metales (núcleos pesados).

Por último, es importante mencionar que la última fase de desintegración de los núcleos excitados, mediante generalmente radiación gamma, se conoce como activación. Esta desintegración depende de la naturaleza del núcleo excitado y puede ser muy prolongada (desde una fracción de segundos hasta miles de años), lo cual hace que la activación sea de gran importancia para la protección radiológica, ya que puede contribuir a la exposición a la radiación incluso cuando no hay un haz de protones en funcionamiento.

3.2 Influencia de la energía del proyectil

No todas las reacciones nucleares explicadas en el subapartado anterior son posibles a cualquier energía del proyectil [4]. Para proyectiles de unos pocos MeV, las reacciones nucleares ocurren principalmente a través del mecanismo de reacción compuesta, aunque también pueden ocurrir las reacciones directas. Las partículas emitidas en estos procesos se caracterizan principalmente por una componente de baja energía, que proviene de la desintegración del núcleo compuesto, y una componente de alta energía resultante de las reacciones directas.

Cuando la energía del proyectil aumenta por encima de unos 10 MeV, las emisiones en pre-equilibrio se vuelven más probables. Hasta energías de unos 150 MeV, las emisiones de pre-equilibrio se suelen predecir por el modelo de excitón. Por otro lado, para energías superiores a unos 150 MeV, normalmente se utilizan los modelos de cascada intranuclear.

En resumen, en el ámbito de la protonterapia se pueden producir los tres tipos de reacciones nucleares que se han visto en este apartado. Hay que destacar que existen diversos modelos que explican las distintas reacciones, por lo que, por ejemplo, para simulaciones Monte Carlo es de gran importancia especificar en un cálculo de blindajes las listas de físicas (modelos y/o datos que describen la física de partículas empleada) tal y como especifica la circular de junio 2024 del Consejo de Seguridad Nuclear sobre "Formato y contenido estándar de la documentación de apoyo a la solicitud de instalaciones de protonterapia" [6].

4. *Interacción de los protones con los electrones atómicos*

Las interacciones de los protones con los electrones atómicos se podrían dividir en tres procesos [7]:

- Colisión inelástica: las partículas cargadas pesadas, en este caso, los protones, viajan a través del medio produciendo ionizaciones (Figura 1.6) y excitaciones del átomo. Como los protones son pesados, viajarán principalmente en línea recta. Se dice que son colisiones inelásticas porque los protones cederán energía suficiente a los electrones para superar bien la energía de ionización (expulsando al electrón del átomo) o bien la energía del nivel en el que se encuentra el electrón (llevándolo a un nivel de energía superior).

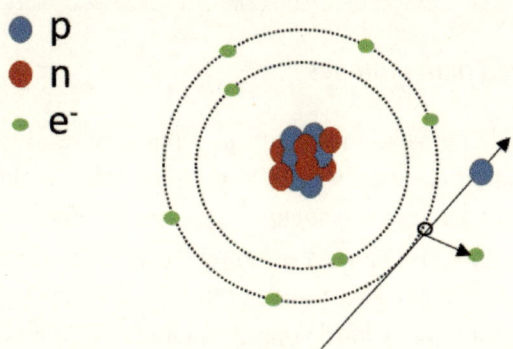

Figura 1.6. Dispersión inelástica de un protón con un electrón atómico.

- Dispersión inelástica radiativa: el protón se dispersa al interactuar con un electrón atómico. Durante este proceso se produce la emisión de radiación, típicamente en forma de fotones. Esta emisión es probable si el protón experimenta una desaceleración al interactuar con el campo eléctrico del electrón. Es una interacción análoga a la radiación de frenado generada cuando un protón se desacelera al pasar cerca de un núcleo atómico. La probabilidad de esta interacción es despreciable.

- Captura electrónica por protones: se produce cuando un protón tiene una velocidad baja y permanece suficiente tiempo en el entorno de los átomos. La fuerza de atracción electromagnética entre el protón y los electrones atómicos puede ser suficiente para que el protón capture al electrón. Por ejemplo, se produciría hidrógeno neutro. Este proceso es únicamente relevante cuando los protones tienen una energía por debajo del rango 50-100 keV.

En la Tabla 1.1 se muestra un resumen de las interacciones de los protones con la materia, según interactúen con el núcleo o con los electrones atómicos.

Tabla 1.1. Resumen de las interacciones de los protones con los electrones atómicos y los núcleos.

Interacción con	Clasificación	Productos principales
Electrones atómicos	Colisión inelástica	Protones primarios, electrones resultantes de la ionización
	Dispersión inelástica radiativa	Radiación de Bremsstrahlung
	Captura electrónica por protones	Fotones, hidrógeno neutro
Núcleos	Elástica	Protones primarios, núcleos de retroceso
	Inelástica radiativa	Radiación de Bremsstrahlung
	Inelástica: reacciones nucleares	Neutrones, protones secundarios, radiación gamma

5. Poder de frenado para protones

La energía perdida por colisiones atómicas y nucleares elásticas, para partículas cargadas, por unidad de distancia recorrida se define como *poder de frenado*, S. El poder de frenado se hace independiente de la densidad del medio al dividirlo por esta cantidad, y es conocido entonces como *poder de frenado másico*, S_p. Esta cantidad se define para un haz de partículas y no para una única partícula. Como las partículas cargadas sufren pérdidas de energía tanto por colisión como por radiación debido a las distintas interacciones en el medio, el poder de frenado másico se puede expresar como la suma del poder de frenado másico por colisión, S_ρ^C, y el poder de frenado másico por radiación, S_ρ^R.

El poder de frenado másico por colisión se puede expresar como la suma de dos componentes independientes: el poder de frenado másico electrónico asociado a interacciones con electrones atómicos, S_ρ^{el}, y el poder de frenado másico nuclear, S_ρ^n, asociado a interacciones elásticas con los núcleos atómicos, tal y como se describe en la ecuación (1).

$$S_\rho = S_\rho^C + S_\rho^R = S_\rho^{el} + S_\rho^n + S_\rho^R \tag{1}$$

Como se ha visto anteriormente, para protones, que son partículas cargadas pesadas, S_ρ^R es despreciable. El proceso más importante de pérdida de energía de los protones se debe a la interacción de Coulomb entre los protones y los electrones del medio. También ocurren interacciones de Coulomb con pequeñas pérdidas de energía con el potencial de Coulomb de los núcleos, y pueden ser tenidas en cuenta en el poder de frenado nuclear. Sin embargo, el valor de este parámetro es mucho menor, aproximadamente tres órdenes de magnitud, en comparación con el valor del poder de frenado electrónico en relación al proceso principal [8]. Por otro lado, no se ha hecho referencia aun en el poder de frenado a las reacciones nucleares. Esto es así porque la pérdida de energía del haz y su absorción en el medio como consecuencia de las reacciones nucleares se describe mediante otros parámetros físicos y no a través del poder de frenado. Sin embargo, sí hay que tenerlas en cuenta en la práctica clínica. Por debajo de 100 MeV, el efecto de las colisiones nucleares en la energía media del haz de protones no es particularmente fuerte. Sin embargo, a energías más altas, si no se tienen en cuenta estos procesos en los procesos dosimétricos que impliquen la determinación del poder de frenado se puede aumentar la incertidumbre en la dosimetría hasta un 12 % [8].

En cuanto al poder de frenado electrónico, se puede describir por la ecuación (2) atribuida a Bethe y a Bloch [1], la cual tiene en cuenta los efectos mecánicos cuánticos:

$$S_\rho^C = 4\pi N_A r_e^2 m_e c^2 \frac{Z}{A} \frac{z^2}{\beta^2} \left[\ln \left(\frac{2 m_e c^2 \gamma^2 \beta^2}{I} \right) - \beta^2 - \frac{\delta}{2} - \frac{C}{Z} \right] \tag{2}$$

donde N_A es el número de Avogadro, r_e es el radio clásico del electrón, m_e es la masa del electrón, z es la carga del proyectil, Z es el número atómico del medio, A es el número másico de los átomos del medio, c es la velocidad de la luz, $\beta=v/c$ donde v es la velocidad del proyectil, $\gamma=(1-\beta^2)^{-1/2}$, I es la energía de excitación media del medio, δ es el término de corrección de densidad que surge del apantallamiento de los electrones lejanos por los electrones cercanos y resulta en una reducción de la pérdida de energía a energías más altas, C es el término de corrección de capa, que es importante solo para energías bajas donde la velocidad de la partícula se aproxima a la velocidad de los electrones atómicos. Los dos términos de corrección en la ecuación de Bethe-Bloch involucran teoría relativista y mecánica cuántica y deben considerarse cuando se utilizan energías de protones muy altas o muy bajas en los cálculos.

La Figura 1.7 muestra el poder de frenado de los protones en agua según la ecuación (2).

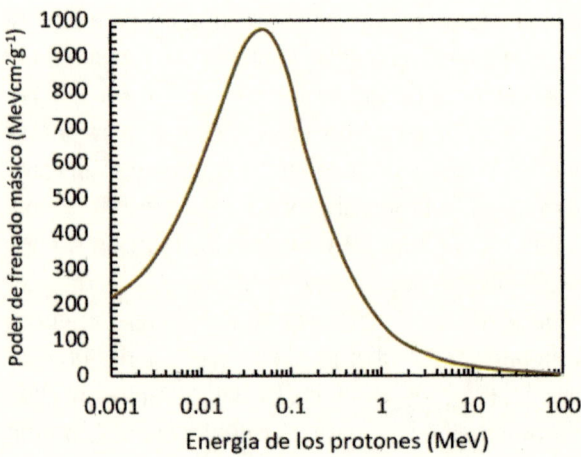

Figura 1.7. Poder de frenado de los protones en agua según la ecuación (2).

6. Interacción de los neutrones con la materia

Los neutrones producidos en instalaciones de protonterapia abarcan unos 10 órdenes de magnitud, son extremadamente penetrantes, y su efectividad biológica relativa es hasta aproximadamente 20 veces mayor que la de los protones [9]. En la Figura 1.8 se muestra el espectro neutrónico calculado por Monte Carlo en el interior de la sala de tratamiento de protonterapia de la Clínica Universidad de Navarra (CUN) en cuatro puntos con distinta angulación con respecto al haz de protones. La distribución en energía de los neutrones depende en gran medida de la energía y dirección del haz de protones.

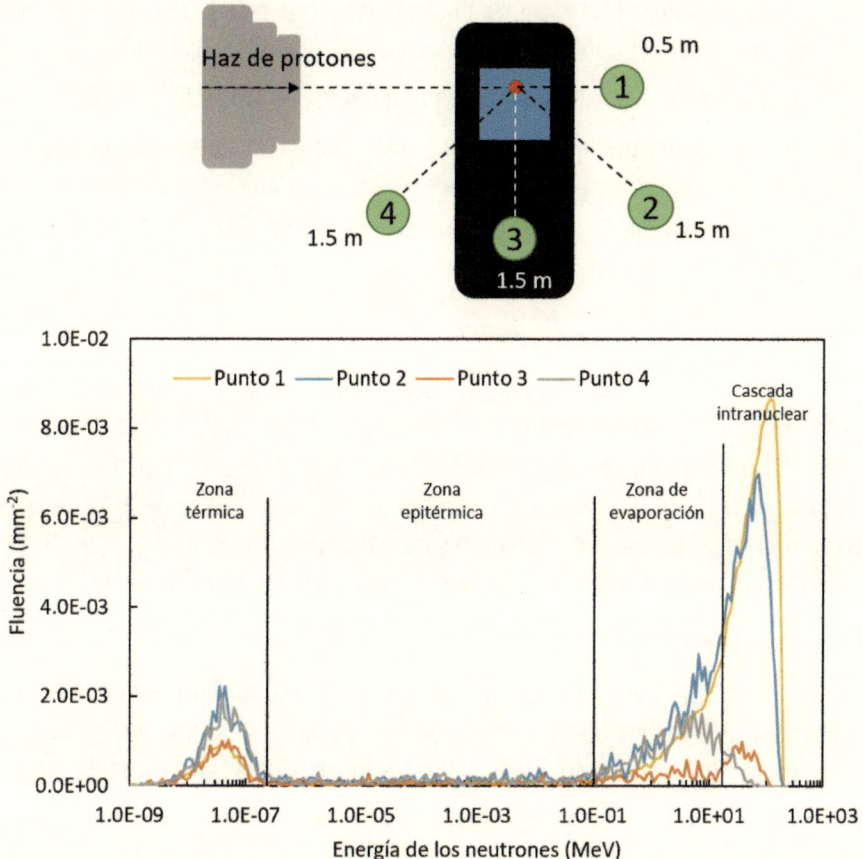

Figura 1.8. Espectro neutrónico típico calculado mediante Monte Carlo en el interior de la sala de tratamiento de protonterapia de la CUN. En la parte superior se muestran los puntos de medida de los espectros mostrados en la gráfica.

En el ámbito de la protonterapia, los neutrones que forman parte de un espectro de neutrones típico se pueden clasificar en cuatro grupos energéticos:

- Neutrones térmicos: están en equilibrio térmico con su entorno, generalmente a temperatura ambiente. Su energía más probable (siguen una distribución de Maxwell-Boltzmann) es $K_B T$, donde K_B es la constante de Boltzmann y T es la temperatura absoluta del ambiente. La energía más probable (para una temperatura de 20°C) es $K_B T$=0.025 eV, mientras que la energía media es $\frac{3}{4} K_B T$=0.038 eV.

- Neutrones epitérmicos: tienen una energía entre 1 eV y 10 keV.

- Neutrones rápidos: tienen una energía entre 10 keV y 20 MeV. Por ejemplo, las fuentes de ^{252}Cf y ^{241}Am-^{9}Be, utilizadas típicamente para calibrar o verificar los detectores de neutrones, son emisoras de neutrones rápidos.

- Neutrones de alta energía: tienen una energía entre 20 MeV y 1 GeV.

Los neutrones, al igual que otras partículas neutras, no presentan la interacción de la fuerza de Coulomb con los electrones y núcleos atómicos, por lo que únicamente pueden ocurrir interacciones con los núcleos. Estas interacciones se dividen en dos tipos: dispersión y absorción [10.11].

6.1 Dispersión de los neutrones con los núcleos

La dispersión de un neutrón por un núcleo provoca que su velocidad y dirección cambien sin que el núcleo vea afectado su número de protones y neutrones anterior a la interacción. Este núcleo tendrá cierta velocidad de retroceso y puede quedar en un estado excitado que, provocará la emisión de radiación. En general, la dispersión sirve como base para algunos detectores de neutrones (como los basados en la detección de protones de retroceso). La dispersión puede ser elástica o inelástica.

6.1.1 Dispersión elástica

Como toda dispersión elástica, la energía cinética total del neutrón y el núcleo permanecen sin cambios tras la interacción. Sin embargo, una fracción de la energía cinética inicial del neutrón (ε_i) se transfiere al núcleo ($\Delta\varepsilon_i$), en promedio, según la ecuación (3):

$$\Delta\varepsilon_t = \varepsilon_i \frac{2Mm_n}{(M + m_n)^2} \tag{3}$$

donde M es la masa del núcleo y m_n la masa del neutrón.

La ecuación (3) muestra que, para reducir la velocidad de los neutrones (comúnmente denominado a este proceso moderación) con el menor número de colisiones elásticas, deben usarse núcleos objetivo con una masa nuclear pequeña. Por ejemplo, un neutrón rápido de 2 MeV de energía cinética tras una colisión con un núcleo de hidrógeno tendrá como energía cinética restante, en promedio, 1 MeV.

Los neutrones epitérmicos y rápidos de hasta 1 MeV interactúan con la materia principalmente a través de dispersiones elásticas.

6.1.2 Dispersión inelástica

En este caso, el núcleo se lleva a un estado excitado, el cual eventualmente libera radiación. La energía cinética total del neutrón y del núcleo saliente es menor que la energía cinética del neutrón entrante. Los efectos principales sobre el neutrón incidente es la reducción de la energía y el cambio de dirección. Si el núcleo no se llega a excitar, se considera una dispersión elástica. Por ejemplo, con el hidrógeno no se puede producir una dispersión inelástica ya que no tiene estados excitados.

Para energías de neutrones superiores a aproximadamente 1 MeV, tanto la dispersión elástica como la inelástica son posibles. Para la dispersión inelástica, los neutrones siguen los mismos mecanismos descritos para los protones en el apartado 2.1 (por supuesto, la barrera de Coulomb no existe en el caso de los neutrones).

6.2. Absorción o captura de los neutrones por los núcleos

A la absorción de un neutrón por un núcleo le pueden seguir distintos tipos de emisiones:

- Emisión electromagnética: tras una reorganización de la estructura interna del núcleo, éste puede liberar uno o más rayos gamma.

- Emisión de partículas cargadas: comúnmente se emiten protones, deuterones y partículas alfa.

- Emisión de partículas neutras: el núcleo puede deshacerse de neutrones en exceso, desde uno solo a más de uno, siendo más los neutrones emitidos que los incidentes en la interacción.

- Emisión por fisión: dos o más fragmentos de fisión (núcleos de peso atómico intermedio) y más neutrones.

Los neutrones con más probabilidad de ser capturados por un núcleo son los neutrones térmicos, aunque también es posible que los neutrones térmicos sufran dispersiones elásticas. Neutrones con energía de hasta 1 MeV pueden ser capturados por el núcleo.

Como en el caso de los protones, los neutrones también producen activación en la última fase de desintegración de los núcleos excitados.

7. Referencias

1. Newhauser WD, Zhang R. The physics of proton therapy. Phys Med Biol. IOP Publishing; 2015; 60:R155-209.

2. Paganetti H. Nuclear interactions in proton therapy: Dose and relative biological effect distributions originating from the primary and secondary particles. Phys Med Biol. 2002; 47: 747-64.

3. Measday DF, Richard-Serre C. The loss of protons by nuclear inelastic interactions in various materials. Nucl Instruments Methods. 1969; 76:45-54.

4. De Smet V. Neutron measurements in a proton therapy facility and comparison with Monte Carlo shielding simulations. Tesis de doctorado, Université Libre de Bruxelles (ULB), 2016. [https://iihe.ac.be/sites/default/files/thesis-valerie-de-smet-instrumentation-phd-2016pdf/thesis-valerie-de-smet-instrumentation-phd-2016.pdf] (Accedido el 12/03/2025).

5. Martin BR. Nuclear Phenomenology. En Nuclear and Particle Physics: An Introduction, Segunda edición, John Wiley & Sons, Chichester, 2010. pp. 33-69.

6. CSŃ. Circular Formato y contenido estándar de la documentación de apoyo a la solicitud de instalaciones de protonterapia. Consejo de Seguridad Nuclear, Versión junio de 2024.

7. Aguilar PB, Pedrero D, Azcona JD. Fundamentos físicos: interacción de los protones con la materia. En Protección radiológica en una instalación de protonterapia, Editores Martí JM y Morán V, Primera Edición, EUNSA, Pamplona, 2022. pp. 19-31.

8. Laitano RF, Rosetti M, Frisoni M. Effects of nuclear interactions on energy and stopping power in proton beam dosimetry. Nucl Instruments Methods Phys Res Sect A Accel Spectrometers, Detect Assoc Equip. 1996; 376:466-76.

9. ICRP. The 2007 Recommendations of the International Commission on Radiological Protection. International Commission on Radiological Protection. ICRP Publication 103. Ann. ICRP. 2007.

10. Vanaudenhove T. Shielding Study against High-Energy Neutrons produced in a Proton Therapy Facility by means of Monte Carlo Codes and On-Site Measurements. Tesis de doctorado, Ecole Polytechnique de Bruxelles; 2014. [https://difusion.ulb.ac.be/vufind/Record/ULB-DIPOT:oai:dipot.ulb.ac.be:2013/209276/Holdings] (Accedido el 12/03/2025).

11. Swinhoe MT, Hutchinson JD, Rinard PM. Neutron Interactions with Matter. En Nondestructive Assay of Nuclear Materials for Safeguards and Security, Editores Geist WH, Santi PA y Swinhoe MT, Segunda edición, Springer, 2024. pp 307-323.

Capítulo II

Las radiaciones ionizantes en una instalación de protonterapia. Equipamiento utilizado

J. D. Azcona y M. Fernández-Ramos

1. Conceptos clave

- Entender los diferentes sistemas de aceleración de haces de protones para uso clínico: ciclotrón isócrono, sincrociclotrón, y sincrotrón, y su impacto en la selección de energías.

- Conocer los tipos de imanes, convencionales y superconductores, empleados en la actual tecnología de aceleración de haces de protones.

- Distinguir los dos sistemas de administración de haces de protones útiles clínicamente: "passive scattering" y "pencil beam scanning".

- Conocer el sistema de monitorización de la dosis.

- Tener una introducción en los elementos auxiliares empleados en un sistema clínico de protonterapia: sistemas de inmovilización, de guía por imagen, y de modificación del haz.

2. Equipo de protonterapia

2.1 Aceleradores en protonterapia

Los haces de protones son muy atractivos en radioterapia debido a que permiten optimizar el depósito de energía, maximizando la absorción de dosis en el tumor y minimizando la irradiación de tejido sano. Un haz de protones monoenergético deposita la mayor parte de su energía en el llamado "pico de Bragg", de tal modo que, más allá de esta zona, el haz no deposita energía (Figura 2.1). En la zona anterior al pico de Bragg el haz cede parte de su energía.

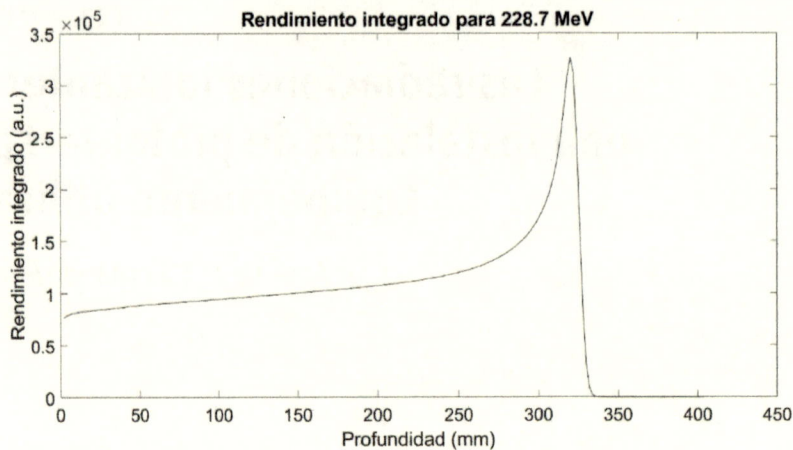

Figura 2.1. Rendimiento integrado en profundidad para un haz de protones de 228.7 MeV de energía. La posición del máximo (pico de Bragg) se corresponde con una penetración de unos 320 mm en agua. Unos mm más allá de esta posición el haz prácticamente no cede energía. Antes de esta posición la cesión de energía es menor. La posición del pico de Bragg viene determinada por la energía del haz generado en el acelerador; controlando la energía del haz se controla la posición del pico de Bragg, ofreciendo la posibilidad de optimizar la energía absorbida en un paciente, minimizando la irradiación de tejido sano.

La posición del pico de Bragg depende de la energía inicial del haz de protones. Controlando la energía del haz incidente con el acelerador, podemos controlar la posición del pico de Bragg en profundidad, que debe situarse en el tumor, logrando al mismo tiempo evitar o al menos minimizar la irradiación del tejido sano. Esta propiedad tan atractiva se debe a que los protones interaccionan fundamentalmente con electrones en el medio que absorbe la dosis, a través del campo eléctrico. Como la masa del protón es aproximadamente 2000 veces la del electrón, esencialmente el protón no cambia su dirección de movimiento al colisionar, de modo que su trayectoria es rectilínea. Por tanto, controlando la energía cinética del haz de protones al salir del acelerador, determinamos su punto de parada y la posición del pico de Bragg. Energía, penetración, y posición del pico de Bragg en un haz de protones están, por tanto, directamente relacionadas.

Los tumores tienen un tamaño, en la dirección de penetración del haz, que requiere de una distribución de dosis en la dirección distal – proximal del haz que sea homogénea, abarcando una extensión de varios centímetros en profundidad. Esto obliga a tener que combinar varios haces de protones (nos podemos referir en el ámbito clínico también como "varias capas de energía"), con pesos diferentes para cada haz monoenergético, cuya combinación de picos de Bragg, ponderado por el número de partículas emitidas, resulte en una distribución que irradie el tumor de la manera más homogénea posible. Esta combinación recibe el nombre de "pico de Bragg extendido", o "spread-out Bragg peak" (SOBP, por sus siglas en inglés). La Figura 2.2 representa esta combinación.

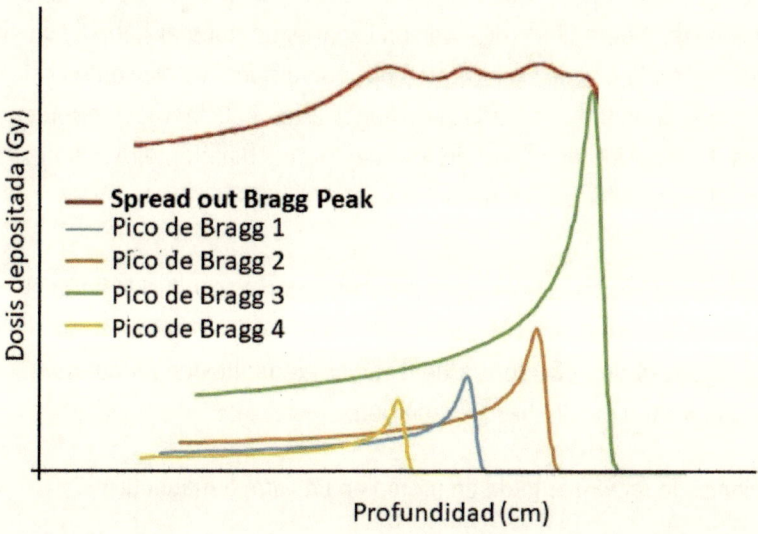

Figura 2.2. Formación de un "spread-out Bragg peak" (SOBP). La combinación de varios haces de protones de varias energías (varias capas), cada una de ellas con el pico de Bragg a una profundidad diferente, resulta en una distribución de dosis prácticamente homogénea, si los pesos relativos de cada capa se eligen de manera adecuada.

Las características de los aceleradores empleados en radioterapia vienen determinadas por los requerimientos clínicos en el tratamiento de pacientes. Es preciso tener haces con una penetración de hasta unos 33 cm en agua (mitad del espesor de la pelvis), lo que se corresponde con el rango de una energía de 230 MeV aproximadamente. Esta energía es la energía cinética de cada partícula en el haz, que se corresponde con una velocidad del orden del 60 % de la velocidad de la luz. Los protones empleados en radioterapia son, por tanto, partículas relativistas, y sufren un aumento de masa con la velocidad. Tener en cuenta esta propiedad es fundamental en el diseño de los aceleradores. Por otro lado, con estas energías los protones son capaces de generar reacciones nucleares, cuyos productos son neutrones, protones secundarios y otros iones, así como la activación de núcleos. Una instalación de protonterapia para uso clínico tiene por tanto un gran interés desde el punto de vista de la protección radiológica. Estas reacciones nucleares se producen tanto en el paciente como en los elementos de generación, transporte y sistema de selección de energía del haz a la salida del acelerador, así como en la sala de tratamiento.

En protonterapia se emplean dos tipos de aceleradores: el ciclotrón y el sincrotrón. Ambos hacen uso de un campo eléctrico para la aceleración de los protones y de campos magnéticos para mantener el haz de protones confinado espacialmente mientras es acelerado [1-3]. Otros sistemas de aceleración, mediante láser, o utilizando equipos de pared dieléctrica, no son capaces de obtener haces con suficiente energía y útiles en la práctica clínica. Una opción adicional es el uso de aceleradores lineales, pero la longitud necesaria para llegar a los 200 MeV es del orden de los 100 metros. Esta opción es objeto de investigación actualmente. Así, no existe ningún equipo de protonterapia comercial que no esté basado en un ciclotrón o en un sincrotrón.

Una vez que el haz ha sido extraído del acelerador, es conducido hacia el "gantry" mediante la línea de transporte. En el extremo del "gantry" más próximo al paciente se encuentra el "nozzle", que consta de diversos elementos de preparación, monitorización y administración del haz de radiación.

2.2 Ecuaciones de movimiento de un protón en un campo magnético

Las ecuaciones que rigen el movimiento de un protón en el campo magnético en un ciclotrón o sincrotrón son, por un lado, la correspondiente a la fuerza magnética (F_m) que tiende a modificar la trayectoria de una partícula cargada eléctricamente en el seno de un campo magnético (escribimos el módulo de las fuerzas):

$$F_m = q\,v\,B \tag{1}$$

donde q es la carga eléctrica de la partícula, v su velocidad, y B es el campo magnético. Por otro lado, la fuerza centrípeta (F_c) experimentada por la partícula al ser curvada su trayectoria por la acción del campo también se puede expresar:

$$F_c = \frac{m\,v^2}{r} \tag{2}$$

donde m es la masa de la partícula, y r el radio de curvatura de su trayectoria. Igualando ambas expresiones para la fuerza sufrida por el haz tenemos la ecuación que gobierna el movimiento de las partículas:

$$q\,B = \frac{m\,v}{r} \tag{3}$$

Esta ecuación rige el movimiento de un haz de protones en un campo magnético, sea éste generado en un ciclotrón o en un sincrotrón. Reordenando esta ecuación:

$$\left(\frac{q}{m}\right) B = \left(\frac{v}{r}\right) = \omega \tag{4}$$

donde (ω) es la frecuencia de revolución. En presencia de un campo magnético constante, observamos que la frecuencia de revolución de la partícula depende del cociente carga frente a masa, pero no del tipo ni de la energía de la partícula. Éste es el principio básico del funcionamiento de un ciclotrón. Vemos que la partícula sigue una trayectoria helicoidal.

En un ciclotrón, la fuente de partículas está situada en el centro del mismo. Las partículas son tomadas y aceleradas. A mayor velocidad, el radio de curvatura es mayor. Esquemáticamente, un ciclotrón está construido con dos (o más) electrodos con forma de "D" (y llamados así en inglés, debido a su forma cuando se emplean solo dos), entre los cuales se establece un campo eléctrico oscilante, empleando un generador de radiofrecuencias con una frecuencia correspondiente precisamente al valor:

$$\omega = \left(\frac{q}{m}\right) B \tag{5}$$

Ambas frecuencias, la del campo magnético y la del campo eléctrico, están por tanto en resonancia, y la frecuencia anterior recibe el nombre de frecuencia de resonancia del ciclotrón, condición necesaria para el funcionamiento de este acelerador. Cada vez que atraviesa la unión entre las "D", la partícula se ve sometida a un campo eléctrico máximo (realmente no es el valor máximo, pero sí un valor muy próximo). La partícula gana velocidad y por tanto energía cinética, su radio de curvatura aumenta, y la trayectoria que sigue resulta ser una espiral. La energía máxima que puede alcanzar la partícula viene determinada por el tamaño del imán empleado para generar el campo magnético del ciclotrón, teniendo en cuenta que "tamaño" puede significar tanto la magnitud del campo magnético como la dimensión física del imán. Ambos modos de obtención de haces de alta energía están implementados en diferentes ciclotrones disponibles comercialmente, como veremos.

2.3 Imanes

Un elemento clave en la operación tanto del ciclotrón como del sincrotrón es el imán. Los imanes se hacen con hierro, que es un metal muy eficiente para mantener un flujo magnético en su seno. Los dos polos de hierro que forman el imán están dispuestos de tal modo que haya una separación (un "gap") entre ellos. Los polos están rodeados por unas bobinas ("coils") por las cuales circula corriente eléctrica, generando un campo magnético que se mantiene a través del "gap", y que debe ser lo más homogéneo posible. Como podemos ver en la Figura 2.3, el circuito magnéti-co se completa con una abrazadera ("yoke") de hierro, que envuelve el "gap" donde se establece el campo magnético y es necesario para cerrar las líneas de este campo. El campo magnético viene, por tanto, determinado por la corriente eléctrica en la bobina que rodea al hierro de los polos del imán. Las bobinas están fabricadas de cobre, cuya resistencia eléctrica hace que, en el funcionamiento de un ciclotrón, sea necesario emplear una buena parte de suministro de la red eléctrica para generar el campo magnético en el hierro situado dentro de las bobinas. La potencia eléctrica necesaria en la práctica para este cometido puede ser de entre varias decenas y hasta centenares de kilovatios, e incluso más.

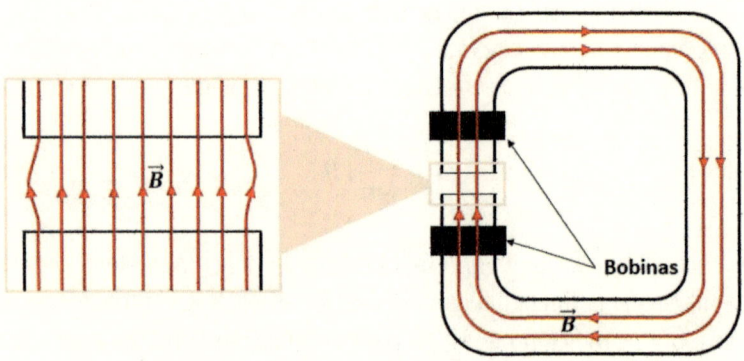

Figura 2.3. *Campo magnético generado en hierro. Las bobinas generadoras del campo magnético se sitúan a ambos lados del "gap" de aire. El circuito de hierro de la derecha (abrazadera o "yoke") es nece-sario para cerrar las líneas de campo.*

Es en este punto donde se aprecia la ventaja de utilizar imanes superconductores. Utilizando bobinas fabricadas con material superconductor (por ejemplo, es típico uti-lizar una aleación de niobio y titanio) la resistencia al paso de la corriente eléctrica se reduce a cero, de modo que la generación de campos magnéticos es muy eficiente energéticamente. Sin embargo, para tener superconductividad es preciso mantener las bobinas a una temperatura muy baja (unos pocos Kelvin), empleando para ello un criostato de helio. El diseño de estos criostatos es complejo, a fin de mantener el aislamiento térmico.

El campo magnético máximo que se puede mantener en un imán de estas características viene determinado por la cantidad de flujo magnético que puede ser mantenido en el hierro. Éste tiene un punto de saturación de 2 T. Es posible aumentar el flujo magnético, pero a costa de reducir la eficiencia de las bobinas. De este modo, 2 T es el límite práctico alcanzable en un imán que opere de manera convencional. Por el contrario, empleando superconductividad es posible aumentar el flujo magnético evitando el consumo eléctrico adicional de las bobinas, de modo que se pueden generar campos magnéticos mucho más altos.

2.4 Ciclotrones

El concepto básico del ciclotrón viene descrito en la Figura 2.4. Las partículas comienzan a acelerarse en el centro del ciclotrón y describen una trayectoria en espiral con radio de curvatura cada vez mayor hasta que alcanzan el límite exterior del ciclotrón. Vemos, en la ecuación (4), que si el campo magnético es constante también lo es la frecuencia de revolución, siempre y cuando el cociente carga – masa también lo sea. Pero, los protones a las energías necesarias en radioterapia tienen un comportamiento relativista, como hemos visto. Un protón de 230 MeV viaja a una velocidad que es el 60 % de la velocidad de la luz. A esa velocidad cambia la masa de las partículas, que resulta ser:

$$m = \frac{m_0}{\sqrt{1 - \left(\frac{v}{c}\right)^2}} \tag{6}$$

donde m_0 es la masa en reposo del protón. A altas velocidades, la masa de la partícula aumenta, y por tanto su resistencia a ser acelerado. La frecuencia de resonancia de ciclotrón cambia, por tanto, y la igualdad representada en la ecuación (4) ya no se mantiene. Para poder superar este límite y seguir acelerando protones a energías relativistas hay dos soluciones, ambas son empleadas en los aceleradores de radioterapia.

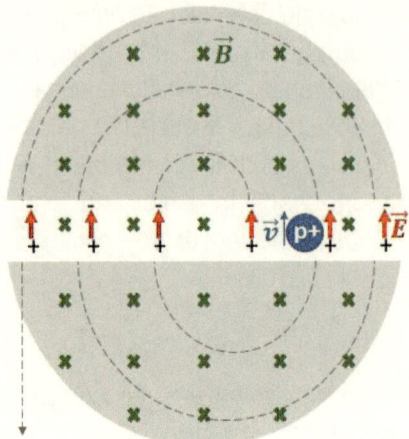

Figura 2.4. Concepto de ciclotrón. En la imagen vemos que entre las dos "D" se establece un campo eléctrico cuya frecuencia está en resonancia con la del campo magnético: las partículas barren ángulos iguales en tiempos iguales; al atravesar las partículas el "gap" entre las "D" donde se establece el campo eléctrico, están sometidas a una intensidad de campo muy próximas al valor de campo máximo y son aceleradas. El movimiento de las partículas viene gobernado por la ecuación (4).

Ciclotrón isócrono

"Isocronicidad" significa que la frecuencia de revolución permanece constante, sin cambiar mientras la partícula aumenta su energía. Para hacer esto, el término de la izquierda en la ecuación (4) (producto de la carga por el campo magnético y todo ello dividido entre la masa de la partícula) debe permanecer constante. Es decir, a medida que aumenta la masa de la partícula, debe aumentar también el campo magnético aplicado. Es importante aclarar aquí que lo que tiene relevancia es el campo magnético promedio, es decir, la suma del campo magnético en cada punto a lo largo de una órbita en particular. El campo no tiene que ser constante en cada punto, y de hecho no lo es, existiendo en un ciclotrón "picos" y "valles" en el campo magnético en diferentes zonas. El punto relevante es poder completar cada revolución en el mismo tiempo, independientemente del radio de la órbita. De este modo, la radiofrecuencia del campo eléctrico acelerador debe ser la misma en todo el proceso de aceleración, sin necesidad de modificarla.

En un ciclotrón isócrono el número de órbitas descritas por el haz puede ser del orden de 100-200, de modo que la aceleración es relativamente rápida, típicamente de entre 1-2 µs. El ciclotrón C230 de IBA es un ciclotrón isócrono, así como el ciclotrón de Varian ACCEL, que es además superconductor. El uso de ciclotrones superconductores reduce el consumo eléctrico necesario para operar el sistema, pero el diseño del equipo es más complejo debido a la necesidad de añadir un criostato.

Una ventaja de los ciclotrones isócronos es que, debido a que la frecuencia de resonancia es constante, uno puede tener partículas siendo aceleradas constantemente para cualquier radio. Es decir, el haz es continuo, lo que se corresponde con un "duty factor" prácticamente del 100 % (el "duty factor" da idea del porcentaje de tiempo en el que hay disponibilidad de haz en comparación con el tiempo que dura el ciclo de formación del haz). Con esta configuración es más sencillo integrar un sistema de barrido (escaneado) continuo ("pencil beam scanning"), y además la corriente obtenida de una máquina de este estilo es mucho mayor que la obtenida en un sincrociclotrón, que genera un haz pulsado, como veremos a continuación.

Sincrociclotrón

Volviendo de nuevo a la ecuación (4), observamos que, si aumenta la masa del protón por efecto relativista, la frecuencia debe disminuir si el campo magnético es constante. En un sincrociclotrón, la radiofrecuencia del campo acelerador cambia de modo que se mantenga la condición de resonancia al aumentar la masa de la partícula. Esto se consigue acoplando un sistema con una bobina de inducción con inductancia L, y un condensador de capacidad C. La frecuencia resonante depende del producto de la inductancia y la capacidad, de modo que decrece cuando aumenta la capacidad. El condensador consta de varias hojas, unas fijas y otras móviles situadas como parte de una hélice rotatoria, cuya configuración hace que la capacidad pueda variar para lograr la frecuencia deseada.

Un sincrociclotrón funciona con un grupo ("bunch") de partículas que empieza a moverse desde el centro, y la radiofrecuencia del campo eléctrico acelerador sintonizada para satisfacer la condición de resonancia para energías no relativistas. Al ganar energía, los efectos relativistas van cobrando paulatinamente importancia, de modo que las partículas sufren una reducción en la frecuencia de revolución que exige una reducción de la frecuencia del campo eléctrico acelerador para poder mantener la condición de resonancia. La condición de resonancia, la energía de las partículas, y el radio de la trayectoria son, por tanto, magnitudes estrechamente relacionadas. Al aumentar la capacidad en el circuito, el radio de la órbita crece, el haz gana energía y por tanto su trayectoria se corresponde con un radio a su vez mayor, dirigiéndolo hacia el límite del imán. Al alcanzar el haz este límite, una pequeña perturbación ("bump") en el campo magnético genera una inestabilidad que empuja las partículas hacia fuera del imán. El haz de un sincrociclotrón consiste en una sucesión de "bunches", resultando en un haz pulsado, de estructura distinta a los haces continuos generados en un ciclotrón isócrono.

El cambio de la capacidad del condensador con el circuito resonante se realiza de manera mecánica, a través del giro del condensador. Este proceso es lento, de modo que el tiempo de aceleración es largo, del orden de ms. Las partículas experimentan decenas de miles de vueltas en todo este proceso, antes de salir a la energía prevista. El número de pulsos que se pueden programar en estas máquinas está determinado por la velocidad a la que el condensador puede girar, o por cuántas hojas hay en la hélice giratoria. El número de pulsos por segundo está típicamente entre 500 y 1000. La corriente total de haz (relacionada con la tasa de dosis promedio que el equipo es capaz de administrar) es el número de partículas que completan el proceso de aceleración en un ciclo completo, multiplicado por la tasa de repetición de estos ciclos. Esto resulta en un "duty factor" sustancialmente menor que el 1 %. Para tener una tasa de dosis suficiente para uso clínico, las fuentes de iones deben ser muy eficientes, de modo que la tolerancia para pérdidas de haz en el proceso de aceleración y extracción es muy estricta. Por otro lado, la configuración del hierro del imán es muy sencilla, y uno puede diseñar imanes superconductores con campos magnéticos muy intensos. Mevion utiliza un sincrociclotrón superconductor cuyo campo magnético es próximo a los 9 T, lo que hace que el equipo sea tan compacto que puede ser alojado en el "gantry" del propio sistema de protonterapia, incluyendo el criostato. Otro sincrociclotrón superconductor disponible para uso clínico es el S2C2, de IBA, empleado en sus equipos compactos.

2.5 Sincrotrones

Para alcanzar energías cada vez más altas, es necesario el uso del sincrotrón. En virtud de la ecuación (4), al aumentar la energía del haz en un ciclotrón aumenta el radio de curvatura del haz en la trayectoria helicoidal, lo que requiere disponer de imanes cada vez más grandes, tarea que se convierte en algo prohibitivamente caro y, en último extremo, impráctico. Esta limitación del ciclotrón para alcanzar energías cada vez más altas condujo al desarrollo del sincrotrón.

En un sincrotrón, el haz de partículas es forzado a mantener una trayectoria que no cambia en cada revolución, con un radio de curvatura fijo. De este modo, al aumentar la velocidad de la partícula, debe aumentar el campo magnético. Para lograr este objetivo, se establece un anillo de imanes a lo largo de un tubo de vacío con forma de toroide, dentro del cual circulan las partículas. En un sincrotrón, las partículas son inyectadas a baja energía y son aceleradas a medida que los imanes aumentan su campo magnético, de modo que la ganancia de energía de las partículas está *sincronizada* con el aumento de campo de modo que el radio de curvatura de la trayectoria permanece constante. Un concepto clave en la operación de un sincrotrón (y de un sincrociclotrón) es la estabilidad de fase, que asegura que las partículas permanecen en órbitas estables durante la aceleración, manteniendo todas las que forman parte del mismo "bunch" su energía (y por tanto su radio).

La frecuencia del campo eléctrico acelerador en un sincrotrón debe cambiar también para ajustarse tanto con el cambio de velocidad del haz de partículas a medida que éstas ganan energía como con los efectos relativistas en la masa de las partículas (aumento de masa efectiva). La variación de la frecuencia es mucho mayor de la que puede conseguirse en un sincrociclotrón. Este cambio puede ser hasta 10 veces más rápido en el caso del sincrotrón, y se consigue variando la inductancia en el circuito *LC* empleando ferritas, en lugar de cambiar la capacidad del condensador. Los grandes aceleradores empleados en física de altas energías son sincrotrones, como es el caso del Gran Colisionador de Hadrones (LHC), cuya circunferencia tiene 27 km de longitud.

Los sincrotrones funcionan de manera cíclica, repitiendo el proceso de aceleración las veces que sea preciso. En las aplicaciones médicas, es típico realizar un ciclo cada pocos segundos. El ciclo de los imanes consiste en una fase de "ramp-up" (aumento del campo magnético establecido), lo que dura en torno a medio segundo, seguido de una fase de "flat-top", en la cual el campo magnético es constante, el haz no gana ni pierde energía, moviéndose con velocidad constante. La fase de "flat-top" puede durar unos cuantos segundos, entre 3 y 10 típicamente. Durante esta fase, el haz es extraído de modo que, cada vez que el haz completa una órbita, algunas partículas son preparadas y dirigidas hacia la extracción. Este proceso recibe el nombre de extracción lenta (parte del haz se extrae en cada revolución mientras el resto del haz mantiene la órbita a velocidad constante). De este modo, el haz así extraído y dirigido hacia el paciente forma un "spill". Aunque algunas partículas del haz son extraídas en cada revolución, el número de revoluciones por segundo es tan alto que el haz de tratamiento formado en el "spill" es continuo a efectos de la dosimetría física de haces terapéuticos de radiación. Respecto al "duty factor", un sistema de protonterapia en el cual el "down time" en cada ciclo es de 2 s y la duración del "flat-top" de 8 s resulta en el 80 %.

La corriente eléctrica del haz formado en un sincrotrón viene limitada por el número de protones que se pueden inyectar al comienzo de cada ciclo. De este modo, aunque el haz en un sincrotrón se considera continuo, al igual que los haces generados en el ciclotrón isócrono, la corriente del haz nunca puede ser tan alta como la que puede conseguirse con este tipo de ciclotrón. Un ciclotrón isócrono puede conseguir corrientes del orden del mA, útiles en los procesos de producción de isótopos. El sincrotrón produce corrientes del orden del nA, que son más que suficientes para las aplicaciones en protonterapia.

Una de las ventajas fundamentales del sincrotrón es la capacidad de extraer el haz a múltiples energías diferentes. El estado de "flat-top" se puede programar para establecerse en cualquier punto de la curva de aceleración, resultando en un rango muy amplio de energías que pueden utilizarse para irradiar al paciente. Esto evita el uso de un filtro para degradar la energía, como ocurre en el caso del ciclotrón. Esta ventaja del sincrotrón redunda en una reducción dramática de la producción de neutrones y activación de materiales, tal como sucede en el ciclotrón. El sincrotrón de Hitachi permite la extracción de cerca de 300 energías de haz diferentes, aunque para uso clínico es suficiente con disponer de unas 100 comisionadas [4].

El espacio requerido para alojar un sincrotrón es mayor que el necesario para un ciclotrón debido a que no es posible disponer de imanes para curvar la trayectoria a lo largo de todo el anillo, pero en todo caso los sincrotrones para uso médico son relativamente compactos. Así, el sincrotrón de Protom, que produce haces de hasta 330 MeV, tiene 5.2 m de diámetro. El nuevo sincrotrón de Hitachi tiene 5.1 m de diámetro, y produce haces de hasta 230 MeV.

Al igual que en el caso del ciclotrón isócrono, la calidad del campo magnético en un sincrotrón debe ser extremadamente alta, para todos los valores del campo en los cuales hay haz. En particular, cuando el valor de campo requerido es muy bajo, es difícil mantener la calidad del campo, debido a que el hierro mantiene una magnetización residual que afecta al campo establecido. De este modo, es necesario inyectar el haz en el sincrotrón a una velocidad para la cual el campo magnético necesario tenga ya la calidad suficiente. Este campo es de en torno a 0.1 T. Para inyectar el haz a energía suficiente se emplea un acelerador lineal (el inyector), que opera típicamente acelerando los protones hasta entre 3 y 7 MeV. El inyector mide entre 2 y 3 m y requiere por tanto un espacio extra en la configuración del sincrotrón.

2.6 Selección de energías

Un requerimiento clínico obvio en el tratamiento de pacientes en radioterapia con protones es el de poder ajustar la energía del haz con gran exactitud y precisión de modo que el pico de Bragg se posicione en la zona (vóxel) de tratamiento deseada. Este requerimiento afecta tanto al acelerador como a todos los componentes involucrados en la administración del haz (desde la línea de transporte hasta el "nozzle", pasando por el "gantry").

En lo relativo a los aceleradores, este problema se resuelve de manera directa en el caso del sincrotrón, ya que los imanes se sintonizan de modo que el estado de "flat-top" ocurra a la energía deseada. De este modo, el haz se extrae formando un "spill" para tratar una parte del tumor. Una propiedad muy notable del sincrotrón es que las pérdidas de haz son mínimas. Las pérdidas de haz conllevan generación de neutrones y activación de componentes, lo que implica que cuanto mayor sea la pérdida mayor es el blindaje requerido, así como la posibilidad de irradiación del personal.

Los ciclotrones son, por naturaleza, máquinas que extraen el haz a una única energía, que es la máxima energía disponible en la instalación. Para lograr depositar energía a menor profundidad es necesario degradar el haz. Esto se consigue insertando un material, típicamente bloques de grafito, con el espesor adecuado de modo que el haz, una vez atravesado el degradador, tenga la energía requerida [5]. En la mayor parte de los sistemas basados en ciclotrón, este degradador se sitúa cerca del acelerador, y se separa del paciente por varios metros de hormigón. El degradador viene seguido por un sistema selector de energías, básicamente un campo magnético que gira el haz de modo que únicamente las partículas con la energía requerida sigan la línea de haz hacia el paciente. Una vez superado el sistema selector de energías, el haz sigue hacia el "gantry" y "nozzle", de modo que los campos magnéticos empleados para girar el haz se sintonicen adecuadamente, teniendo en cuenta la energía del haz.

Al atravesar el degradador, además de perder energía, los protones son dispersados y sufren reacciones nucleares. Para irradiar a profundidades bajas en el paciente, se requiere un mayor espesor de degradador, de modo que hasta un 20-30 % de haz se pierde a través de reacciones nucleares. Estas reacciones, además, activan el degradador (si éste es de grafito, afortunadamente los elementos activados tienen períodos de semidesintegración extremadamente cortos), pero también un número importante de neutrones. Estos neutrones, además pueden activar otros elementos en las inmediaciones del degradador, dando lugar en este caso a elementos con períodos de semidesintegración más altos. Además, la dispersión de los protones hace que el tamaño del haz sea más grande. Para reducir el tamaño de haz es preciso usar colimadores, lo que de nuevo implica pérdidas de haz, y una tasa de dosis disponible para uso clínico más baja. Esto se puede compensar aumentando la corriente que sale del ciclotrón. Pero, al reducir la energía del haz de 230 a 70 MeV, la pérdida de haz crece en un factor entre 100 y 1000. Esta pérdida viene acompañada, naturalmente, de una mayor producción de neutrones.

Los ciclotrones pueden compensar la pérdida de haz para asegurar que la corriente que alcanza al paciente sea aceptable. En el caso de un ciclotrón isócrono esto es fácil de conseguir; también en el caso de un sincrociclotrón se puede lograr este objetivo, aunque sus haces sean pulsados.

2.7 Transporte del haz hasta el paciente: línea de haz

Una vez extraído el haz a la energía deseada, en el caso del sincrotrón, o extraído a la energía máxima y degradado posteriormente hasta la energía requerida, si tenemos un ciclotrón, el haz es dirigido hacia el paciente mediante la línea de transporte. Es preciso indicar que el paciente se encuentra en una sala distinta de la sala del acelerador, protegida con sus propios blindajes. El paciente está localizado a una distancia de varios metros desde el punto de extracción del haz en el sincrotrón (típicamente unos 20 metros, aunque esta distancia puede aumentar en los equipos con varias salas de tratamiento). La línea de transporte tiene el cometido de dirigir el haz hasta el paciente, y dispone en su trayectoria de elementos para girar el haz (dipolos magnéticos), así como para focalizar el haz (series de varios cuadrupolos magnéticos que focalizan el haz alternativamente en planos ortogonales). Adicionalmente, en la línea de haz puede haber otros componentes, como sistemas de interrupción del haz y de monitorización del haz. En el caso del sistema de Hitachi, en la línea de haz se dispone de un "fast Faraday cup" que puede interrumpir el haz de manera mecánica, así como de un "high speed steering magnet", para la interrupción del haz mediante la aplicación de un campo magnético que extraiga los protones de su trayectoria dirigida hacia el paciente.

2.8 "Gantry"

La línea de haz conecta con el "gantry", que es una estructura que tiene típicamente entre 100 y 200 toneladas de peso y está destinada a dirigir el haz proporcionando versatilidad para que pueda penetrar en el paciente por distintos puntos. Han sido muy habituales los "gantries" de 360 grados de recorrido (IBA, Varian, Hitachi), que permiten seleccionar las incidencias más convenientes para el paciente sin necesidad de recolocarlo y garantizar su correcto posicionamiento entre distintos campos dentro de una misma fracción de tratamiento. En la actualidad se están usando también "gantries" de menor recorrido (entre 190 y 220 grados en los diseños de IBA, Hitachi y Mevion), que permiten disponer de más espacio en torno al paciente y permiten reducir también el área ("footprint") ocupada por la instalación. Para cumplir con su misión, el "gantry" incluye componentes similares a los de la línea de transporte, como dipolos y cuadrupolos magnéticos para girar y focalizar el haz. La focalización tiene el objeto de mantener el tamaño del haz (su sección ortogonal a la dirección de movimiento) lo más pequeño posible.

La estructura del "gantry" es giratoria, y debe tener una gran rigidez mecánica, con requerimientos muy estrictos respecto a la estabilidad de la posición del eje de giro (isocentro) con respecto al ángulo de "gantry". Una tolerancia típica para el isocentro es que esté contenido dentro de una esfera de 1 mm de radio. Esta estabilidad puede lograrse contando también con compensaciones parciales utilizando la mesa de tratamiento.

La Figura 2.5 presenta un esquema con una configuración típica de "gantry", donde un primer dipolo aparta el haz 45 grados de la trayectoria seguida por la línea de transporte, a continuación otro dipolo la desplaza otros 45 grados y finalmente un tercer dipolo la gira 90 grados para preparar la incidencia sobre el paciente [6]. Los cuadrupolos magnéticos se representan en verde. El "gantry" gira en torno a un eje que coincide con el eje craneocaudal del paciente tal y como está representado en la Figura 2.5. Para lograr la estabilidad mecánica durante los giros, el "gantry" debe disponer de contrapeso que equilibre la estructura con los dipolos, cuadrupolos y línea de transporte.

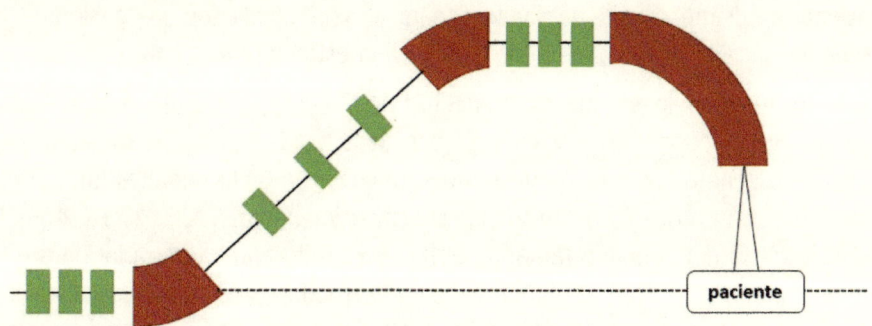

Figura 2.5. Esquema de la estructura de un "gantry". Los componentes verdes representan los cuadrupolos magnéticos y los rojos los dipolos. La estructura es rotatoria en torno al eje cráneo caudal del paciente, denotado con una línea de trazo con guión.

El tamaño del "gantry" viene determinado por la intensidad de los campos magnéticos de los dipolos. Los "gantries" habituales tienen unos 10-12 m de diámetro. Utilizando imanes superconductores se pueden lograr campos magnéticos más intensos y por tanto se reduce el tamaño de la estructura. Tanto el "gantry" como la sala en la que se halla, que requiere blindaje, suponen un coste económico importante en un proyecto de protonterapia, comparable al del acelerador. Por este motivo, el reducir el tamaño del "gantry" mediante sistemas compactos, o limitando su rango de movimiento, es de gran interés en el desarrollo de un proyecto de este tipo.

Es importante señalar que, en algunas instalaciones actuales existen líneas fijas de haz. En estos casos (que suelen estar orientados a la investigación), la línea de transporte no conecta con ningún "gantry" sino que está acoplada directamente al "nozzle". Los haces fijos ubicados en instalaciones actuales están generalmente orientados a la investigación, siendo el haz fijo una sala adicional disponible en una instalación con uno o varios "gantries" para el tratamiento de pacientes. En algunas instalaciones antiguas hay haces fijos para aplicaciones muy concretas en pacientes, como el tratamiento de tumores oculares.

3. Sistemas de administración del haz

3.1 Motivación: necesidad de la conformación para uso clínico

El objetivo de la radioterapia consiste en administrar en el tumor la dosis prescrita por el médico, al mismo tiempo que se limita todo lo posible la dosis recibida por el tejido sano. En el caso de los haces de protones, éstos son típicamente muy estrechos, de una sección transversal de unos pocos milímetros. Son transportados hasta el paciente mediante la línea de haz y el "gantry", para incidir sobre el paciente tras la salida del "nozzle", que es el último tramo en la estructura del "gantry".

Hay dos técnicas de administración del haz de protones, "passive scattering" (dispersión pasiva) y "pencil beam scanning" (barrido activo). La primera emplea un haz extenso para generar campos de hasta 40 x 40 cm², con uniformidades (nivelado o planitud) de campos que cumplan con la especificación habitual del 3 %. La segunda técnica hace uso del pequeño tamaño del haz generado en el acelerador para moverlo mediante unos campos magnéticos. De este modo el haz barre ("escanea") el tumor a una determinada profundidad. En combinación con el control de la energía y por tanto de la profundidad de depósito de la dosis, podemos depositar con gran exactitud la dosis prescrita en la posición espacial deseada.

3.2 Conformación pasiva de haz mediante dispersión

Para ensanchar el haz, de modo que cubra una región transversal amplia, se emplea una lámina dispersora. Ésta produce una divergencia angular, de modo que la sesión transversal adquiere una forma "gaussiana", que crece conforme el haz avanza a lo largo del espesor de la lámina. Este espesor es típicamente de unos pocos milímetros. Para lograr haces con el nivelado requerido, es preciso solventar el inconveniente de la falta de uniformidad en el perfil "gaussiano" mediante la incorporación de un segundo elemento dispersor. Éste puede ser un conjunto de cilindros concéntricos que ocluyan partes del haz, ajustados en tamaño, anchura y posición, como podemos ver en la Figura 2.6. La configuración se completa con elementos dispersores que modifican el haz de modo que las zonas espaciales bloqueadas por los cilindros reciben haz dispersado a la salida del "nozzle", todo ello ajustado de tal modo que resulte en una distribución homogénea dirigida hacia el paciente [7].

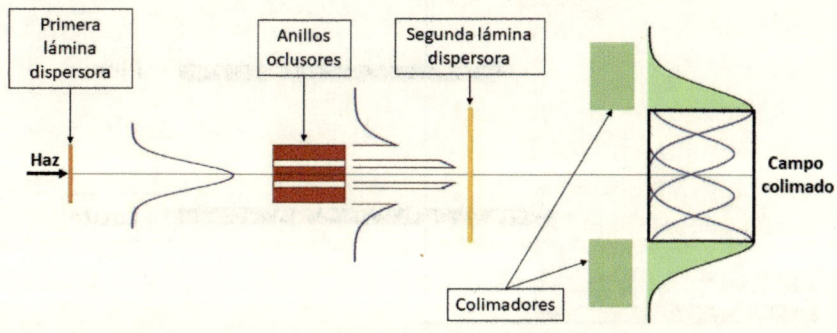

Figura 2.6. *Primera implementación del sistema de doble "scattering" en Harvard y Berkeley. La forma gaus- siana del haz que atraviesa la primera lámina dispersora es modificada por los anillos interiores que bloquean el haz, removiendo de manera simétrica distintas zonas del mismo. Al atravesar la segunda lámina, el haz sufrirá de nuevo dispersión, con el resultado de que las partículas disper- sadas compensan la ausencia de haz en las zonas ocluidas. En el isocentro, las gaussianas resul- tantes después de atravesar la segunda lámina dispersora se suman, dando lugar a un campo uniforme. Con este sistema se pueden conseguir campos de tamaños de 30 cm de lado, o mayo- res, y con uniformidades mejores que el 5 %.*

Un desarrollo posterior contempla el uso de un segundo elemento dispersor (en lugar de los cilindros concéntricos), compuesto de elementos pesados (con mayor capacidad de dispersión del haz) en la zona central del haz, y elementos ligeros en la zona exterior [7], como podemos ver en la Figura 2.7. La zona interior está ajustada de modo que su espesor disminuye con la distancia al centro del haz, y dispersa el haz en el centro, disminuyendo el número de partículas en esta zona. Al atravesar distintas partículas diferentes espesores de material, su energía cambia en proporcio- nes distintas. Para compensar este efecto, las láminas dispersoras exteriores están hechas de material ligero, con un espesor de modo que las partículas pierdan la mis- ma cantidad de energía para cualquier radio. En el material más ligero, las partículas se dispersan mucho menos al atravesarlo. Ajustando bien el sistema se produce el resultado deseado: una distribución uniforme dirigida hacia el paciente.

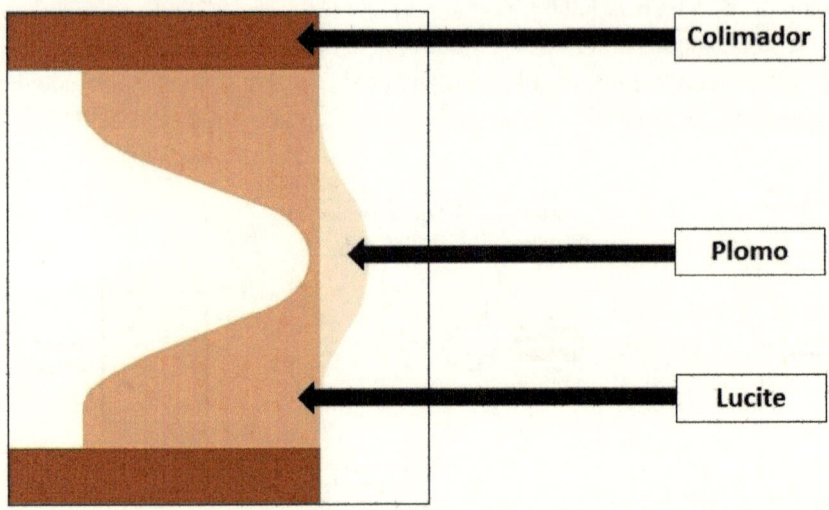

Figura 2.7. Sistema de doble dispersión desarrollado por Bernard Gottschalk, de Harvard Cyclotron Laboratory. Los diferentes poderes de dispersión de los elementos pesados (plomo) y ligeros (Lucite) son empleados para aplanar la distribución debida al haz en el isocentro. Esta técnica se utiliza en todos los sistemas de doble dispersión empleados actualmente.

En el sistema de dispersión pasiva, los imanes del "gantry" se ajustan para las energías más altas, necesarias para alcanzar el límite distal del campo. Este límite tiene una extensión distal proximal en general pequeña, menor que la zona que interesa tratar. Para extender el haz de radiación en profundidad, de modo que alcance toda la zona a tratar de manera efectiva, hemos de generar un SOBP, es decir, una distribución de dosis en profundidad, que sea lo más homogénea posible.

La modulación de la profundidad se puede hacer con diferentes técnicas. Una habitual consiste en una rueda giratoria con escalones de diferentes espesores, que puede girar a una velocidad de hasta 10 Hz, presentando diferentes espesores de grafito u otro material ligero frente al haz. El SOBP se forma tras hacer pasar el haz por diferentes escalones, a través de los cuales el rango se reduce en proporciones diferentes, dando lugar a la forma del SOBP en cada caso particular. Otra opción consiste en emplear compensadores de material bolus, plástico habitualmente, que es similar a los empleados en radioterapia con intensidad modulada en haces de fotones. En el caso de protones, estos compensadores se fabrican para adaptar la forma distal del haz con la del tumor. La forma distal del tumor, en general, no está situada a una profundidad uniforme, de modo que, si se tratase con un campo sin modificadores, la irradiación completa del tumor en profundidad implicaría una dosis extra e indeseada en tejido sano [8]. La Figura 2.8 muestra esta configuración.

Es importante añadir que, como la modulación del rango para formar el SOBP es la misma en todos los puntos a lo largo y ancho del campo de tratamiento, tendremos dosis adicional en el volumen proximal que se extiende en tejido sano, hacia la superficie del paciente y antes de alcanzar el volumen tumoral.

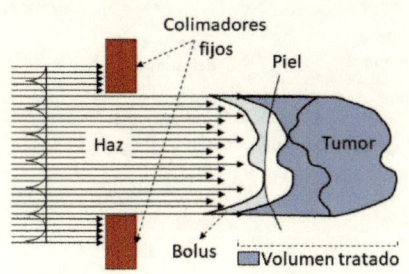 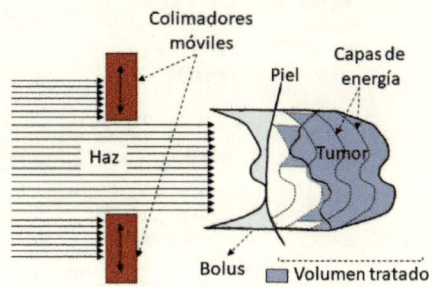

a) Sistema de tratamiento bidimensional   **b) Sistema de tratamiento tridimensional**
                                                  que se ajusta a la forma del tumor

Figura 2.8. a) Tratamiento usando un "Spread-out Bragg peak" (SOBP) mediante un compensador tipo bolus. La modulación entre los límites distal y proximal del SOBP viene determinada por el "range modulator", que es una rueda giratoria fabricada de latón. Mediante el compensador (bolus), el límite distal del haz es desplazado hacia la zona proximal, de modo que se ajuste con el límite distal del tumor. Como la anchura del SOBP es constante a lo largo de la extensión del tumor, se produce una irradiación significativa de tejido sano adyacente a la zona proximal del volumen tumoral. b) Si se emplea un colimador multiláminas, y el SOBP de administra de manera secuencial, mediante pasos discretos (diferentes configuraciones del colimador multiláminas), en lugar de mediante un único campo, es posible obtener una mejor conformación. En ambos casos es necesario el uso del bolus.

3.3 Técnicas dinámicas de formación de haces: barrido activo

Esta técnica hace uso de dos campos magnéticos para mover el haz en las dos direcciones transversales a su dirección de avance (horizontal y vertical) [9]. De este modo podemos recorrer (barrer) el campo según un patrón de puntos de impacto ("spots"), para cada profundidad en el paciente (Figura 2.9). De este modo se pueden definir patrones de administración de la dosis muy complejos.

Para construir un sistema de este tipo, es preciso contar con dos imanes deflectores, más un sistema de verificación de la posición del haz, así como de cámaras monitoras para asegurar que se administra la dosis correcta en cada "spot", antes de mover el haz al siguiente. El sistema de monitorización de la posición consiste habitualmente en dos "wire chambers", orientadas en posiciones ortogonales para comprobar ambas posiciones vertical y horizontal. Las cámaras monitoras son sendas cámaras de ionización, capaces de medir el número de partículas con gran exactitud.

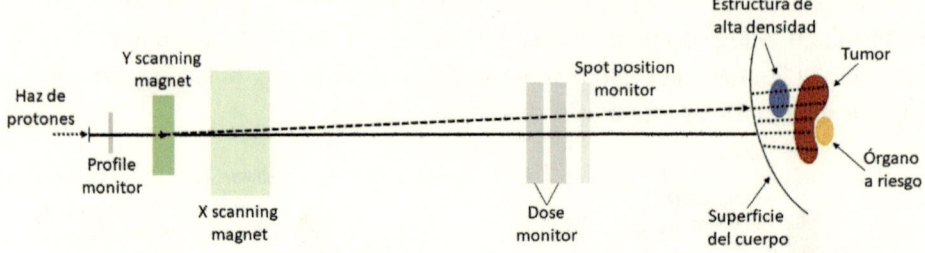

Figura 2.9. Configuración de un sistema de administración del haz mediante barrido activo ("pencil beam scanning"). Permite elegir la profundidad del depósito de la dosis (a través de la energía) y de las coordenadas laterales (mediante los imanes deflectores), resultando en una gran flexibilidad para depositar la dosis requerida.

El sistema opera sintonizando los imanes con las corrientes adecuadas para deflectar el haz a la posición requerida, y entonces el haz se activa ("beam on"). La carga se acumula en las cámaras monitoras hasta llegar a la dosis deseada, y entonces se apaga el haz. Los imanes se sintonizan para deflectar el haz hasta la siguiente posición, y el proceso se repite. El proceso de irradiación es por capas, de modo que la energía se cambia una vez irradiados todos los spots correspondientes a una misma profundidad equivalente. El proceso se repite, por tanto, para cada capa energética.

El valor del tamaño del "spot" en aire está en unos pocos milímetros (asumiendo un "spot" gaussiano, las sigmas típicas están entre 3 y 8 mm). Los "spots" se suelen espaciar cada pocos milímetros (entre 2 y 5). Un sencillo cálculo, en el cual los datos son aproximados, pero reflejan adecuadamente los órdenes de magnitud, es el siguiente: para cubrir un campo de 10 x 10 x 10 cm³ hacen falta unas 25 capas energéticas, lo que hace que el número de "spots", con un espaciado de 5 mm, sea de unos 11000. Una especificación típica es cubrir este volumen con una dosis de 2 Gy en un tiempo de un minuto. De este modo, el tiempo necesario para irradiar un "spot", apagar el haz, sintonizar los imanes para la siguiente posición, y activar el haz es de unos 5 ms. La tasa de dosis instantánea del haz es, por tanto, del orden de magnitud de 200 Gy/s.

Una complicación adicional se presenta en el caso de utilizar un haz pulsado generado en un sincrociclotrón. Como ya se ha comentado, éste genera pulsos muy cortos con una tasa de repetición del orden del kHz, es decir, a intervalos de 1 ms. En promedio, si el tiempo entre "spots" en un sistema de barrido activo es del orden de 3 ms, la dosis completa debe ser administrada en ese "spot" en tres "bursts" (descargas). El control del número de partículas en cada "burst" es complejo, de modo que la exactitud en la administración de la dosis tiene dificultad. Por tanto, es absolutamente necesario un control muy estricto del número de partículas en cada "burst", con un algoritmo de administración del "spot" que deposite la mayor parte de la dosis en el primer o los dos primeros "bursts", y ajustando el número de protones en el último o los últimos para ajustar la dosis administrada con exactitud.

El sistema de barrido activo exige unas especificaciones de funcionamiento extraordinarias para la exactitud de los campos magnéticos de los imanes deflectores, su rapidez de sintonización, así como la velocidad del sistema de dosimetría y, por supuesto, los enclavamientos de seguridad.

A continuación, presentamos una comparativa entre las ventajas y los inconvenientes de ambas técnicas:

A. Dispersión pasiva:

- Ventajas:
    i. Simplicidad de control y administración del haz.
    ii. El campo completo es administrado de manera continua y uniforme, minimizando el efecto de cualquier movimiento del paciente.
    iii. El uso de aperturas o colimadores cerca del paciente permite reducir la penumbra lateral del campo.

- Inconvenientes:
    i. Requerimiento de "hardware" específico del paciente, colimadores y compensadores. Además del coste económico, se activan y hay que manejarlos como residuo radiactivo.
    ii. Menor capacidad de conformación en volúmenes irregulares.

B. Barrido activo:

- Ventajas:
    i. Flexibilidad en la administración. de distribuciones complejas de dosis con mínima implicación de tejido sano.
    ii. Control de la dosis en cada vóxel, posibilitando la administración de distribuciones inhomogéneas de dosis.
    iii. Minimización del uso de "hardware" específico de cada paciente;

- Inconvenientes:
    i. La complejidad del sistema de control y de los enclavamientos es muy alta.
    ii. El manejo del movimiento del paciente es más complejo, ya que el efecto combinado del movimiento con el haz barrido genera

puntos fríos y calientes en la distribución de dosis realmente administrada.

iii. El no utilizar colimadores puede causar una mayor penumbra lateral en el campo administrado.

4. Monitorización de la dosis

4.1 Cámaras monitoras

El proceso de administración de la dosis en el paciente requiere de un control exacto del número de partículas que salen del cabezal e inciden sobre el paciente. Considerando la técnica más avanzada de administración del haz, barrido activo, el control ha de realizarse sobre el número de protones que inciden sobre cada vóxel. Las cámaras monitoras son cámaras de ionización gaseosas, habitualmente contienen aire, de modo que el haz, al atravesarlas, ioniza moléculas de aire, liberando electrones. Estos electrones son recogidos por los electrodos de la cámara, que cuantifica toda la carga acumulada. Una unidad de monitor (UM) representa una cantidad de carga eléctrica recogida en los electrodos de la cámara monitora.

La cámara monitora opera mediante la acumulación de pulsos; cada pulso corresponde a una determinada cantidad de carga eléctrica. En el caso de las cámaras monitoras del equipo de protonterapia de Hitachi ubicado en la Clínica Universidad de Navarra, un pulso corresponde aproximadamente con 2 pC de carga eléctrica. Una unidad de monitor corresponde con un número de pulsos, que en el caso de Hitachi está en torno a 20000 pulsos. Como las cámaras están habitualmente abiertas a aire, la densidad de éste cambia en función de la presión y de la temperatura ambientales. De este modo, el número de electrones liberados por protón cambiará en función de las condiciones ambientales. La cámara corrige el número de pulsos para llegar a una UM en función de la presión y temperatura ambientales, que son medidas en tiempo real mediante sendas sondas ubicadas en el "nozzle". De este modo, el número de UM registradas se corresponderá siempre con el mismo número de protones incidentes.

4.2 Calibración de las cámaras monitoras: relación entre el número de protones y las unidades de monitor

Durante el comisionado del equipo de protonterapia, se ha de establecer una relación entre número de protones incidentes y número de UM. Este proceso se denomina calibración de las cámaras monitoras. La relación entre número de protones y número de UM es específica para cada energía del haz disponible en el acelerador.

Esto se debe a la dependencia del poder de frenado en el medio de las cámaras, que suele ser aire habitualmente, con la energía. El poder de frenado decrece conforme aumenta la energía.

Una vez establecidas unas condiciones de referencia para la operación de la cámara monitoria, conocemos la carga necesaria para tener una UM: la carga por pulso es constante, y el número de pulsos para llegar a una UM está establecido en función de la presión y de la temperatura. La cámara monitora recoge carga, independientemente de la energía del protón que ha liberado los electrones. En función del poder de frenado del haz de protones para la energía del haz, en el medio de la cámara monitora (que es aire habitualmente), podemos establecer el número de protones por UM, para cada energía disponible en el acelerador. El número de protones por UM en el sistema de Hitachi disponible en CUN está entre $4.3 \cdot 10^8$ y $9.8 \cdot 10^8$, en función de la energía.

5. Elementos auxiliares

En la discusión precedente ya hemos hablado de algunos elementos que modifican el haz, como los bolus compensadores o los colimadores, que dispersan el haz y se activan. La activación de los elementos cuyos componentes son bioelementos, como carbono, oxígeno, nitrógeno e hidrógeno (es el caso de muchas resinas empleadas en bolus) da lugar a decaimientos generalmente rápidos [10]. En protonterapia es habitual utilizar elementos como el "range shifter", así como tableros o cascos de bolus para reducir la energía del haz de protones, y lograr así irradiaciones a poca profundidad. La energía mínima que se puede obtener en un ciclotrón o sincrotrón en haces útiles clínicamente es de unos 70 MeV, que corresponden a 4 cm de penetración en agua, aproximadamente.

6. Sistema de imagen: "cone beam CT", placas ortogonales, fluoroscopia, sistema de "gating"

Los sistemas de imagen son fundamentales para asegurar la buena administración de la dosis en la zona prescrita. Es habitual disponer de sistemas de imagen volumétrica ("cone beam CT") incorporados en el propio equipo para obtener una imagen que se registre con el TAC de planificación, optimizando así el posicionamiento del paciente mediante desplazamientos y giros de la mesa de tratamiento. Se trata de un registro rígido que puede hacerse comparando las intensidades de ambos conjuntos de imágenes, priorizando la posición del contorno externo, de los huesos, de marcadores fiduciarios, o de otras estructuras. Es importante recalcar que, en protonterapia, además de que el haz esté dirigido hacia el tumor, hemos de asegurarnos de que el camino radiológico recorrido por el haz sea el mismo que en la planificación (es decir, debemos asegurar que el pico de Bragg se deposita a la profundidad deseada). Otros sistemas auxiliares de uso habitual son las placas ortogonales, más rápidas en su adquisición que el cone beam CT aunque su información no es volumétrica, y la fluoroscopia, que puede emplearse para monitorizar el movimiento del paciente en tiempo real, para aplicaciones como el "gating".

El fundamento físico de todos estos equipos para la producción de imagen es el tubo de rayos X. Empleando un "target" de un material de número atómico alto, como puede ser oro, o wolframio, es posible generar un espectro de rayos X de frenado "bremsstrahlung", tras la incidencia de un haz de electrones de alta energía. Estos electrones son obtenidos por efecto termoiónico, siendo liberados después de calentar un filamento de wolframio, y dirigidos hacia el "target" mediante una diferencia de potencial. La energía máxima de los rayos X generados, que tienen un espectro continuo, es igual a la de los electrones acelerados mediante esta diferencia de potencial.

7. El TAC y el proceso de simulación

La planificación dosimétrica que se realiza en protonterapia se basa en imágenes volumétricas, donde se puede determinar la extensión del tumor a tratar, así como su movimiento (en el caso de emplear un TAC 4D). EL TAC permite, además, a partir de las unidades Hounsfield, calcular la atenuación de los haces de radiación incidentes, así como de la dosis absorbida en cada vóxel.

El proceso de simulación comprende la inmovilización del paciente, y la adquisición de imágenes para realizar la dosimetría. El objetivo de la inmovilización es lograr que el paciente se encuentre cómodo, y en una posición reproducible para todos los días del tratamiento. Una vez inmovilizado se procede a la adquisición del TAC, y de otras modalidades de imagen, si fueran necesarias para la determinación del volumen a tratar, como PET o resonancia. Las imágenes son enviadas al sistema de planificación, donde se diseña el tratamiento. El TAC de planificación servirá de referencia para el posicionamiento diario en el acelerador.

De nuevo, los equipos TAC están basados en los tubos de rayos X, descritos en el apartado anterior. Los tomógrafos PET utilizan fuentes radiactivas beta positiva. Los elementos que decaen con esta emisión se añaden a un marcador que se distribuye en el paciente. Al decaer con esta emisión, el positrón, una vez pierde su energía cinética y se halla casi en reposo, reacciona con otro electrón mediante el proceso de aniquilación de pares, dando lugar a dos fotones que parten en direcciones opuestas.

La detección de ambos y su análisis de coincidencia son la base de la formación de la imagen PET. Tanto el manejo de las fuentes beta, como la producción de rayos X, son objeto de la protección radiológica en una instalación PET.

J. D. Azcona agradece a Jose Alonso (Accelerator and Fusion Research Division, Lawrence Berkeley Laboratory, California, Estados Unidos de América), gran parte del material empleado en la preparación de este Capítulo, así como numerosas discusiones e información adicional referida al diseño de sistemas clínicos en protonterapia.

8. Referencias

1. Krane KS. Introductory Nuclear Physics, 3rd Ed. Wiley, 1991.

2. Schippers M. Proton Accelerators, En Paganetti H. Editor, Proton Therapy Physics, 2nd Edition, CRC Press, Taylor and Francis Group, Boca Raton, FL, 2018.

3. Schippers M. Proton Beam Production and Dose Delivery Techniques, En Das I. y Paganetti H Editores, Principles and Practice of Proton Beam Therapy, American Association of Physicists in Medicine AAPM (monograph 37), Medical Physics Publishing; Madison, Wisconsin, 2015.

4. Azcona JD, Aguilar B, Perales A, et al. Commissioning of a synchrotron-based proton beam therapy system for use with a Monte Carlo treatment planning system. Radiat Phys Chem. 2023; 204:110708:1-11.

5. Li Z, Slopsema R. Beam delivery techniques: Passive scattering proton beams, PTCOG 49 Educational Workshop, 2010.

6. Owen H, Holder D, Alonso J, Mackay R. Technologies for delivery of proton and ion beams for radiotherapy. International Journal of Modern Physics A. 2014; 29(14):1441002.

7. Chu, WT. Beam delivery systems. Open access publications, University of California. https://escholarship.org/content/qt2xv1n1s1/qt2xv1n1s1_noSplash_4e5e0dcc539766f0 9ad7c7f1285ef671.pdf (Accedido el 10/03/2025).

8. Alonso J. Medical applications of nuclear physics and heavy ion beams". Nuclear Physics A. 2001; 685:454-471.

9. Zhu XR, Poenisch F, Lii M, et al. Commissioning dose computation models for spot scanning proton beams in water for a commercially available treatment planning system, Med Phys. 2013; 40(4):041723:1-15.

10. Irazola L, Morán V, Martínez-Francés E, et al. Is neutron-activation a radiation safety issue for the facility staff and public members in proton therapy?. Radiation Physics and Chemistry. 2024; 215:111386.

Capítulo III

Pruebas de aceptación, estado de referencia inicial y mantenimiento del equipamiento

R. Fayos-Solá

1. Conceptos clave

- *Programa de garantía de calidad*: conjunto de procedimientos y acciones diseñadas para asegurar que los procesos cumplan con los estándares de calidad establecidos.

- *Pruebas de aceptación*: evaluaciones realizadas para verificar que un producto cumple con los requisitos.

- *Estado de referencia*: condición inicial o estándar de un sistema, proceso o producto antes de aplicar cambios o mejoras.

- *Control de calidad*: conjunto de actividades destinadas a asegurar que los productos o servicios cumplan con los estándares establecidos.

- *Programa de mantenimiento*: plan estructurado para realizar actividades preventivas y correctivas en equipos o sistemas, con el fin de asegurar su funcionamiento óptimo.

2. Introducción

Según el Real Decreto 1566/1998 sobre criterios de calidad en radioterapia, es de obligada implantación un programa de garantía de calidad elaborado de acuerdo a las normas nacionales e internaciones vigentes, pero dado que este no establece los controles ni periodicidades concretas de una instalación de protones, para ese propósito vamos a basarnos en documentos internacionales como el TG-224 [1] y el TG-185 [2] de la AAPM. El objeto del programa es establecer los diferentes procedimientos del proceso radioterápico para asegurar la optimización de los tratamientos y la correcta protección radiológica del paciente.

El programa de calidad incluirá todas las fases del proceso radioterápico, haciendo especial hincapié en la descripción de los programas de control asociados, y de los responsables de cada decisión o procedimiento, especificando su nivel de autoridad. De igual modo debe describir una relación de las sucesivas etapas del proceso radioterapéutico y de las pruebas de control de calidad previstas para dichas etapas y para los dispositivos asociados a cada una de ellas, incluyendo el estado de referencia inicial. También se acompaña una descripción del sistema de evaluación y análisis de datos del proceso radioterapéutico.

El programa de garantía de calidad debe constar por escrito y estar a disposición de la autoridad sanitaria competente, al igual que para los trabajadores del propio Servicio.

En este texto vamos a describir los procedimientos que se incluyen en el programa de garantía de calidad de una instalación de protonterapia relacionados con el equipamiento particular empleado. Este está constituido por el equipo de irradiación, los sistemas de localización, los sistemas de planificación de tratamientos (TPS), el simulador TC y los equipos empleados en el control de calidad del mismo equipo y de los planes de tratamientos.

3. Pruebas de aceptación del equipo

Los equipos de irradiación, de simulación, los sistemas de cálculo dosimétrico y los equipos de medida que se adquieran serán sometidos a una prueba previa a su uso clínico que determinará su aceptación. La empresa suministradora garantizará que el equipamiento cumple con las características técnicas expresadas en la oferta y con las pruebas de aceptación y normas de funcionamiento y fabricación detalladas y exigidas en las especificaciones de compra, acompañando un informe detallado de las pruebas realizadas y los resultados obtenidos. Para la aceptación de los equipos, la empresa suministradora realizará, en presencia del especialista en radiofísica y, si fuera necesario, de otros profesionales de los Servicios de Mantenimiento del centro, las pruebas necesarias para comprobar el cumplimiento de las características y normas de funcionamiento expresadas en las especificaciones de compra, las características técnicas ofertadas por el suministrador y las normas legales vigentes al respecto. El responsable del Servicio de Radiofísica hospitalaria emitirá un informe con los resultados de la prueba de aceptación, que remitirá al responsable del Departamento de Oncología Radioterápica.

4. Estado de referencia inicial del equipo

Una vez que el equipamiento haya sido aceptado, el funcionamiento del mismo pasa a ser responsabilidad del hospital. Previo al uso clínico, se establecerá el estado de referencia inicial, de acuerdo con las pruebas y tolerancias especificadas, que servirá para comprobar periódicamente la estabilidad del equipo, a lo largo de su vida útil, o hasta que se establezca un nuevo estado de referencia con el que se compararán los controles periódicos sucesivos. Asimismo, se establecerá el estado de referencia del equipamiento ya existente a la entrada en vigor de este Programa de Garantía de Calidad, con los mismos objetivos expuestos en el párrafo anterior.

4.1 Equipo de protones

Las pruebas de referencia inicial del equipo de protones podemos agruparlas en parámetros de seguridad y funcionamiento, características dosimétricas del haz y características geométricas y mecánicas de la unidad.

En las pruebas de seguridad y de condiciones del funcionamiento, se verificarán los mecanismos de seguridad que puedan afectar al paciente, así como las condiciones de funcionamiento del equipo, de acuerdo con las especificaciones del fabricante y las normas del centro.

Respecto a las características dosimétricas, se deberán comprobar para las distintas energías disponibles el tamaño, posición y forma de los "spots", así como los rendimientos en profundidad, incluyendo los elementos dispersores como el "*Ridge Filter*" o el "*Range Shifter*" que podemos ver en la Figura 3.1. De igual forma, debemos comprobar uniformidad, simetría y penumbra para un campo extenso, así como la dependencia de estos con la orientación del gantry. También se debe establecer la dosis por unidad de monitor (UM).

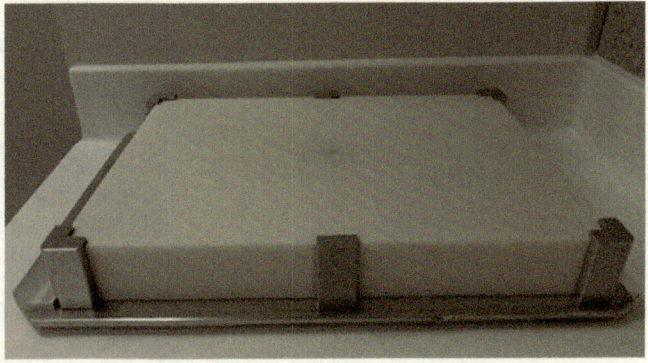

Figura 3.1. Range shifter.

Finalmente, habrá que verificar las características geométricas del haz, determinando el isocentro del haz de radiación para varias posiciones del gantry. De igual modo se chequearán los enclavamientos y características mecánicas de la unidad y de la mesa de tratamiento, así como la coincidencia entre las características funcionales y sus indicadores.

4.2 Sistema de planificación (TPS)

El Servicio de Radiofísica estudiará los algoritmos de cálculo de tal forma que durante el trabajo con los equipos de planificación se comprendan las condiciones de validez y limitaciones de los mismos.

Asimismo, se validarán los algoritmos de cálculo previamente a su uso clínico, que, en el caso de protonterapia se aconseja firmemente el uso de algoritmos Monte Carlo [4]. La validación de los algoritmos se hará sobre haces clínicos, como campos Spread-Out Bragg Peak (SOBP), campos a distancia extendida, incidencia oblicua, campos con *"Range Shifter"* o *"Ridge Filter"*, y campos clínicos.

4.3 Simulación CT

Sobre los sistemas de simulación, se deberán realizar pruebas para determinar la dosis de los equipos, pruebas de calidad de imagen y pruebas de transmisión de datos e imágenes entre los distintos programas y equipos. Además, se deberán comprobar los láseres externos al CT y valorar las herramientas de contorneo propias del sistema.

En el caso de una Unidad de protonterapia se debe obtener la curva de calibración que relaciona los Poderes de Frenado Relativos (SPR) frente a las Unidades Hounsfield (HU), para este propósito se recomienda el método de Schneider [5], utilizando el maniquí CIRS que podemos ver en la Figura 3.2.

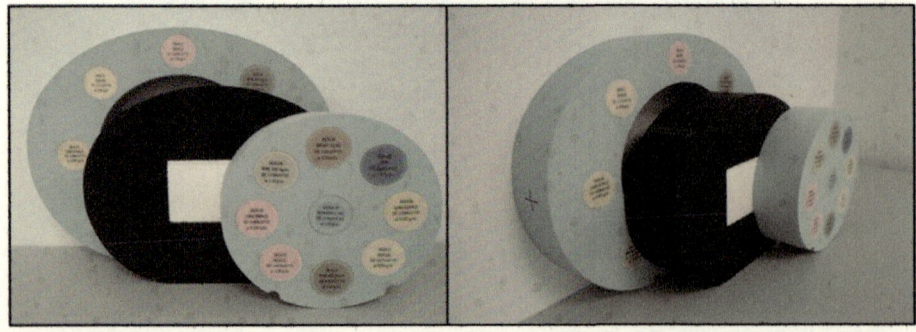

Figura 3.2. Maniquí CIRS de densidades certificadas.

4.4 Equipos de medida

Los equipos de referencia y los utilizados en los controles de calidad del equipamiento o tratamientos de pacientes serán sometidos a un control de calidad periódico en función de sus características. El Servicio de Radiofísica será responsable de que se lleve a cabo dicho control de calidad y de enviar a reparar o de sustituir los equipos que no funcionen correctamente.

Los equipos de medida para haces de protones son por lo general distintos a los de una instalación de radioterapia convencional debido a las características físicas de los haces. En la Figura 3.3 tenemos a la izquierda el detector centelleador Lynx junto con el maniquí Sphynx para el control de calidad de diferentes energías y campos extensos, y en el centro y derecha dos cámaras plano paralelas para el análisis de haces individuales.

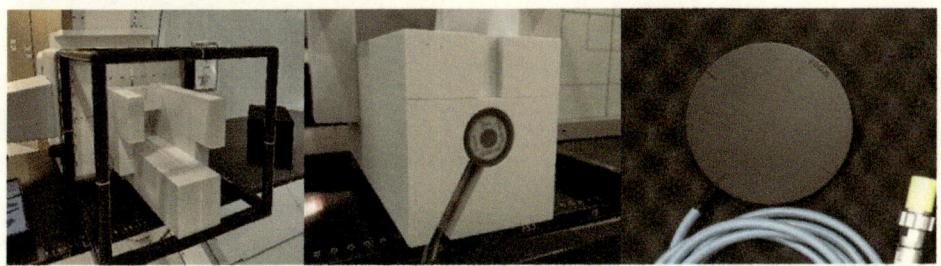

Figura 3.3. Equipos de medida: Izquierda: conjunto Lynx/Sphynx, centro: PPC05-S, derecha: TM34070.

4.5 Red de registro y verificación

La red es el eje de las comunicaciones del servicio de Oncología Radioterápica, por lo tanto, es indispensable comprobar que la información que transmite e intercambia entre los diferentes sistemas es fiable.

5. Control de calidad

Para garantizar las características físicas de los haces de radiación, la dosis absorbida programada y que la dosis absorbida por el paciente sean las adecuadas y se correspondan con la prescripción médica y la planificación del tratamiento, se realizarán una serie de pruebas de control de calidad, que se dividen siguiendo las recomendaciones del TG-224 de la Tabla 3.1 según su periodicidad en: Diarias, semanales, mensuales y anuales. Para todas las pruebas el documento aconseja las tolerancias para los distintos sistemas de administración del haz: DS/PS (Double Scattering/Passive Scattering), US (Uniform Scanning) y PBS (Pencil Beam Scanning).

Tabla 3.1 Recomendaciones de TG-224 [1].

	DS/PS	US	PBS	Comentario
Controles diarios				
Constancia del output	± 3 %	± 3 %	± 3 %	Medido para diferentes rangos en diferentes días con un campo uniforme
Profundidad distal	± 2 mm	± 1 mm	± 1 mm	Diferencia con la referencia de la profundidad distal del 90 % de la dosis
Profundidad proximal	± 2 mm	± 2 mm	-	Diferencia con la referencia de la profundidad proximal del 90 % de la dosis
Anchura SOBP	±2mm /±2 %	±2mm /±2 %	-	Anchura entre las profundidades proximal y distal del 90 % de la dosis
Posición spot	-	-	±1mm /±2 %	Absoluto/relativo-Si se utiliza un patrón de dosis, la uniformidad y homogeneidad deben tener la misma precisión que la referencia
Controles mensuales				
Constancia del output	± 2 %	± 2 %	± 2 %	Medido a distintos ángulos de gantry (respecto a la referencia)
Simetría	± 1 %	± 2 %	± 1 %	Medido a distintos ángulos de gantry (respecto a la referencia)
Planitud	± 2 %	± 2 %	± 2 %	Medido a distintos ángulos de gantry (respecto a la referencia)
Rango	± 1 mm	± 1 mm	± 1 mm	Para varias energías clínicas relevantes
Posición spot	-	-	± 10 %	Medido a distintos ángulos de gantry
Controles anuales				
Calibración del output	± 2 %	± 2 %	± 2 %	TRS 398
Verificación del rango	± 1 mm	± 1 mm	± 1 mm	Medido a la profundidad del 90 % de la dosis
Anchura SOBP	±2mm /±2 %	± 2mm /±2 %	-	Anchura entre las profundidades proximal y distal del 90 % de la dosis
Verificación de dosis en profundidad	± 2 %	± 2 %	± 2 %	Máxima diferencia a cualquier profundidad
Penumbra lateral del perfil	± 2 mm	± 2 mm	± 2 mm	80-20 % para haces seleccionados a distintas profundidades y ángulos de gantry
Uniformidad del rango	± 0.5 mm	± 0.5 mm	± 0.5 mm	Corresponde a la profundidad del 90 % de la dosis en puntos fuera del eje
Simetría del campo	± 1 %	± 2 %	± 1 %	Medido a distintos ángulos de gantry (respecto a la referencia)
Planitud del campo	± 2 %	± 2 %	± 2 %	Medido a distintos ángulos de gantry (respecto a la referencia)
Posición del spot	-	1mm /0.5mm	1mm /0.5mm	Absoluto/relativo
Tamaño del spot	-	-	± 10 %	Medido a distintos ángulos de gantry
Uniformidad de los spots	-	-	2 % y 2 mm	Para múltiples ángulos de gantry. Gamma ≥ 90 %

El responsable del Servicio de Radiofísica emitirá un informe escrito sobre el estado de los equipos de irradiación y de los sistemas de planificación y cálculo, y sobre los resultados del control de calidad, que remitirá al responsable de la Unidad asistencial de Radioterapia. El Servicio de Radiofísica archivará de forma periódica los informes con los resultados de todos los controles de calidad en soporte digital.

En caso de que en alguna de las pruebas se sobrepasen las tolerancias el radiofísico responsable lo comunicará al encargado de la empresa responsable del mantenimiento para que se proceda a la restauración de dicho parámetro dentro de los límites establecidos.

El responsable de la unidad asistencial, en base a los informes emitidos por los distintos especialistas en los controles establecidos, decidirá el equipamiento que se puede utilizar y el que debe dejarse fuera de uso. Las decisiones adoptadas se dejarán pos escrito y serán comunicadas al titular de la instalación.

5.1. Programa de control de calidad del equipamiento

Las verificaciones diarias del equipo de protonterapia serán realizadas por los operadores del equipo, previamente al tratamiento con pacientes, que incluirán controles de seguridad y condiciones de funcionamiento. Los resultados serán evaluados por especialistas en Radiofísica. El control dosimétrico y de imagen diario será realizado y analizado por el radiofísico responsable. Mediante un equipo analizador de haces para verificaciones rápidas se chequeará la tasa de dosis, el rango y la posición y el tamaño del spot.

Los controles semanales, mensuales, trimestrales y anuales serán realizados y registrados por un radiofísico, comprobando los parámetros dosimétricos, geométricos, de imagen y mecánicos de forma más exhaustiva.

6. Programa de mantenimiento

Las unidades asistenciales de oncología radioterápica deben disponer de un adecuado programa de mantenimiento, tanto de los equipos de irradiación como de los equipos de medida que se van a utilizar en los diversos controles de calidad y de los equipos de imagen y planificadores. El mantenimiento debe ser tanto preventivo como correctivo.

Los mantenimientos preventivos serán organizados y fijados en el calendario de acuerdo a las características de cada equipo y al flujo del Servicio.

Cuando sea necesario llevar a cabo una acción correctiva por parte de la casa comercial, será previamente autorizada por los especialistas en Radiofísica Hospitalaria del hospital. La entidad que realice la reparación responderá del funcionamiento del equipo y se hará cargo legalmente de este durante el tiempo que tarde la reparación. Además, emitirá un informe en el que aparezca la causa de la reparación, la actuación realizada y las posibles alteraciones en el funcionamiento del equipo, así como el especialista que ha hecho el servicio.

En el momento en el que el equipo vuelva a ser responsabilidad del Servicio de Oncología Radioterápica, el especialista en radiofísica comprobará que la reparación se ha realizado correctamente y verificará que este funciona de forma adecuada en relación a los niveles de referencia y tolerancias del servicio. En caso de no poder volver al estado de referencia inicial, se establecerá un nuevo nivel de referencia.

Los informes de las reparaciones o modificaciones llevadas a cabo y los subsiguientes resultados de los controles ejecutados quedarán almacenados en el Servicio de Radiofísica y custodiados por su responsable que informará al responsable del Departamento de Oncología Radioterápica, siendo éste el que autorice la reanudación de los tratamientos con indicación escrita de las posibles restricciones, si las hubiera. Además, todas las intervenciones de mantenimiento constarán en el libro de operaciones, indicándose las horas de inicio y fin de las mismas.

7. Referencias

1. Arjomandy B, Taylor P, Ainsley C, et al. AAPM task group 224: Comprehensive proton therapy machine quality assurance. Med Phys. 2019; 46(8):e678-e705.

2. Farr JB, Moyers MF, Allgower CE, et al. Clinical commissioning of intensity-modulated proton therapy systems: Report of AAPM Task Group 185. Med Phys. 2021; 48(1):e1-e30.

3. Akagi T, Higashi A, Tsugami H, et al. Ridge filter design for proton therapy at Hyogo Ion Beam Medical Center. Phys Med Biol. 2003; 48(22):N301-12.

4. Moyers MF, Toth TL, Sadagopan R. et al. Physical Uncertainties in the planning and delivery of light ion beam treatments. The Report of AAPM Task Group 202. Alexandria, VA, 2020.

5. Schneider U, Pedroni E, Lomax A. The calibration of CT Hounsfield units for radiotherapy treatment planning. Phys Med Biol. 1996; 41(1):111-24.

Capítulo IV

Detectores de neutrones para la vigilancia radiológica ambiental y personal

E. Martínez-Francés, D. Pedrero, V. Morán y J. M. Martí-Climent

1. Conceptos clave

- Diferenciar entre magnitudes limitadoras y magnitudes operacionales y conocer la relación entre ellas.
- Diferenciar las distintas técnicas de detección activa de neutrones: ionización en gases, centelleo y semiconducción.
- Saber cómo se detectan neutrones de forma pasiva.
- Diferenciar entre detectores de rango extendido y no extendido.
- Ser capaces de discernir si un determinado detector se puede emplear para la vigilancia de área o para la dosimetría personal.

2. Características de los campos neutrónicos en protonterapia

En protonterapia, el haz de protones clínico comprende, generalmente, energías entre 70 y 230 MeV. Cuando estos protones interactúan con la materia (por ejemplo, el paciente o elementos del acelerador/gantry que se encuentren en su camino hasta llegar al paciente) tienen lugar interacciones nucleares que producen neutrones. En la Figura 1.8 del Capítulo I se mostró el espectro neutrónico calculado por Monte Carlo en el interior de la sala de tratamiento de protonterapia de la Clínica Universidad de Navarra (CUN) en cuatro puntos con distinta angulación con respecto al haz de protones. Principalmente existen tres zonas energéticas donde hay una mayor fluencia de neutrones:

- La zona de la cascada intranuclear donde están los neutrones más energéticos y cuya energía máxima viene determinada por la energía máxima del haz de protones utilizado.

- La zona de evaporación donde se encuentran los neutrones rápidos con una energía promedio del orden de 1 MeV.

- La zona de los neutrones térmicos donde se encuentran los neutrones que han perdido la mayoría de su energía cinética y están en equilibrio térmico con el ambiente.

La proporción entre los distintos picos del espectro neutrónico presente en el interior de la sala de tratamiento depende de la geometría de la línea del haz y del punto de medida debido al propio proceso físico de generación de los neutrones (véase Capítulo I). En el exterior del búnker también pueden encontrarse neutrones de alta energía [1].

En una instalación de protonterapia, al tener campos neutrónicos con un rango energético tan amplio, es necesario detectar correctamente los neutrones, tanto en el interior del búnker como en el exterior, para asegurar unas condiciones de operación seguras. La elección de los detectores de neutrones deberá justificarse según sus características y los campos de radiación neutrónica que se esperan medir [2].

3. Magnitudes radiológicas

La Comisión Internacional de Unidades y Medidas Radiológicas (del inglés International Commission of Radiation Units & Measurements, ICRU), en su informe 85 [3], diferencia cinco tipos de magnitudes radiológicas:

1) Radiométricas: magnitudes asociadas a la cantidad y calidad de un *campo de radiación*. Ejemplos: Fluencia y flujo de energía y de partículas, energía radiante.

2) Coeficientes de interacción: magnitudes asociadas a la *interacción de la radiación* con la materia. Ejemplos: Coeficiente de atenuación másico, lineal, sección eficaz.

3) Radiactividad: Magnitudes asociadas con el *campo de radiación* producido por sustancias radiactivas. Ejemplo: Actividad.

4) Dosimétricas: magnitudes relacionadas con la medida de la *energía absorbida* y de su *distribución*. Estas magnitudes derivan de las dos primeras. Ejemplos: Dosis absorbida, kerma, transferencia lineal de energía (del inglés Linear Energy Transfer, LET).

5) Radioprotección: magnitudes relacionadas con los *efectos biológicos* de las magnitudes dosimétricas, teniendo en cuenta el tipo de radiación y el medio irradiado. Ejemplos: Dosis efectiva, dosis equivalente en órgano.

La protección radiológica hace uso de estas cinco magnitudes para poder controlar la exposición a la radiación ionizante y así prevenir efectos deterministas y limitar el riesgo de efectos estocásticos a niveles aceptables. En protección radiológica se definen las denominadas **magnitudes limitadoras o de protección** y las **magnitudes operacionales**. Las primeras permiten cuantificar el grado de exposición a la radiación ionizante, tanto por la irradiación total o parcial del cuerpo por fuentes externas como por la ingesta de radionucleidos. Estas magnitudes de protección no son medibles, pero pueden compararse con los límites de dosis recomendados para personas expuestas ocupacionalmente y para el público en general. Por otro lado, las magnitudes operacionales, a través de su medida, permiten hacer una estimación razonablemente conservadora de las magnitudes de protección. En los siguientes apartados se verá en detalle estos dos tipos de magnitudes utilizadas en el ámbito de la protección radiológica.

Se definen a continuación dos magnitudes que se emplean en el Capítulo para definir otros conceptos:

- Fluencia: describe la cantidad de partículas de radiación que atraviesan una superficie en un determinado volumen.

- Kerma: energía cinética transferida por radiación ionizante a las partículas cargadas secundarias en un medio por unidad de masa.

3.1 Magnitudes de protección o limitadoras

La definición de las magnitudes de protección está basada en el promedio de la dosis absorbida en órganos y tejidos, la cual no es directamente medible pero sí se puede obtener mediante cálculos sobre maniquíes antropomórficos voxelizados.

La **dosis absorbida**, D, se define como la energía media impartida por la radiación ionizante ($d\overline{\varepsilon_m}$) por unidad de masa ($dm$). La D se utiliza para todos los tipos de radiación ionizante y cualquier geometría de irradiación. La unidad en el Sistema Internacional (SI) es J kg^{-1} y su nombre especial es el Gray (Gy). La dosis absorbida se deriva del valor medio de la magnitud estocástica de energía impartida, ε_m, y no refleja las fluctuaciones aleatorias de las interacciones en el tejido. Aunque D se define en cualquier punto en la materia, por definición su valor proviene del promedio de ε_m en un elemento de masa. Es por ello que es una magnitud física básica, medible y existen estándares primarios que permiten determinar su valor.

Como ya se ha comentado, en la aplicación práctica se emplea el promedio de dosis absorbida en órganos y tejidos asumiendo que, para bajas dosis, este valor promedio se puede correlacionar con el detrimento de la radiación para los efectos estocásticos en el órgano o tejido en cuestión. Estas dosis promedio sumadas de forma ponderada son la base de las magnitudes de protección, las cuales se utilizan para limitar los efectos estocásticos a dosis bajas. Así, se definen como magnitudes de protección la *dosis equivalente* en un órgano o tejido y la *dosis efectiva*.

Las magnitudes de protección, definidas por la Comisión Internacional de Protección Radiológica (del inglés International Commission on Radiological Protection, ICRP) en los documentos ICRP 60 [4] y la ICRP 103 [3], que también vienen definidas en el Anexo I del Real Decreto 1029/2022 [5], de 20 de diciembre, por el que se aprueba el Reglamento sobre protección de la salud contra los riesgos derivados de la exposición a las radiaciones ionizantes.

3.1.1 Dosis equivalente en un órgano o tejido

El promedio de dosis absorbida es por sí solo insuficiente para evaluar el perjuicio causado por la exposición a la radiación ionizante. Para establecer una correlación entre esta magnitud y los efectos estocásticos (cáncer inducido por radiación y enfermedades hereditarias) se han introducido dos tipos de factores de ponderación, el factor de ponderación de la radiación para un tipo de radiación concreta R, w_R, y el factor de ponderación del tejido, w_T, (éste último se describirá en el apartado 3.1.2). Ambos factores se basan en una amplia gama de datos experimentales y estudios epidemiológicos, y se consideran independientes de la edad y el sexo. Los w_R multiplican el promedio de dosis absorbida en cualquier órgano o tejido para tener en cuenta el perjuicio causado por los diferentes tipos de radiación en relación con la radiación de los fotones.

La **dosis equivalente en un órgano o tejido**, H_T, se define como la suma ponderada de las dosis absorbidas, promediadas en el órgano o tejido, T, causadas por los diferentes tipos de radiación, R, involucrados. Matemáticamente viene dada por:

$$H_T = \sum_R w_R \, D_{T,R} \tag{1}$$

La unidad de dosis equivalente es el J kg^{-1} y su nombre especial es el Sievert (Sv).

En la ICRP 103 se actualizan los valores de w_R dados en la ICRP 60, cuyas principales diferencias son que w_R para protones pasa de un valor de 5 a 2, y w_R para neutrones pasa a ser una función continua. Es decir, para el caso de los neutrones los valores numéricos de w_R pasan a estar especificados en relación a la energía de la radiación incidente sobre el cuerpo humano o emitida por los radionucleidos que residen en el cuerpo según la ecuación (2). En la Figura 4.1 se puede ver que la eficacia biológica de los neutrones incidentes en el cuerpo humano depende fuertemente de la energía del neutrón.

$$w_R = 2.5 + 18.2e^{-[\ln(E_n)]^2/6}, E_n < 1 \text{ MeV}$$

$$w_R = 5.0 + 17.0e^{-[\ln(2E_n)]^2/6}, 1 \text{ MeV} \leq E_n \leq 50 \text{ MeV} \qquad (2)$$

$$w_R = 2.5 + 3.25e^{-[\ln(0.04E_n)]^2/6}, E_n > 50 \text{ MeV}$$

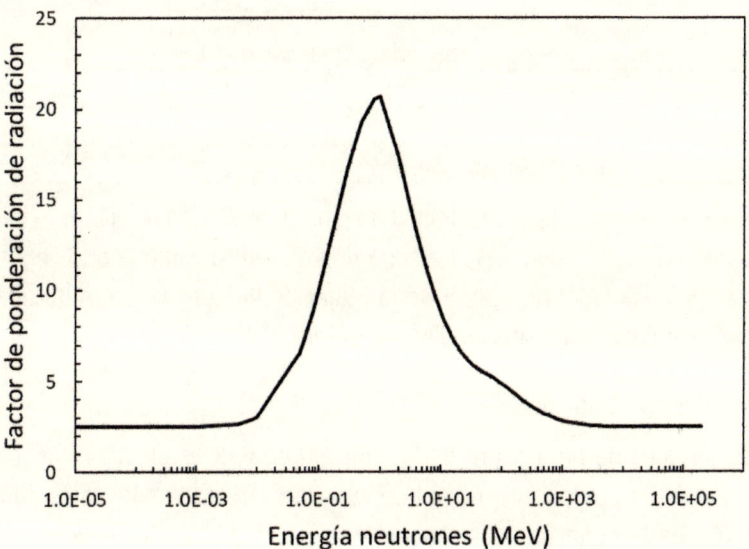

Figura 4.1. *Función que relaciona el factor de ponderación w_R con la energía de los neutrones.*

3.1.2 Dosis efectiva

La **dosis efectiva**, E, se define como la suma ponderada de las dosis equivalentes en los diferentes tejidos:

$$E = \sum_T w_T \sum_R w_R \, D_{T,R} = \sum_T w_T \, H_T \qquad (3)$$

La unidad de dosis efectiva es J kg⁻¹ con el nombre especial de Sievert (Sv). La definición de dosis efectiva tiene en cuenta las diferentes radiosensibilidades relativas de los diversos órganos y tejidos del cuerpo humano con respecto al perjuicio por radiación debido a efectos estocásticos. Los *wT* son valores relativos, y su suma es igual a uno, de modo que una distribución uniforme de la dosis en todo el cuerpo resulta en una dosis efectiva numéricamente igual a la dosis equivalente en cada órgano y tejido del cuerpo (14 en total, 13 para cada sexo). En la Tabla 4.1 se presentan los valores de *wT* dados por la ICRP 103 [4].

Tabla 4.1. Factores de ponderación de los tejidos recomendados por la ICRP 103.

Valores de w_T recomendados	w_T
Médula ósea, colon, pulmón, estómago, mama, adrenales, región extra torácica, vesícula, corazón, riñones, nódulos linfáticos, músculo, mucosa oral, páncreas, próstata, intestino delgado, bazo, timo, útero/cérvix	0.12
Gónadas	0.08
Vejiga, esófago, hígado, tiroides	0.04
Superficie del hueso, cerebro, glándulas salivales, piel	0.01

La dosis equivalente y la dosis efectiva no son magnitudes medibles, y la evaluación tanto de la dosis efectiva de la Persona de Referencia como la dosis equivalente en los órganos/tejidos del Hombre y de la Mujer de Referencia están basadas en la utilización de modelos computacionales voxelizados.

3.2 Magnitudes operacionales

Las magnitudes de protección (dosis equivalente y dosis efectiva) no son medibles en la práctica y, por lo tanto, no pueden utilizarse directamente como cantidades de monitoreo de la radiación. Las magnitudes operacionales tienen como objetivo proporcionar una estimación o un límite superior para el valor de las magnitudes de protección relacionadas con una exposición o la exposición potencial de personas en la mayoría de las condiciones de irradiación. En este apartado se hará referencia únicamente a la exposición externa y no a la exposición interna, pues no existe la exposición interna a los neutrones en el ámbito de la protonterapia.

Se requieren diferentes magnitudes operacionales según el objetivo de medida. Por un lado, el monitoreo ambiental controla la radiación en los lugares de trabajo y permite definir áreas controladas o restringidas y, por otro, el monitoreo individual permite controlar y limitar las exposiciones personales. Mientras que las mediciones con un monitor de área se realizan preferentemente en aire, los dosímetros personales se llevan en el cuerpo. Como resultado, en una determinada situación, el campo de radiación "visto" por un monitor de área en aire difiere del "visto" por un dosímetro personal llevado en el cuerpo, donde el campo de radiación está fuertemente influenciado por la dispersión y absorción de la radiación en el cuerpo. Esta razón conlleva el uso de distintas magnitudes operacionales para ambos casos.

Tanto para la monitorización ambiental como para la personal, las magnitudes operacionales se basan en el **equivalente de dosis**, que viene dado por:

$$H = \int Q(L) \frac{dD(L)}{dL} \, dL \tag{4}$$

donde L es la transferencia lineal de energía (del inglés, Linear energy transfer LET) de las partículas cargadas secundarias producidas por la radiación incidente, $\frac{dD(L)}{dL}$ es la distribución espectral en términos de LET de la dosis absorbida y $Q(L)$ refleja la efectividad biológica de las partículas cargadas secundarias en exposiciones a bajas dosis. Los valores de $Q(L)$ vienen dados en la ICRP 60 y se siguen utilizando hoy en día.

Las magnitudes operacionales para la vigilancia radiológica fueron definidas por la ICRU (los informes que adopta la ICRP 103 [4] son el ICRU 51 [5] y el ICRU 66 [6]).

3.2.1 Magnitudes operacionales para la monitorización ambiental

Para todos los tipos de radiación externa, las magnitudes operacionales para la monitorización ambiental se definen en función de un valor de equivalente de dosis en un punto de un maniquí simple, la esfera ICRU. Esta esfera de material equivalente a tejido, que simula el cuerpo humano, tiene un diámetro de 30 cm, una densidad de 1 g/cm³ y una composición de 76.2 % de oxígeno, 11.1 % de carbono, 10.1 % de hidrógeno y 2.6 % de nitrógeno. Para el monitoreo de la radiación, en la mayoría de los casos, esta esfera proporciona una aproximación adecuada del cuerpo humano en cuanto a la dispersión y atenuación de los campos de radiación considerados. Las magnitudes operacionales para la monitorización ambiental deben conservar su carácter de cantidad puntual y la propiedad de aditividad, por lo que su medida requiere que el campo de radiación sea homogéneo y unidireccional (campo de radiación expandido y alineado).

3.2.1.1 Equivalente de dosis ambiental

El **equivalente de dosis ambiental**, $H^*(d)$, se define como el equivalente de dosis producida por el correspondiente campo de radiación expandido y alineado, en la esfera ICRU, a la profundidad (d = 10 mm para radiación penetrante, como los neutrones), en el radio opuesto a la dirección del campo alineado. Su medida requiere que el campo de radiación sea uniforme en las dimensiones del instrumento y que el instrumento tenga respuesta isótropa.

$H^*(d)$ es la magnitud operacional utilizada para evaluar la dosis efectiva. Sin embargo, para personas situadas en campos de radiación de alta energía, como las que se encuentran cerca de aceleradores de alta energía utilizados en radioterapia, la profundidad a la que se alcanza el equilibrio de partículas cargadas secundarias puede estar más allá de los 10 mm y, con ello, la magnitud operacional puede estar infraestimando la dosis efectiva [7].

3.2.1.2 Equivalente de dosis direccional

Para la monitorización ambiental en campos de radiación con baja penetración (como por ejemplo partículas alfa, electrones), la magnitud operacional utilizada es el **equivalente de dosis direccional**, $H'(d,\Omega)$. Esta se define como el equivalente de dosis que sería producido por el correspondiente campo de radiación expandido, en la esfera ICRU, a la profundidad d, en un radio en la dirección especificada Ω. Su medida requiere que el campo de radiación sea uniforme en las dimensiones del instrumento y que el instrumento tenga la respuesta direccional requerida. Se utiliza $d = 0.07$ mm para la superficie de la piel y $d = 3$ mm para el cristalino del ojo. Para la monitorización ambiental de radiación de baja penetración se utiliza casi exclusivamente $H'(0.07,\Omega)$. En la práctica, Ω no se suele especificar ya que lo que importa, generalmente, es el valor máximo de $H'(0.07,\Omega)$ en el punto de interés, el cual se obtiene buscando con el detector la lectura máxima.

3.2.2 Magnitudes operacionales para la monitorización personal

La magnitud operacional para la monitorización personal es el **equivalente de dosis personal**, $H_p(d)$. Esta magnitud tiene en cuenta la retrodispersión del cuerpo y se define sobre objetos equivalentes a tejido. Para la evaluación de dosis efectiva, se recomienda una profundidad de $d = 10$ mm, y para evaluar la dosis equivalente en la piel, manos y pies, se recomienda $d = 0.07$ mm. Para el cristalino, se ha propuesto una $d = 3$ mm. Para el caso de neutrones, únicamente tiene sentido hablar de $H_p(10)$.

El equivalente de dosis personal debe permitir evaluar la dosis efectiva o proporcionar una estimación conservadora bajo casi todas las condiciones de irradiación. Para ello, el dosímetro personal debe llevarse en una posición del cuerpo representativa con respecto a la exposición. Por ejemplo, en casos de exposición únicamente desde la espalda, un dosímetro usado en la parte frontal no evaluará adecuadamente la dosis efectiva. Por otro lado, en casos de exposiciones parciales del cuerpo, la lectura de un dosímetro personal no proporciona un valor representativo de la dosis efectiva.

3.3 Coeficientes de conversión fluencia – magnitud radiológica

Si se conoce el espectro de energía de la fluencia (mediante cálculo o medición), las magnitudes de protección y las magnitudes operacionales pueden calcularse combinando (mediante convolución) el espectro con los coeficientes de conversión recomendados por la ICRP. Estos coeficientes de conversión se basan en los resultados de simulaciones Monte Carlo para irradiaciones monoenergéticas de maniquíes de referencia, específicamente maniquíes antropomórficos para las magnitudes de protección y la esfera ICRU para las magnitudes operacionales. Las versiones más recientes de los coeficientes de conversión se encuentran en la Publicación 116 de la ICRP [8] para la dosis absorbida en órganos y la dosis efectiva en cinco geometrías idealizadas de irradiación corporal total, y en la publicación 74 de la ICRP [9] para $H^*(10)$, $H_p(10)$ y $H'(10,\Omega)$.

A modo de resumen, en la Figura 4.2 se muestra un esquema de las magnitudes radiológicas descritas en el texto y las relaciones entre ellas.

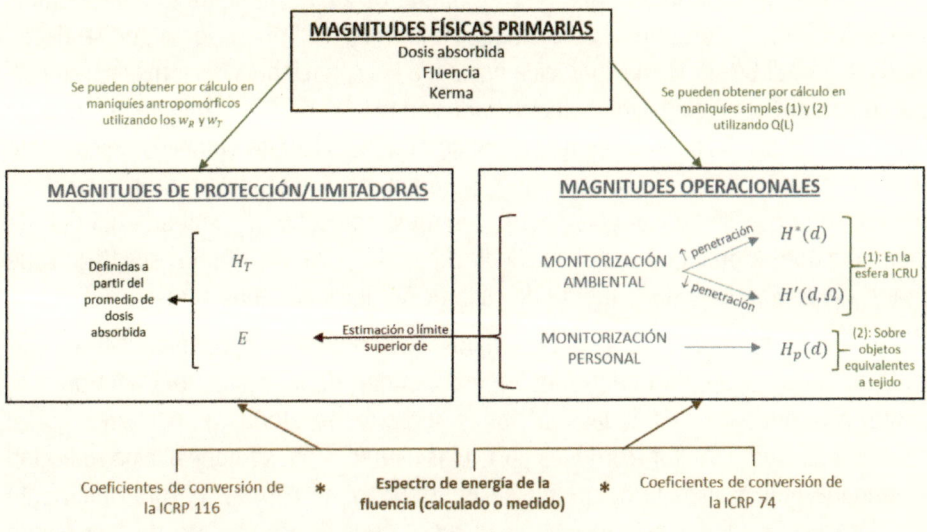

Figura 4.2. Esquema de las magnitudes radiológicas y sus relaciones.

4. Principios de detección

La detección de los neutrones en protonterapia y, con ello, la dosimetría, no es una tarea sencilla principalmente por tres razones:

- Son partículas neutras, por lo que su detección solo es posible a través de interacciones indirectas.

- El rango energético de los neutrones producidos en protonterapia es muy amplio, por lo que es complicado que un solo detector pueda medirlos todos.

- Los campos de radiación producidos en protonterapia son mixtos e incluyen tanto radiación neutrónica como gamma.

Para evaluar las magnitudes operacionales se utilizan los instrumentos de medida comúnmente denominados detectores. Éstos dan una lectura, M, que se puede expresar como la convolución de la respuesta en energía (ε) del propio detector a la radiación en cuestión, $r(\varepsilon)$, y la fluencia espectral presente en el lugar de medida, $\phi(\varepsilon)$. La $r(\varepsilon)$ viene dada en términos de interacciones (cuentas, trazas, etc.) por unidad de superficie (cm^2). Por tanto, la lectura de cualquier detector se puede expresar como:

$$M(\varepsilon) = \int_c r(\varepsilon) \, \phi(\varepsilon) \tag{5}$$

Si se tiene en cuenta la Figura 4.2, se puede observar que para que las lecturas de los detectores sean lo más aproximadas a la magnitud operacional que se desea medir, la $r(\varepsilon)$ debe ser lo más parecida posible a los coeficientes de conversión fluencia – magnitud operacional, que vienen dados en la ICRP 74. Si $r(\varepsilon)$ tuviera la forma de la función de estos coeficientes de conversión dados por ICRP entonces únicamente se necesitaría un factor de calibración, F_c para obtener lecturas en términos de dosis sin que se necesite conocer el espectro neutrónico presente. F_c depende del tipo de magnitud operacional que se quiera medir con el detector, de los procesos físicos que se tengan en cuenta y de la fuente de calibración utilizada, entre otros.

Para detectar neutrones se debe emplear materiales con secciones eficaces elevadas de interacción para neutrones (que dependen de la energía del neutrón incidente) para que, a través de las reacciones nucleares se produzcan partículas que sí sean sencillas de detectar (como las partículas cargadas o los fotones). Esta radiación secundaria utilizada en la detección de neutrones está compuesta principalmente por partículas cargadas pesadas, ya sean resultantes de un proceso nuclear (como una desintegración) del núcleo excitado después de que un neutrón sea *absorbido*, o el propio núcleo, que recibe energía del neutrón incidente (como en el caso de un átomo de hidrógeno de retroceso tras la *dispersión* del neutrón). Aunque la captura de neutrones a menudo produce rayos gamma como productos de la reacción, estos no son tan fácilmente detectables como las partículas cargadas, por lo que estas reacciones rara vez se utilizan para la detección de neutrones.

A pesar de que la detección de los neutrones se puede resumir en combinar un material sensible a neutrones con un detector convencional (y así, emplear las técnicas comunes de detección del resto de radiación ionizante), la realidad es que la detección de los neutrones es un mundo amplio, complejo y está en continua investigación.

En el Capítulo I se ha visto cómo interaccionan los neutrones con la materia. A continuación, se presenta una forma genérica de clasificar la detección de los neutrones: **detección activa** y **detección pasiva**. Ambos tipos de detección se emplean tanto en dosimetría ambiental como en dosimetría personal como se verá en los siguientes apartados. En este apartado únicamente se hará referencia a los tipos de detección comúnmente utilizados.

4.1 Detección activa

La detección activa consiste en transformar las ionizaciones producidas por las partículas cargadas o fotones generados por los neutrones, en un determinado medio, en impulsos eléctricos o corrientes, de forma que se mida instantáneamente la interacción de los neutrones. Dentro de la detección activa se podría hacer la siguiente clasificación según el método de detección:

- Ionización en gases: los gases empleados son sensibles a los neutrones y, dependiendo del gas, se generarán determinadas partículas secundarias que provocarán la carga eléctrica recolectada. Ejemplos de este método de detección son las cámaras de ionización y los contadores proporcionales. Éstos últimos son los más empleados en detección activa de neutrones.

- Centelleo: una vez los neutrones se dispersan o se absorben en el material centelleador, las partículas secundarias provocan la ionización haciendo que el centelleador emita luz. Esta luz se recolecta y se convierte en señal eléctrica.

- Semiconducción: la detección activa en materiales semiconductores se basa en la creación de pares electrón-hueco al ser atravesados por la radiación ionizante. El movimiento de estos electrones-huecos genera impulsos eléctricos. Para mejorar su respuesta habitualmente se utilizan capas de materiales sensibles a los neutrones para generar partículas cargadas que son las que interactuarán en el material semiconductor.

4.2 Detección pasiva

La detección pasiva es aquella en la que se inducen cambios o alteraciones en los materiales de detección (materiales sensibles). Estos tipos de detectores suelen constar de distintos tipos de materiales y filtros con objeto de discriminar la contribución de los diferentes campos de radiación presentes en la instalación. Para la asignación de dosis neutrónica es necesario que, tras el procesado posterior, se apliquen algoritmos o correcciones a cada detector. En dosimetría de neutrones la mayor parte de la detección pasiva se realiza con detectores de estado sólido, que son los que se verán en este Capítulo.

Los neutrones interactúan con los núcleos del material sensible (Figura 4.3) generando partículas secundarias cargadas, que son las que producen los defectos en el material. La generación de estos defectos puede consistir en:

- Cambios físicos causados por ionización provocando la creación de pares electrón-hueco que pueden quedar atrapados en los defectos o impurezas presentes en la estructura cristalina del semiconductor. Ejemplos de detección: termoluminiscencia (TLD) (los electrones en estados intermedios de excitación, tras ser sometidos a un proceso de calentamiento, se desexcitan de forma que emiten luz que es medida con un fotomultiplicador), radiofotoluminiscencia (en este caso la estimulación del material para su lectura se hace con luz), etc.

- Deformación del propio material al desplazar átomos de su posición original en la estructura cristalina. Ejemplos de detección: generación de trazas sólidas (como los detectores de trazas nucleares fluorescentes (FNTD), o los detectores de trazas de carbonato de poli-alilo diglicol (PADC), Figura 4.3), o la generación de trazas fluidas (como los detectores de burbujas o gotas sobrecalentadas).

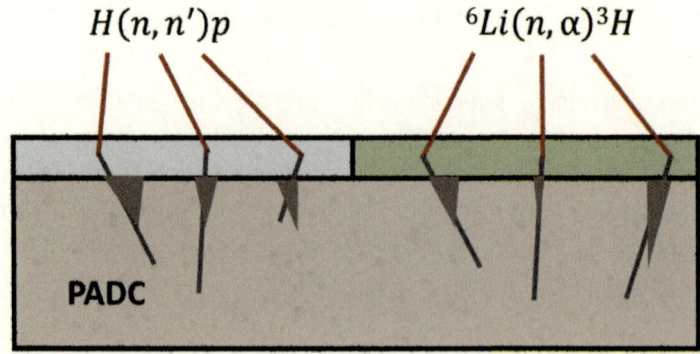

Figura 4.3. Material de PADC (carbonato de poli-alilo diglicol) con dos materiales distintos sensibles a neutrones empleado en detectores de estado sólido.

En la Tabla 4.2, se muestran las principales ventajas y algunas desventajas de los detectores de estado sólido.

Tabla 4.2. Principales ventajas y desventajas de los detectores de estado sólido.

Ventajas	Desventajas
Bajo coste	Necesitan un posprocesado con un equipamiento especializado
Reducido tamaño de los detectores	
Siempre están integrando dosis	El rango energético de neutrones que son capaces de detectar es limitado comparado con el amplio rango energético de neutrones presentes en una instalación de protonterapia
No requieren fuente de alimentación	

5. Detectores de neutrones para la vigilancia de área

Los detectores de neutrones para la monitorización ambiental están calibrados en términos de la magnitud operacional $H^*(10)$, y normalmente, se calibran frente a fuentes de ^{252}Cf (espectro neutrónico: 100 keV-10 MeV) o ^{241}Am-^{9}Be (espectro neutrónico: 1-10 MeV). También se pueden calibrar con campos de neutrones térmicos en centros específicos como el PTB (Physokalisch-Technische Bundesanstalt). En este apartado se detallarán los detectores más utilizados para vigilancia de área.

La respuesta ideal de los detectores de neutrones para la vigilancia de área debería ser proporcional a los coeficientes de fluencia – equivalente de dosis ambiental de la ICRP 74, representados en la Figura 4.4.

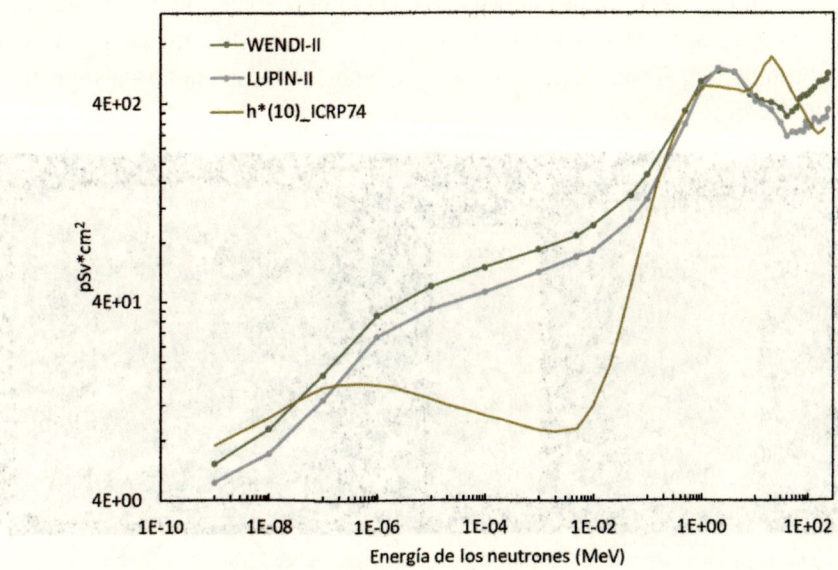

Figura 4.4. Se muestran los coeficientes de fluencia-H(10) de la ICRP 74, y la función respuesta en dosis de un detector WENDI-II y de un detector LUPIN-II obtenidos por simulación Monte Carlo mediante el código TOPAS. Adaptada de [10].*

5.1 Contadores proporcionales

Existen diversos tipos de detectores basados en contadores proporcionales, ya que se pueden detectar neutrones de diferentes formas según el gas con el que interaccionen y según el modo de operación. El gas va a determinar la partícula que generará la ionización, mientras que el modo de operación determinará si el detector es capaz de distinguir las energías de los neutrones o no. Si el detector se utiliza en modo corriente no se diferencia la energía de los neutrones (dentro de este grupo están los denominados **REM-counters,** del inglés, *roentgen equivalent man*) siendo capaces solamente de medir la dosis integrada o la tasa de dosis; por otro lado, si se utiliza en modo voltaje (en modo pulso), es posible obtener la altura del pulso eléctrico y con ello obtener un espectro neutrónico (caso de los detectores para espectrometría denominados **Esferas Bonner, EBSS**). Ambos tipos de contadores proporcionales, capaces de detectar neutrones térmicos, están rodeados de un material termalizador de neutrones para buscar una respuesta óptima del gas a la reacción nuclear deseada. A continuación, se describen los dos tipos de contadores según el modo de operación.

5.1.1 REM-counters

El diseño del moderador, tanto su material como su forma, situado alrededor del contador proporcional cambia totalmente la respuesta del detector y, con ello, se sigue de una forma más o menos adecuada la curva de los coeficientes de fluencia - $H^*(10)$ recomendados por la ICRP 74. La principal característica que depende del diseño del moderador (Figura 4.5) es el rango energético de los neutrones que son capaces de detectar.

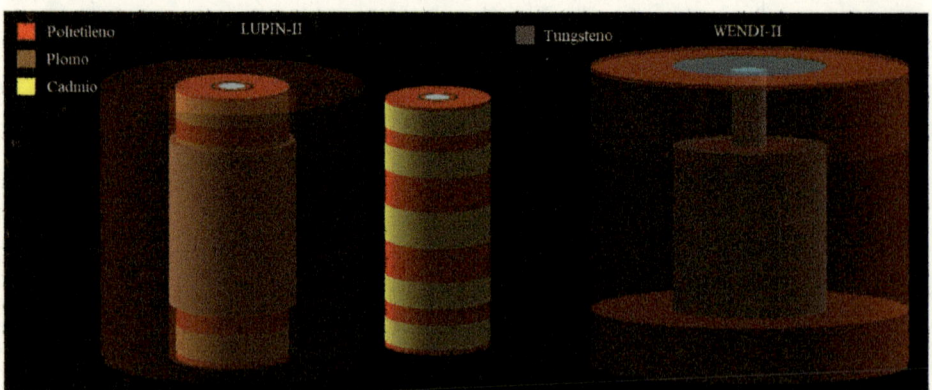

Figura 4.5. *Diferencias entre el diseño del moderador en dos tipos de REM-counter: LUPIN-II y WENDI-II. Adaptada de [10].*

En los primeros diseños de rem-counters (como el tipo Anderson y Braun [11]) el material moderador de los neutrones era fundamentalmente polietileno. Sin embargo, puesto que hay neutrones muy energéticos que no son suficientemente moderados, su respuesta energética solo alcanzaba los 10-20 MeV (estos detectores se denominan de *rango no-extendido*). Se podría pensar en aumentar el grosor del moderador, pero se perdería respuesta para los neutrones con una energía más baja. En los años 90, se propuso insertar una capa de metal de alto número efectivo, *Z*, dentro del moderador de polietileno para aumentar la función respuesta a los neutrones [12]. Esto es así porque se producen reacciones de espalación de los neutrones de alta energía en la capa de alto *Z* produciendo neutrones secundarios de menor energía, los cuales pueden ser suficientemente moderados por la parte interna del moderador hasta llegar al contador proporcional. Por otro lado, los neutrones de menor energía que inciden en el detector se ven ligeramente afectados por la capa de alto *Z*, ya que solo ocurren dispersiones elásticas. Estos detectores de **rango extendido** son capaces de detectar neutrones del orden de 1 GeV. Un ejemplo de la diferencia en respuesta de estos dos tipos de detectores, de rango extendido y no-extendido, se muestra en la Figura 4.6. La función respuesta de dos detectores de rango extendido, el WENDI-II y el LUPIN se muestra en la Figura 4.5. Se puede observar que su respuesta no sigue exactamente la forma de los coeficientes de fluencia a equivalente de dosis ambiental que recomienda la ICRP 74, habiendo zonas de sobreestimación y zonas de infraestimación. Esta es la realidad, pues no existe ningún detector de neutrones con la función respuesta ideal.

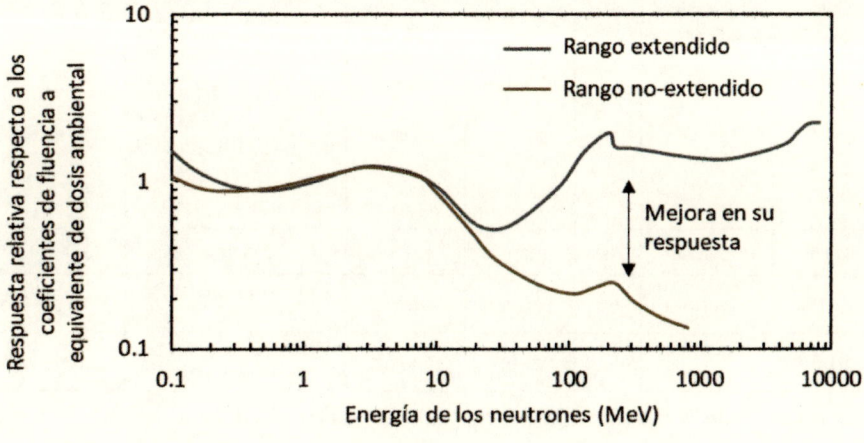

Figura 4.6. Respuesta relativa respecto a los coeficientes de fluencia a equivalente de dosis ambiental para detectores de rango extendido y no extendido.

Otra característica del diseño de los *REM-counters* es la electrónica que llevan incorporada, que va a determinar, entre otros, el tiempo muerto de detección. Para saber si un detector es adecuado para el campo de radiación que se desea medir es necesario conocer, por un lado, la estructura temporal del haz de radiación y, por otro, el tiempo muerto del detector. Ambos factores van a indicar si el haz de radiación que se quiere detectar se comporta de forma pulsada o contínua respecto al detector en cuestión. Es importante que el detector sea capaz de diferenciar las interacciones entre ellas, es decir, evitar condiciones de saturación para evitar infraestimación. Por ejemplo, el LUPIN-II es un detector con un tiempo muerto de aproximadamente 1 µSv, mientras que el tiempo muerto del WENDI-II es de 6 µSv, lo cual permite al primero medir mejor los campos neutrónicos en un equipo de protonterapia con haz pulsado como el Mevion [13]. En la Tabla 4.3 se describen algunas características importantes a tener en cuenta de detectores comerciales basados en contadores proporcionales, por ejemplo, al adquirir detectores de neutrones para instalaciones de protonterapia. Estas características las proporcionan las casas comerciales. En la Figura 4.7 se ilustran algunos equipos empleados en la monitorización ambiental.

Tabla 4.3. Características de algunos detectores comerciales basados en contadores proporcionales.

Detector	Casa comercial	Gas	Reacción nuclear	Forma del moderador	Moderador	Rango energético
WENDI-II	Thermo Fisher Scientific	^{3}He	^{3}He(n, p)^{3}H	Esférica	Polietileno con una capa de tungsteno	0.025 eV – 5 GeV
LUPIN-II	ELSE Nuclear	BF$_3$	^{10}B(n, α)^{3}Li	Cilíndrica	Polietileno con una capa de plomo y anillos de cadmio	0.025 eV – 10 GeV
LB 6419*	Berthold	^{3}He	Gas: ^{3}He(n, p)^{3}H Centelleo plástico: ^{12}C(n, p)^{12}B ^{12}C(n, pα)^{8}Li ^{12}C(n, p^{3}He) ^{9}Li	Cilíndrica	Polietileno y no tiene material de alto Z, puesto que se combina con la detección del centelleo plástico	0.025 eV – 1 GeV
LB 6411	Berthold	^{3}He	^{3}He(n, p)^{3}H	Esférica	Polietileno	0.025 eV – 20 MeV
LB 6411-Pb	Berthold	^{3}He	^{3}He(n, p)^{3}H	Esférica	Polietileno con una capa de plomo	0.025 eV – 1 GeV
Biorem FHT 752	Thermo Fisher Scientific	BF$_3$	^{10}B(n,α)^{3}Li	Esférica	Polietileno con carburo de boro	0.025 eV – 20 MeV

*Combina dos métodos de detección: contador proporcional y centelleo plástico.

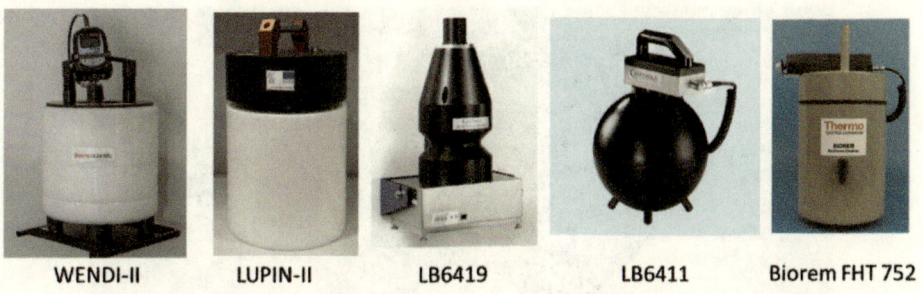

WENDI-II   LUPIN-II   LB6419   LB6411   Biorem FHT 752

Figura 4.7. WENDI-II portátil, LUPIN-II, LB6419, LB6411 y Biorem FHT 752.

5.1.2 Esferas Bonner

Con el fin de conocer la distribución energética de los neutrones se emplean los espectrómetros EBSS. La mayoría de los espectrómetros de neutrones utilizados son de tipo activo con contadores proporcionales, pero también existen espectrómetros pasivos (descritos en el siguiente apartado).

Como los *REM-counter*, las EBSS pueden ser tanto de rango no-extendido como extendido. Las EBSS se hacen extendidas análogamente a los *REM-counter*. Este apartado se centrará en las de rango extendido ya que son las adecuados para medir en instalaciones de protonterapia. Las EBSS consisten en un conjunto de esferas moderadoras de distintos tamaños, según la energía de los neutrones a medir, (Figura 4.8) en combinación con el contador proporcional sensible a neutrones térmicos en su centro. Conocida la matriz respuesta del espectrómetro, es posible obtener el espectro en fluencia de neutrones y el equivalente de dosis ambiental mediante un algoritmo de deconvolución (proceso conocido como *unfolding*). Para obtener el espectro en un punto, se tendrán que hacer tantas medidas como número de esferas tenga el sistema EBSS. Históricamente, se han utilizado y diseñado diferente número de esferas para el espectrómetro, según la resolución que se quiera obtener y según el *unfolding* que se lleve a cabo.

Recientemente se han desarrollado equipos de espectrometría basados en BSS, pero con una única "esfera". Dos equipos comerciales serían: el SP2 (*single-sphere neutron spectrometer*) de ELSE Nuclear que, según las especificaciones del equipo equivale a un sistema de BSS de seis esferas, y el DIAMON de RAYLAB.

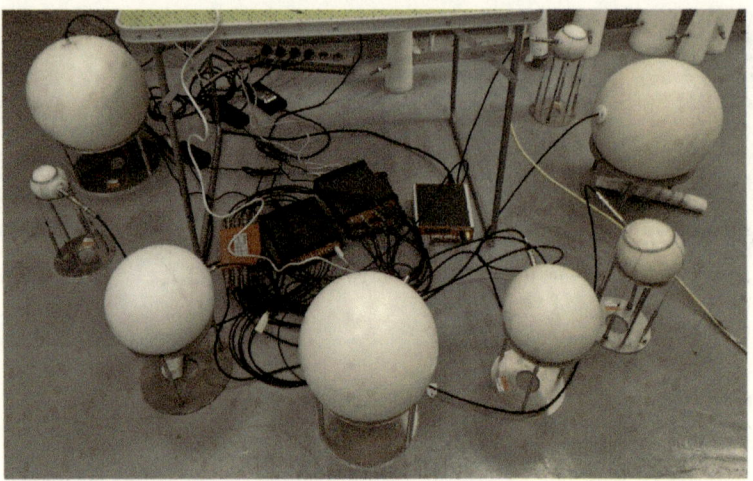

Figura 4.8. Conjunto de esferas Bonner. Imagen cortesía de Roberto Méndez.

5.2 Detectores de estado sólido pasivos

Los detectores de estado sólido pasivos no son los que típicamente se utilizan para monitorización ambiental pues no proporcionan una lectura inmediata. De una forma casi análoga al subapartado anterior se describen los siguientes detectores:

- *REM-counter* pasivo: la parte moderadora sigue la misma filosofía que la explicada para los *REM-counter* con contadores proporcionales. En este caso, se inserta en el interior del moderador un detector de estado sólido pasivo. En consecuencia, desaparece la parte de la electrónica del detector. Por ejemplo, el detector LINUS pasivo, es el mismo LINUS activo desarrollado en los años 90 de tipología Anderson-Braun [12] pero con dosímetros de trazas de PADC en su interior, y cuya respuesta en energía es la misma que la del LINUS activo (rango extendido).

- Detectores de burbujas o gotas sobrecalentadas: estos detectores se pueden utilizar tanto en monitorización ambiental para medir $H^*(10)$ como para dosimetría personal ($H_p(10)$). Su uso más habitual es el de dosimetría personal. Este tipo de detector consiste en un tubo de plástico en el cual se dispersan miles de gotas de líquido sobrecalentado de un clorofluorocarbono en un medio de polímero [14]. Las gotas se vaporizan cuando se exponen a retrocesos de alta LET producidos por interacciones con neutrones (Figura 4.9). El número de burbujas es proporcional a la dosis de neutrones recibida por el detector. Lo que diferencia a estos detectores de otros pasivos es su capacidad de lectura directa, su insensibilidad a la radiación gamma y su alta sensibilidad (pocas burbujas por μSv). Los detectores comerciales de este tipo más populares son los de BTI (Bubble Technology Industries), que ofrece dos tipos de detectores de burbujas, los BD-PND y los BDT. Los primeros tienen un umbral de energía de aproximadamente 100 keV y proporcionan una estimación del equivalente de dosis por encima de este umbral. El BDT tiene un compuesto de ^{6}Li disperso en todo el medio polimérico y hace que sea sensible a neutrones térmicos mediante la reacción ^{6}Li(n, α)T. La combinación de las lecturas de ambos tipos, BD-PND y BDT, cambia según la magnitud operacional que se desee medir [14]. Según las especificaciones técnicas del fabricante el rango energético va desde los neutrones térmicos a > 15 MeV.

- Espectrometría de neutrones: existen, principalmente, dos formas de hacer espectrometría pasiva de neutrones, aunque ambas necesitan de un método de *unfolding*. La primera sería seguir la misma filosofía que se ha seguido con el LINUS pasivo, es decir, cambiar el contador proporcional de los diferentes sistemas BSS (de varias esferas) por detectores de estado sólido pasivos (por ejemplo, de PADC o combinaciones de detectores de termoluminiscencia como son los comerciales TLD-600/TLD-700 (ver apartado *6.1.2*) [15]). La segunda forma sería utilizando varios detectores de burbujas, sensibles a distintas energías. En este último caso, BTI también ofrece un espectrómetro de burbujas [16].

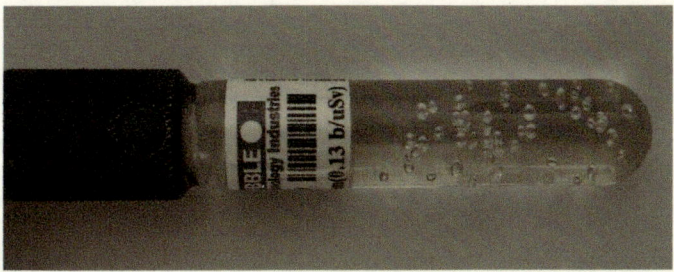

Figura 4.9. Detector de burbujas BD-PND con una sensibilidad de 0.13 burbujas por cada μSv.

6. Detectores personales de neutrones

Se puede hacer una clasificación de los detectores personales de neutrones comúnmente utilizados según su método de detección: detección pasiva y detección activa. Sin embargo, ambos tipos deben ser capaces de proporcionar la medida en base a $H_p(10)$ y, en consecuencia, deben ser detectores que pueda portar el personal expuesto de una forma sencilla y en un lugar representativo de la dosis efectiva recibida en el cuerpo. Idealmente, la $r(ε)$ debería seguir la forma de los coeficientes de fluencia – *E* de la ICRP 116 [8] (Figura 4.10). Estos detectores también se suelen calibrar frente a fuentes de ^{252}Cf o ^{241}Am-^{9}Be, aunque se pueden llevar a calibrar a instalaciones específicas con campos de neutrones térmicos como el PTB.

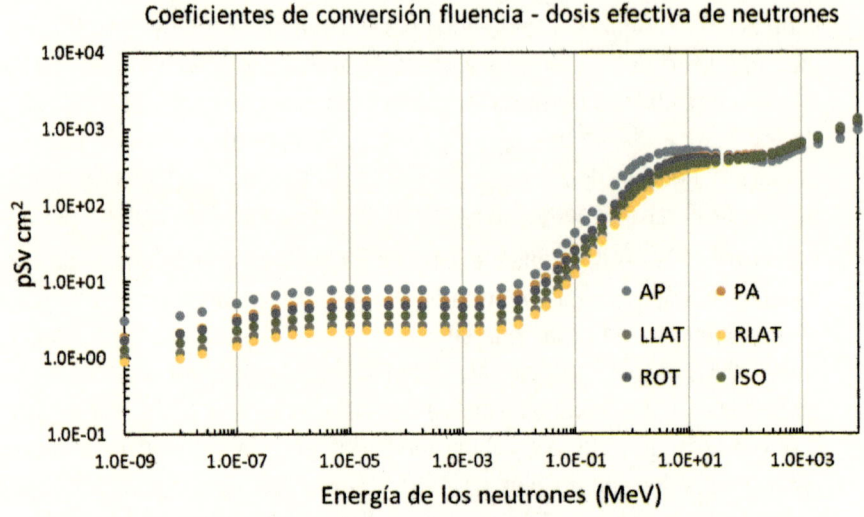

Figura 4.10. Coeficientes de conversión fluencia a dosis efectiva de neutrones según distintas irradiaciones (anterior-posterior (AP), isotrópica (ISO), etc.). Datos extraídos de la ICRP 116 [8].

6.1 Detectores pasivos de estado sólido

Los detectores personales pasivos que se utilizan normalmente en las instalaciones de protonterapia son los de trazas y los de albedo.

6.1.1 Detectores de trazas

Se van a describir las características principales de dos tipos de detectores de trazas: los de PADC y los FNTD. Los detectores de burbujas se han descrito anteriormente y, como se ha comentado, su uso habitual es el de dosimetría personal.

- PADC: más comúnmente conocido por el nombre comercial de uno de sus tipos, CR-39. La casa comercial de Landauer comercializa dos tipos de detectores de trazas basadas en CR-39 denominados Neutrak. Un tipo utiliza una fina capa de polietileno como material sensible a neutrones rápidos y que permite registrar (en modo de trazas) los protones de retroceso. El otro tipo (Figura 4.11), además de la capa fina de polietileno, tiene a su lado un material sensible a neutrones rápidos, intermedios y térmicos, de teflón cargado con boro, con lo que las trazas en el detector las generan las partículas alfa resultantes. El CR-39 no es sensible a radiación X, beta o gamma, por lo que son adecuados para campos mixtos. Sin embargo, el rango energético no es muy amplio, yendo típicamente desde neutrones de 0.25 eV hasta 40 MeV, dependiendo de la combinación del CR-39 con los diferentes materiales sensibles que se sitúan sobre éste. El contaje de las trazas en los detectores basados en PADC se lleva a cabo mediante instrumentos ópticos (Figura 4.11), a veces automáticos o semiautomáticos. El grabado, que permite hacer visibles las trazas, puede ser electroquímico, que solo permite realizar el conteo, o químico, el cual también permite determinar algunas características (ángulo de incidencia, alcance, etc.) de las partículas registradas a partir de la geometría del rastro.

- FNTD: se basan en cristales de Al_2O_3:C,Mg que experimentan transformaciones radio-cromáticas por la ionización generada por partículas secundarias durante la irradiación. La emisión fluorescente del cristal irradiado se analiza mediante microscopías avanzadas permitiendo observar los rastros de las partículas cargadas en tres dimensiones sin necesidad de grabado químico. Estos detectores proporcionan información tridimensional [17.18].

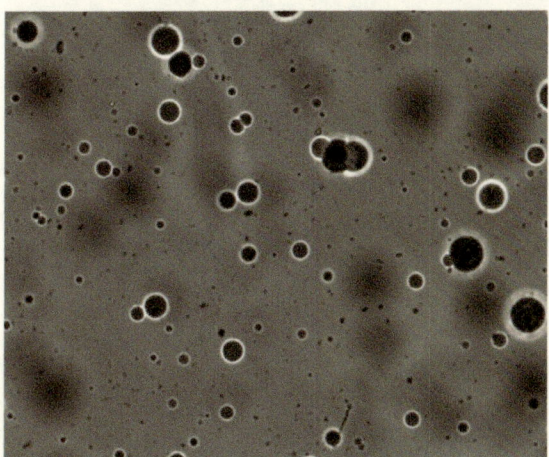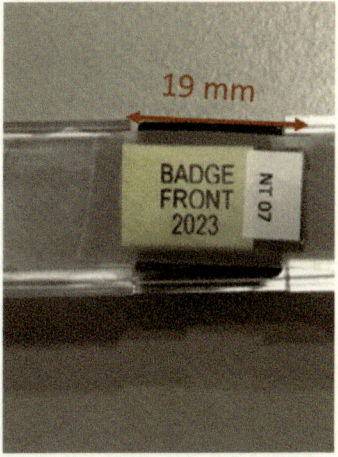

Figura 4.11. Detector de trazas de Landauer (derecha) e imagen a través del microscopio óptico de las trazas (izquierda, imagen cortesía de Ana María Romero).

Tanto los detectores basados en PADC como en FNTD tienen un límite inferior de detección alto, por lo que necesitan una estadística de contaje relevante. Por ejemplo, los Neutrak de Landauer tienen un límite inferior de detección de 100 µSv.

En la Tabla 4.4 se muestra un resumen de las características generales de las tres técnicas más comunes en dosimetría personal descritos en este Capítulo.

Tabla 4.4. Resumen de las características generales de las tres técnicas más comunes en dosimetría personal descritos en este Capítulo.

Características generales de las tres técnicas más comunes en dosimetría personal	
Detectores de trazas	• Insensibles a fotones • Buena respuesta a neutrones rápidos • Convertidores para detectar neutrones térmicos • Límite inferior de detección del orden de 100 µSv, salvo para burbujas que es del orden de 1 µSv
Detectores de albedo	• Sensibles a fotones y neutrones • Buena respuesta a neutrones térmicos y epitérmicos • Algoritmos o calibraciones específicas para ampliar el rango a neutrones rápidos • Límite inferior de detección del orden de 100 µSv
Detectores electrónicos personales	• Sensibles a fotones y neutrones • Buena respuesta a neutrones rápidos • Convertidores para detectar neutrones térmicos y epitérmicos • Límite inferior de detección del orden de 1 µSv

6.1.2. Detectores de albedo

Este tipo de dosímetros se basa en la termoluminiscencia. En principio, los materiales de TLD no discriminan el tipo de radiación, sin embargo, como se ha comentado, el uso de diferentes cristales y filtros ayuda a obtener una estimación de la dosis debida a la interacción de los neutrones. En la dosimetría de albedo, por ejemplo, se suele disponer de cuatro cristales, dos delanteros, uno para fotones y otro para neutrones, y otros dos traseros. Colocando un filtro de neutrones térmicos, con cadmio o boro, éstos se absorberán, mientras que los rápidos lo atravesarán, se termalizarán en el cuerpo (que actúa como moderador), y tras sufrir retrodispersión, serán detectados por el cristal trasero [19].

Para la detección gamma se utilizan materiales enriquecidos con ^{7}Li, mientras que para neutrones térmicos se enriquecen con ^{6}Li. Como ambos son sensibles a radiación gamma, la diferencia en sus lecturas proporcionaría la dosis neutrónica. Existen varios detectores comerciales como los TLD-600 (^{6}LiF:Ti, Mg) y MCP-6 (^{6}LiF:Mg, Cu, P) dopados con ^{6}Li y los TLD-700 (^{7}LiF:Ti, Mg) y MCP-7 (^{7}LiF:Mg, Cu, P) dopados con ^{7}Li [18]. Entre ellos cambia la composición química del material. En la Figura 4.12 se muestra de forma esquemática un dosímetro de albedo.

Sin embargo, este tipo de dosimetría tiene como limitación importante el rango de respuesta energética pues esta cae drásticamente a partir del orden de 10 MeV. Además, el límite inferior de detección es similar al de los dosímetros de trazas.

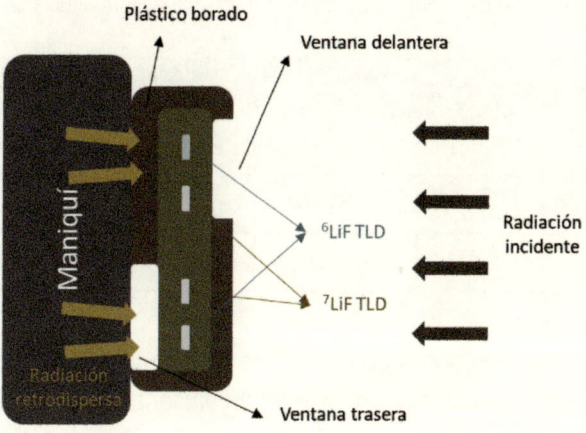

Figura 4.12. Ejemplo esquemático de un dosímetro de albedo.

6.2 Detectores activos de estado sólido: detectores electrónicos personales

Los detectores electrónicos personales (EPD), también llamados de lectura directa, están basados en materiales semiconductores, son de pequeño tamaño y ligeros. Existen distintos modelos comerciales (en la Figura 4.13 se muestran dos modelos diferentes de EPD), cuyas principales características se muestran en la Tabla 4.5. Como se puede apreciar ninguno de ellos es de rango extendido, pues la energía máxima que pueden llegar a detectar es de 20 MeV. En las especificaciones técnicas ninguno de los tres modelos comerciales que se presentan en la Tabla 4.5 indica qué tipo de material sensible a los neutrones utilizan sobre el material semiconductor, aunque suelen ser convertidores de ^{6}Li y ^{10}B. Todos los EPDs de la Tabla 4.5 o bien miden también radiación gamma o tienen el módulo de neutrones que se adhiere al gamma.

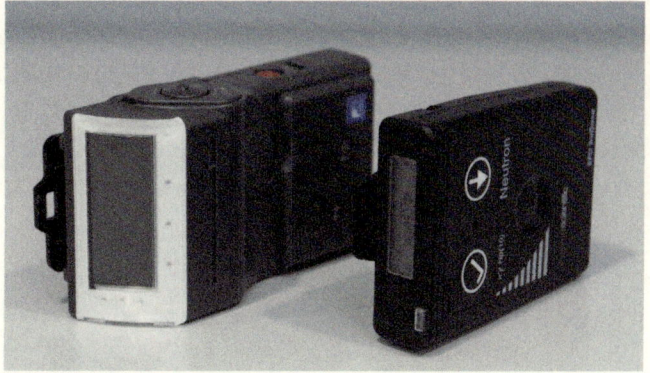

Figura 4.13. A la izquierda EPD NRF51 de Fuji Electric y a la derecha el EPD TruDose NG de Thermo Fisher Scientific.

Tabla 4.5. Características principales de algunos dosímetros de lectura directa comerciales.

EPD	Casa comercial	Semiconductor	Rango tasa dosis (en *display*)	Rango dosis (en *display*)	Rango energético	Incertidumbre frente a
DMC 3000	Mirion Technologies	No especifica	100 µSv/h – 10 Sv/h	0.1 µSv – 10 Sv	0.025 eV – 15 MeV	Fuente ^{241}Am-^{9}Be: < ± 10 %
TruDose NG	Thermo Fisher Scientific	Silicio	0 µSv/h – 2 Sv/h	0 µSv – > 10 Sv	0.025 eV – 20 MeV	Fuente ^{241}Am-^{9}Be: ± 15 %
NRF51	Fuji Electric	Silicio	1 µSv/h – 10 Sv/h	10 µSv – 10 Sv	0.025 eV – 15 MeV	Fuente ^{241}Am-^{9}Be o ^{252}Cf: ± 15 %

Aunque los EPD tienen un rango energético mucho más limitado que, por ejemplo, los *REM-counter* de rango extendido, pueden presentar sobre-respuesta de hasta un factor 10 si se utilizan en el interior de una sala de tratamiento de protones [1].

7. Retos de la detección de neutrones

La detección de los neutrones es compleja por los motivos que se han ido mencionando en este tema, por lo que se van a resaltar algunos retos pendientes:

- Los detectores utilizados para dosimetría personal de neutrones descritos no cubren todo el rango energético que existe en una instalación de protonterapia, pero son ampliamente utilizados en este ámbito.

- Los detectores personales de estado sólido (exceptuando los de tipo burbujas) tienen un límite inferior de detección típicamente de 100 µSv (muy por encima de los niveles de fondo). De hecho, en el interior de una sala de tratamiento de protones (con barrido activo) se tiene del orden de 10 µSv (dependiendo del punto) por Gray impartido en el isocentro. Es decir, no serían capaces de detectar los neutrones en el interior de la sala si una persona se quedara atrapada por accidente durante una sesión de tratamiento. Es por ello importante disponer de una monitorización ambiental realizada con detectores de rango extendido, para así estimar el máximo de dosis efectiva que podría haber recibido una persona en caso de accidente tal y como recomienda la ICRP 127 [20].

- La incertidumbre de medida en la detección de neutrones es muy grande en comparación con los detectores disponibles para radiación gamma o los protones. Así, el rango de incertidumbre (cobertura de 1.96), según la literatura y las especificaciones técnicas de los fabricantes, está entre el 15 y el 40 % [13.15.17]. Por ejemplo, en las especificaciones técnicas de los dosímetros Neutrak la incertidumbre combinada (k = 1.96) de la medida es del ± 40 %.

Esto remarca la importancia de hacer una evaluación propia de estas incertidumbres y, si es posible, comparar diversos instrumentos de medida para elegir el más óptimo.

- Los detectores de neutrones se suelen calibrar frente a fuentes de ^{241}Am-^{9}Be o ^{252}Cf, cuyo espectro no es igual al de una instalación de protonterapia. Para corregir este factor, se podrían aplicar factores de corrección locales al detector una vez conocidos los espectros de neutrones.

- Los coeficientes de conversión fluencia – magnitud operacional o de protección están calculados para irradiaciones monoenergéticas de neutrones, lo que en la práctica raramente ocurre, y menos en una instalación de protonterapia donde la radiación secundaria está formada por campos mixtos.

- Las simulaciones Monte Carlo son un mundo complejo y variado, donde cambiar la lista de física empleada para el cálculo tiene un gran impacto. Para neutrones, existe una gran incertidumbre para energías superiores a 100-150 MeV pues no hay casi datos experimentales de las secciones eficaces y se obtienen a partir de diversos modelos. Distintos códigos se han utilizado para el cálculo de los coeficientes de conversión de fluencia a dosis en la ICRP 74 y la ICRP 116. Además, el diseño de muchos detectores de neutrones se ha realizado a partir de códigos Monte Carlo, junto con su respuesta energética, ya que no se dispone de haces monoenergéticos de neutrones en la práctica.

- Recientemente, en 2020, el informe 95 de la ICRU [21] ha publicado nuevos coeficientes de fluencia – dosis, por lo que o bien se tendrá que ajustar el diseño de los detectores a estos nuevos coeficientes o se tendrán que aplicar factores de corrección.

En conclusión, existen soluciones válidas para la monitorización de neutrones ambiental y personal, pero es necesario conocer tanto las limitaciones de los detectores, pues no existe ningún detector ideal, como el campo neutrónico y las dosis neutrónicas de la propia instalación. La combinación de toda esta información puede asegurar la fiabilidad de las medidas y que se está trabajando en condiciones radiológicas aceptables.

8. Referencias

1. De Saint-Hubert M, Saldarriaga Vargas C, et al. Secondary neutron doses in a proton therapy centre. Radiat Prot Dosimetry. 2016; 170:336-41.

2. CSN. Circular Formato y contenido estándar de la documentación de apoyo a la solicitud de instalaciones de protonterapia. Consejo de Seguridad Nuclear, Versión junio de 2024.

3. ICRU. Fundamental quantities and units for ionizing radiation. Report from the international commission on radiation units and measurements. International Commission on Radiation Units and Measurements. ICRU Rep. 85. Oxford University Press; 2011.

4. ICRP. The 2007 Recommendations of the International Commission on Radiological Protection. International Commission on Radiological Protection. ICRP Publication 103. Ann. ICRP. 2007.

5. ICRU. Quantities and Units in Radiation Protection Dosimetry. International Commission on Radiation Units and Measurements. ICRU Rep. 51. Bethesda, Maryland; 1993.

6. ICRU. Determination of Operational Dose Equivalent Quantities for Neutrons. International Commission on Radiation Units and Measurements. ICRU. Rep. 66. 2002.

7. Pelliccioni M. Radiation weighting factors and high energy radiation. Radiat Prot Dosimetry. 1998; 80:371-8.

8. ICRP. Conversion coefficients for radiological protection quantities for external radiation exposures. International Commission on Radiological Protection. ICRP Publication 116, Ann. ICRP 2020; 40(2-5).

9. ICRP. Conversion coefficients for use in radiological protection against external radiation. International Commission on Radiological Protection. ICRP Publication 74. Ann. ICRP 1996; 26(3-4).

10. Martínez-Francés E, Morán V, Méndez R, et al. Neutron detectors in proton therapy: Calibration, operational in situ verification, and comparison with Monte Carlo simulation. Radiat Phys Chem. 2025; 228:112362.

11. Anderson IO y Braun J. A neutron rem counter. Aktiebolaget Atomenergi. 1964.

12. Birattari C, Ferrari A, Nuccetelli C, et al. An extended range neutron rem counter. Nucl Inst Methods Phys Res A. 1990; 297:250-7.

13. Zorloni G, Bosmans G, Brall T, et al. Joint EURADOS WG9-WG11 rem-counter intercomparison in a Mevion S250i proton therapy facility with Hyperscan pulsed synchrocyclotron. Phys Med Biol. IOP Publishing; 2022; 67:075005.

14. Vanhavere F, Loos M, Plompen AJM, et al. A combined use of the BD-PND and BDT bubble detectors in neutron dosimetry. Radiat Meas. 1998; 29:573-7.

15. Bedogni R, Angelone M, Esposito A, Chiti M. Inter-comparison among different TLD-based techniques in a standard multisphere assembly for the characterisation of neutron fields. Radiat Prot Dosimetry. 2006; 120:369-72.

16. Bamblevski VP, Spurný F, Dudkin VE. Neutron spectrometry with bubble damage neutron detectors. Radiat Prot Dosimetry. 1996; 64:309-11.

17. Becker A, Jäkel O, Vedelago J. Intensity threshold variation method in the post-irradiation analysis of Fluorescent Nuclear Track Detectors for neutron dosimetry. Radiat Phys Chem. 2022; 200:110257.

18. Gómez-Ros JM, Bedogni R, Domingo C. Personal neutron dosimetry: State-of-the-art and new technologies. Radiat Meas. 2023; 161:106908.

19. García FGF, Díaz EG. Detectores de neutrones para la dosimetría personal. En Protección radiológica en una instalación de protonterapia, Editores Martí JM y Morán V, Primera Edición, EUNSA, Pamplona, 2022. pp. 97–115.

20. ICRP. Radiological protection in ion beam radiotherapy. International Commission on Radiological Protection. ICRP Publication 127. Ann. ICRP. 2014; 43(4).

21. ICRU. Operational Quantities for External Radiation Exposure. International Commission on Radiation Units and Measurements. ICRU Rep. 95. 2020.

Capítulo V

Diseño de las instalaciones de protonterapia

J. M. Martí-Climent, V. Morán y E. Martínez-Francés

1. Puntos clave

- La "seguridad" hace referencia a varios aspectos relacionados con: 1) la integridad del propio equipo protonterapia, 2) la seguridad del paciente para que reciba la dosis prescrita en el volumen correcto y 3) la seguridad del personal expuesto a radiaciones ionizantes y los miembros del público en general, garantizando que los niveles de radiación de la instalación son adecuados y minimizando las posibilidades de que se produzca una exposición accidental.

- Al accionar los pulsadores de emergencia se apaga el sistema de alimentación de una o varias componentes del equipo, imposibilitando que el haz se entregue en la sala en la que fue accionado el pulsador y en todas las otras salas que dependan de ella.

- Los pulsadores de búsqueda son un sistema similar al pulsador de "último hombre". El proceso de búsqueda de área consiste en recorrer la sala accionando cada uno de los pulsadores de área, y cerrar la puerta o barrera de acceso, en el orden correcto y dentro de una ventana de tiempo establecida.

- Los enclavamientos de las puertas de las salas del acelerador, del gantry y de tratamiento forman parte de los sistemas de búsqueda de su área, y su apertura desactivará la posibilidad de comenzar una irradiación hasta que se realice una nueva búsqueda y se cierre la puerta.

- El estado de emisión de radiación, tanto de protones como de rayos X, se visualiza en paneles de estado ubicados en varios puntos de la instalación.

- La instalación dispondrá de un sistema de comunicación audiovisual.

- La instalación dispondrá de medios de protección contra incendios.

- Los sistemas de ventilación de la sala del acelerador, de las salas del sistema de transporte del haz y del gantry, y de la sala de tratamiento deben ser independientes.

- El sistema de refrigeración del equipo de protonterapia debe permitir la toma de muestras y el mantenimiento de los filtros, y debe considerarse la ubicación de tanques o pozos de retención de agua contaminada en caso de pérdidas de agua del sistema.

- La instalación debe disponer de un sistema de monitorización ambiental que permita el registro de los niveles de radiación en tiempo real.

- La instalación debe disponer de detectores portátiles para evaluar los niveles de radiación tanto gamma como neutrónica, así como los niveles de contaminación.

- La evaluación dosimétrica del personal incluirá tanto la dosimetría gamma como la neutrónica.

- Para el diseño de los blindajes se precisa conocer: las pérdidas del haz (puntos y porcentaje), caracterizar la fuente de neutrones que se genera en cada uno de ellos, y la carga de trabajo (que corresponde a una combinación compleja de energías y corrientes a cada energía, y depende del número y tipo de tratamientos que se espera realizar en la instalación).

- En el diseño de los blindajes deben considerase: las penetraciones, los laberintos, y los efectos cielo y suelo.

2. Introducción

En el diseño de una instalación de protonterapia deben considerase la ubicación y el entorno, el modelo del equipo de protonterapia (compacto o expandible), la actividad a desarrollar (asistencial, docente y/o investigadora), así como los requisitos técnicos y administrativos [1].

Si la instalación está asociada a un centro sanitario, el área de protonterapia puede estar ubicada en un edificio nuevo, en una ubicación diferente al centro sanitario al que está asociado, o ser una construcción nueva, anexa o exenta, o una zona reformada dentro del centro sanitario. En el diseño deberán considerarse los accesos a la zona y los edificios, construcciones o dependencias que rodean el emplazamiento, su titularidad y uso.

En el diseño de la instalación radiactiva de protonterapia, desde la perspectiva de la protección radiológica se deberán valorar e implementar los siguientes elementos: los blindajes, el sistema de ventilación, el sistema de medida de la radiación ambiental y los enclavamientos de seguridad, entre otros. El objetivo es garantizar la protección radiológica del personal que trabaja en la instalación, de los miembros del público y de los pacientes.

3. Elementos de una instalación

3.1 Equipo y sistemas principales

En cuanto a los equipos emisores de radiación, la instalación de protonterapia estará constituida por:

- Equipo de protonterapia, que dispondrá de:
  - Un acelerador (sincrociclotrón, sincrotrón o ciclotrón), caracterizado por su rango de energías disponibles, la corriente máxima a la salida del acelerador y las características físicas del haz extraído (continuo, pulsado, frecuencia, duración de pulsos). El acelerador dispone de una fuente de protones y, según el tipo de acelerador, un sistema de aceleración inicial.
  - Sistema(s) de transporte de haz y gantry. El sistema de transporte dirige el haz desde la extracción en el acelerador, a lo largo del gantry hasta el cabezal (o nozzle). El gantry estará caracterizado por sus grados de libertad y amplitud de giro. Otros parámetros de interés son las tasas de dosis máximas en el isocentro.
  - Otros elementos del equipo son los modificadores de rango y la camilla (con sus materiales, grados de libertad, y sistemas de control y movimiento locales).
- Sistema de imagen asociado al acelerador de protones, que estará caracterizado por la intensidad de corriente y la potencia máximas del sistema de imagen guiada por rayos X.
- Sistemas de control: sistemas encargados del control del equipo, integradores de señales, salas de servidores y armarios de control.

Adicionalmente, la instalación puede disponer de:

- Fuentes radiactivas encapsuladas no exentas, caracterizadas por radionucleido, actividad, forma física y clasificación ISO; que se emplean para verificar equipos de la instalación.
- Equipo de tomografía computarizada (TC) con unas especificaciones técnicas (tensión, intensidad de corriente y potencia máximas).

Deben conocerse los principales elementos y sistemas del equipo de protonterapia, desde el acelerador de protones hasta la sala de tratamiento, incluyendo las características técnicas más relevantes desde el punto de vista funcional y de protección radiológica, y sus materiales. Dependiendo de la tecnología y fabricante, la división del equipo en sistemas o subsistemas podrá ser diferente, pero deben conocerse al menos: los elementos esenciales para comprender el funcionamiento del equipo, aquellos que tengan impacto en el estudio de blindajes (es decir, elementos que interaccionen con el haz de protones dando lugar a fuentes de neutrones, como son los elementos direccionadores y focalizadores del haz) y aquellos que tengan relevancia desde el punto de vista de la generación de residuos radiactivos.

3.2 Dependencias

Cabe distinguir entre las dependencias principales, que forman parte de la resolución de autorización de la instalación, y las dependencias alrededor de la misma; pudiendo estar las primeras distribuidas en diferentes plantas (ver ejemplo de la Figura 5.1), como:

- Recinto blindado de tratamiento con el acelerador, que comprende:
  - Sala del acelerador.
  - Sala de transporte del haz.
  - Sala del Gantry.
  - Sala de Tratamiento.
  - Sala de control.
- Sala del equipo TC.
- Sala de trabajo de la empresa de asistencia técnica.
- Almacén de residuos radiactivos.
- Salas de gases medicinales y de instalaciones generales.
- Salas de servidores dedicadas al soporte de la operación del acelerador.
- Salas de los equipos de climatización, suministro eléctrico y refrigeración del acelerador.
- Almacenes.
- Consultas, boxes de anestesia, salas de espera.

Habrá que considerar los accesos a la instalación de protonterapia desde la calle, desde la instalación de radioterapia o desde el centro sanitario si existiese comunicación, según aplique, especificando las correspondientes medidas de control de accesos.

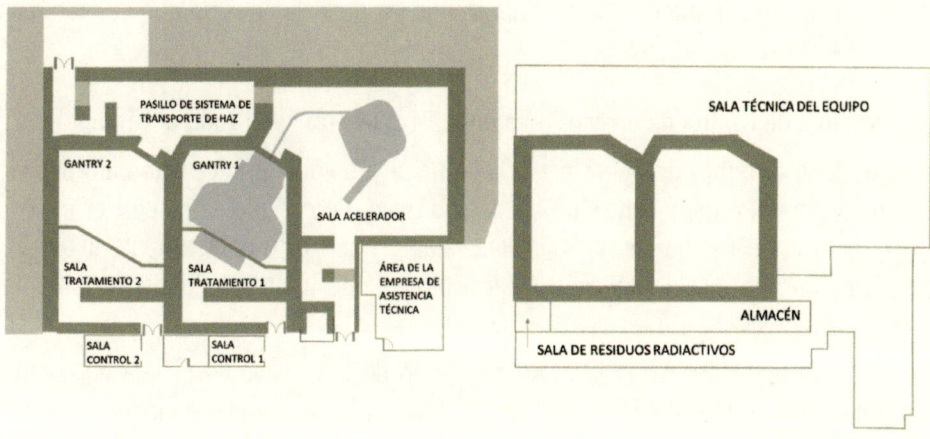

Figura 5.1. Dependencias principales de la instalación de protonterapia de la Clínica Universidad de Navarra (CUN) correspondientes a las plantas -2 y -1. Adaptada de [3].

Las salas por las que discurre el haz de radiación y las salas colindantes estarán clasificadas radiológicamente y señalizadas según el anexo IV del Reglamento sobre protección de la salud contra los riesgos derivados de la exposición a las radiaciones ionizantes [2] y la norma UNE 73302 [3]. Esta clasificación debe ser única tanto si el equipo está encendido como apagado, y considerará la situación más limitativa.

4. Sistemas de seguridad

En una instalación de protonterapia el riesgo laboral, derivado no solo de factores radiológicos sino también mecánicos, es considerablemente superior al de una instalación de radioterapia convencional debido a las dimensiones de la misma, los elementos mecánicos de transporte de haz (gantry) y la producción de neutrones secundarios. Hay diversas publicaciones de organizaciones internacionales [4, 5] en las que se recogen buenas prácticas de diseño estructural y dispositivos de seguridad, así como publicaciones científicas [6].

En el contexto de una instalación protonterapia, el término "seguridad" puede hacer referencia a varios aspectos relacionados con:

- La integridad del propio equipo protonterapia.

- La seguridad del paciente para que reciba la dosis prescrita en el volumen a tratar.

- La seguridad del personal expuesto a radiaciones ionizantes y los miembros del público en general, garantizando que los niveles de radiación de la instalación son adecuados y minimizando las posibilidades de que se produzca una exposición accidental.

4.1 Sistema de control de accesos para impedir el uso no autorizado del equipo

Se debe disponer de un sistema (llave física y/o código) necesario para activar la operación del equipo con el fin de garantizar que no se pueda comenzar el proceso de emisión del haz en las distintas salas sin que esté debidamente activado; habiendo un responsable del control del sistema (supervisores de la instalación o de la empresa de asistencia técnica).

Es recomendable que la llave de operación de la consola de la sala de control de tratamiento esté en el mismo llavero que la llave que permite el acceso a la sala del gantry.

4.2 Pulsadores de parada de emergencia

Al accionar cualquier pulsador de emergencia (ACB, del inglés *Area Crash Button*) se apaga el sistema de alimentación de una o varias componentes del equipo de protonterapia (PBT), cuyos detalles concretos dependen de la ubicación de pulsador en cuestión, y con ello se detiene y/o imposibilita que el haz se entregue en la sala en la que fue accionado el pulsador y en todas las otras salas que dependan de ella.

El número de pulsadores de emergencia será adecuado a la geometría de cada sala y, como mínimo, habrá pulsadores en todas las salas principales, incluyendo la sala de control del tratamiento. Todos los pulsadores de emergencia deben ser idénticos en todas las ubicaciones y distintos a los de los otros sistemas [7].

Los pulsadores de bloqueo son de acción sostenida, por tanto, tras una situación de bloqueo será necesario restablecer el pulsador que fue accionado y borrar el error según la causa concreta que provocara su activación. La señal eléctrica que se genera al accionar cualquiera de estos pulsadores debería estar duplicada por razones de seguridad.

4.3 Pulsadores de búsqueda

Se trata de un sistema similar al pulsador de "último hombre" que se instala en los búnkeres de los aceleradores lineales empleados en radioterapia convencional. La diferencia reside en que las salas que albergan los equipos de protonterapia son mucho más extensas, resultando necesario instalar un conjunto de pulsadores distribuidos de forma que obligue al usuario a llegar hasta el punto más alejado de la puerta de la sala, pasando por aquellas zonas en las que la visibilidad sea reducida.

Los pulsadores de búsqueda de área (ASB, del inglés *Area Search Button*), a diferencia de los pulsadores de emergencia, han de concebirse de forma agrupada y ordenada; cada una de las salas por las que circula el haz tiene uno o varios grupos de pulsadores ASB. El proceso de búsqueda de área consiste en recorrer la sala accionando cada uno de los pulsadores ASB, y cerrar la puerta o barrera de acceso, en el orden correcto y dentro de una ventana de tiempo establecida.

La distribución espacial y la secuencia de pulsadores es tal que obliga al trabajador que realiza el proceso de búsqueda a recorrer toda la sala empezando desde el punto más alejado de la puerta (Figura 5.2). De esta manera, se garantiza que cuando se cierra la puerta de las diferentes salas no hay ninguna persona dentro de ellas (salvo el paciente en la sala de tratamiento), es decir, que esa zona o sala está "asegurada".

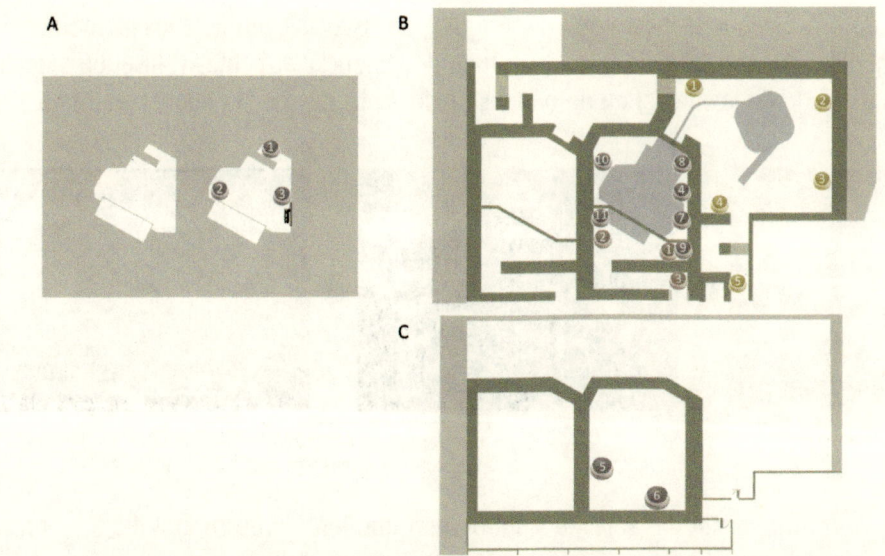

Figura 5.2. Situación de los pulsadores de búsqueda de área. Cada imagen corresponde a una planta de la CUN diferente: A) Planta -3 (parte inferior del gantry), B) Planta -2, que corresponde a la parte media del gantry, la sala del acelerador y la sala de tratamiento. La numeración de los pulsadores es independiente para cada una de las tres zonas (por ejemplo, la sala del acelerador tiene un total de 5 pulsadores numerados en el orden que se debe hacer la búsqueda) y C) Planta -1 (parte superior del gantry) [8].

La ubicación de cada pulsador se elige de forma que se maximiza la visibilidad del resto de la sala y el número total de pulsadores en cada secuencia de manera que se alcance un buen compromiso entre la seguridad y la practicidad.

Así, se debe cumplir que para poder generar haz en la sala del acelerador es suficiente con que esta sala esté asegurada; mientras que para poder emitir haz en la sala de tratamiento, deben asegurarse también las salas del gantry y de tratamiento. Los botones ASB deben ser identificables, distintos a los de los otros sistemas e idénticos en todas las ubicaciones [7].

La acción de estos pulsadores no es sostenida; simplemente se interrumpe la búsqueda de área si no se pulsan en el orden correcto, se omite alguno de ellos o se excede la ventana de tiempo establecida. En cualquiera de estos casos habrá que comenzar la búsqueda de área de nuevo. La señal eléctrica que se genera al accionar cualquiera de estos pulsadores debería estar duplicada por razones de seguridad.

Adicionalmente, debe haber señales (luminosas y/o acústicas) perceptibles desde cualquier punto de la zona a asegurar, que permitan alertar a cualquier persona que se encuentre en el área, y que no hubiera sido encontrada, para que abandone la sala de inmediato [7].

Es práctico que la instalación disponga de un sistema control de los elementos de seguridad que permita visualizar el estado de los enclavamientos (pulsadores, puertas y estado de las áreas) en un panel situado en la sala de servidores (Figura 5.3B).

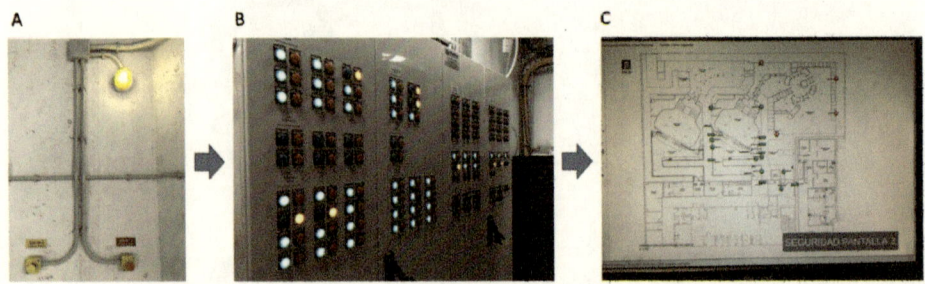

Figura 5.3. *Sistema de seguridad: A) Pulsadores ASB (amarillo) y ACB (rojo), B) panel del control en la sala de servidores, y C) pantalla en la que se visualiza el estado de los sistemas de seguridad [9].*

Asimismo, desde las salas de control de tratamiento y de control de la empresa de asistencia técnica debe poder visualizarse el estado de "asegurado/no asegurado" de cada sala, y el estado de cada pulsador ASB sobre un plano de las salas principales, mediante un código de colores que indique el estado de forma clara. Además, si así se considerara y fuera técnicamente posible, esta información podría hacerse accesible desde los ordenadores del Servicio de Protección Radiológica (SPR) [7] (Figura 5.3C). Este sistema de información es práctico, pues permite localizar el área de la instalación que no ha sido asegurada y por tanto no es posible irradiar, bien porque esté pulsado algún botón ACB o debido a un fallo en el proceso de búsqueda. Este sistema podría ayudar a detectar dónde está el problema y así poder darle solución en el menor tiempo posible. Como el sistema instalado por IBA (Proteus One) no proporciona el estado individual de cada botón, el sistema de visualización incluirá únicamente el estado de cada zona de búsqueda (asegurado o no) y si se está realizando la búsqueda de dicha zona.

4.4 Controles de acceso y enclavamientos de puertas

El enclavamiento de las puertas de las salas del acelerador, del gantry y de tratamiento forman parte del proceso de búsqueda en cada área o zona. Así, para conseguir un área asegurada, las puertas no solo han de estar cerradas, sino que además el cierre debe de haber tenido lugar dentro de una ventana de tiempo que se inicia al accionar el pulsador ASB más cercano. Por tanto, son procesos que no se pueden realizar de forma independiente.

En el momento que se abre alguna de estas puertas/barreras se rompe la condición de "zona asegurada", en tal caso es necesario reiniciar la secuencia de pulsadores ASB de la sala en cuestión al tiempo que se cierran las puertas correspondientes dentro de la ventana de tiempo establecida.

La ventana de tiempo la debe establecer el usuario, teniendo en cuenta que debe ser un tiempo lo suficientemente corto para que ninguna persona pueda acceder a la sala sin ser detectada, y que permita recorrer la sala a un ritmo normal.

Puerta de acceso a la sala del acelerador

El acceso controlado a la sala del acelerador puede ser mediante llave física, software, códigos u otro medio; y no se debe permitir la apertura de la puerta durante la operación normal de la instalación. El mecanismo debe ser de doble enclavamiento, de modo que la puerta sólo podrá abrirse desde fuera en caso de que se cumplan dos condiciones:

- Tasa de dosis en el interior de la sala del acelerador inferior a un umbral establecido.

- El tiempo transcurrido desde la interrupción del haz de radiación superior al establecido.

Se debe permitir la apertura de la puerta desde dentro de la sala del acelerador en caso de emergencia. En caso de extrema emergencia debe poder abrirse desde fuera deshabilitando temporalmente los enclavamientos existentes, bajo condiciones muy estrictas y en circunstancias muy concretas según se describe en el Plan de Emergencia Interior [7].

Puertas de acceso a la sala del gantry

El acceso controlado a la sala del gantry puede ser mediante llave, software, códigos u otro medio. Se dispondrá de un sistema que permita la apertura de la puerta desde dentro de la sala del gantry en caso de emergencia [7]. Esta puerta no requiere bloqueo por tasa de dosis y/o tiempo.

Puerta de acceso a la sala de tratamiento

En general, tanto el haz de protones como el haz de rayos X del sistema de imagen se detendrán si se abre la puerta. Si el sistema permite la toma de imágenes de posicionamiento desde el interior de la sala, este enclavamiento asociado a la puerta de la sala de tratamiento solo afectará a la posibilidad de emitir protones, no al sistema de imagen, que podrá ser activado con la puerta abierta. En este caso, adicionalmente se instalará un sistema de detección que detenga la toma de imagen si alguien accede a la sala a través del laberinto, como, por ejemplo, detectores de movimiento en el laberinto [7].

Debe disponer de un sistema que permita la apertura de la puerta desde dentro de la sala de tratamiento en cualquier circunstancia y, si se trata de una puerta motorizada, se debe poder abrir la puerta manualmente o con un sistema de alimentación alternativo, en caso de fallo de suministro eléctrico [7].

4.5 Señalizaciones luminosas

El estado de emisión de radiación, tanto de protones como de rayos X, se visualiza en paneles de estado y/o pantallas ubicadas en varios puntos de la instalación:

- El acceso a la sala del acelerador.
- La sala del gantry.
- El acceso a la sala de tratamiento.
- La sala de control del tratamiento.

Oros puntos de interés pueden ser:

- El interior de la sala de tratamiento.
- La sala de trabajo de la empresa de asistencia técnica.

Estas pantallas o paneles muestran información sobre:

- Si la sala está preparada (sala asegurada) para que exista haz en la misma.
- Si hay, o no, haz de protones.
- Si hay, o no, uso del equipo de imagen (rayos X).

Esta información suele ir también acompañada de una indicación de si la puerta está abierta o cerrada.

Los carteles serán de tamaño grande y utilizarán un código de colores: verde para indicar la imposibilidad de generar haz (área no asegurada) o la no presencia de radiación, y rojo para indicar o la posibilidad de generar haz (área asegurada), o la presencia del mismo [7].

Nota: En las instalaciones del proyecto FAO, los carteles indican el estado de la instalación y de operación del equipo:

- Indicadores luminosos del estado de búsqueda.
- Estado del haz de protones.
- Estado de rayos X en la sala de tratamiento.

4.6 Sistemas de comunicación audiovisual

La instalación dispondrá de un sistema de comunicación audiovisual, de manera que un circuito cerrado de televisión suministre una visión completa del interior de la sala de tratamiento y permita la comunicación bidireccional entre el paciente y el operador.

4.7 Protección contra incendios

La instalación dispondrá de medios de protección contra incendios, que deberán ser los necesarios según la normativa vigente.

4.8 Sistema de llaves personales

Este es un sistema de seguridad redundante, por lo que no es obligatorio [7]. Consiste en un sistema de llaves nominales, situadas en sendas cajas en el laberinto que da acceso a la sala del acelerador y en el control de la sala de tratamiento, que normalmente están colocadas en una posición fija y haciendo contacto (giradas). Cuando una persona entra en la zona del gantry o del acelerador, retira su llave inhabilitando la operación del equipo; asegurando así que el equipo no entra en funcionamiento mientras la persona está en la zona de riesgo.

4.9 Sistemas integrados de seguridad diseñados y mantenidos por el fabricante

El equipo de protonterapia dispondrá de sistemas de seguridad diseñados y mantenidos por el fabricante, cuya finalidad es integrar y gestionar todas las señales recibidas desde la instalación (los diferentes sensores, enclavamientos, detectores, botones, etc.) y en consecuencia administrar los permisos para, en función de dichas señales, poder operar el equipo [7].

Este sistema, aunque de forma simple, con sus funciones principales y los elementos que lo integran y su ubicación física, debe ser conocido en la instalación.

Por ejemplo, el fabricante pude requerir que se le proporcionen señales sobre el estado de las puertas de las salas del acelerador y de tratamiento, el estado de los pulsadores de ACB o si la sala de tratamiento está asegurada. Estas señales se pueden proporcionar en el denominado "building interface terminal board" (cuadro de terminales de interfase entre el edificio y el equipo).

5. Sistemas auxiliares

5.1 Sistema de ventilación

Todas las salas de la instalación de protonterapia requieren de un sistema de climatización y ventilación (HVAC del inglés *heating, ventilation* and *air conditioning*). Así, los sistemas de ventilación de la sala del acelerador, de las salas del sistema de transporte del haz y del gantry, y de la sala de tratamiento deben ser sistemas independientes de la ventilación del resto de la instalación.

En la memoria para solicitar la autorización de la instalación, se describirá el diseño del sistema de ventilación que deberá considerar sus componentes principales y la ubicación de las tomas y salidas de aire de las diferentes salas y del exterior (chimenea); siendo de interés [7]:

- Las características de acondicionamiento de las salas (temperatura, humedad).
- El número de renovaciones/hora de aire de las salas.
- Si el sistema de ventilación funciona de forma constante o su funcionamiento está ligado y es dependiente de la producción de haz.
- La presencia o no de filtros y, en caso de existir, su ubicación y el acceso previsto para su sustitución, garantizando que el diseño del sistema permita su cambio en las mejores condiciones de protección radiológica.

5.2 Sistema de refrigeración

El equipo de protonterapia precisa de un sistema de refrigeración (acondicionamiento de agua, bombas, sistema de enfriamiento).

Estos sistemas contarán con accesos para toma de muestras y mantenimiento de filtros. Además, debe considerarse la ubicación de tanques o pozos de retención de agua contaminada en caso de pérdidas de agua del sistema.

5.3 Sistemas de control e informáticos

Para el funcionamiento conjunto de todos los equipos y elementos de la instalación, incluidos los sistemas de seguridad, son necesarios:

- Sistemas de control del equipo y soporte informático (servidores).

- Integración de señales, entre la instalación y el equipo de protonterapia.

- Control de enclavamientos.

- Sistema de recepción de señales y monitorización en tiempo real de las señales de los detectores de radiación ambiental.

5.4 Otros sistemas auxiliares

La instalación de protonterapia precisa de otros sistemas auxiliares para su funcionamiento, como son:

- Instalación de gases (aire comprimido, hidrógeno, helio, nitrógeno).

- Sistema eléctrico.

- Sistema criogénico.

- Sistema de telecomunicaciones.

6. *Sistema de vigilancia de la radiación: equipos de medida*

Para la vigilancia radiológica y la evaluación de los niveles de radiación se ha de considerar el campo de radiación durante la operación del equipo (neutrones y fotones) y la radiación residual (fotones y radiación beta) debida a la radiactividad inducida por activación, habilitándose un sistema de vigilancia radiológica ambiental que muestra las medidas en tiempo real y permite el registro en continuo. Asimismo, se dispone de detectores portátiles, y dosímetros.

6.1 Detectores fijos: vigilancia ambiental

En una instalación de protonterapia es preciso llevar a cabo una monitorización de la dosis ambiental, para lo que es necesario disponer de detectores fijos apropiados (considerando su calibración y su dependencia energética) que permitan medir y registrar la tasa de dosis en el interior de las salas.

En la sala del acelerador se ubicará, como mínimo, un detector gamma (que estará asociado al enclavamiento de la puerta de acceso a la sala del acelerador). En el recinto formado por la sala de tratamiento y la sala del gantry, y en la sala de control de tratamiento se instalarán sendos detectores de neutrones y gamma. Su ubicación será tal que su lectura sea representativa de los valores en el interior de la sala [7]. De modo que el objetivo de estos detectores no es realizar una dosimetría precisa durante la emisión del haz, sino (1) servir como testigos de existencia de radiación y (2) medir la tasa de dosis gamma existente en las salas cuando no hay haz presente, proveniente de la activación de materiales. En consecuencia, estos detectores fijos podrán tener rangos de medida bajos/medios en tasas de dosis y en energías.

Los detectores dispondrán de indicadores de estado y de alarma luminosa y acústica, con nivel de pre-alarma y alarma; valores propios de cada ubicación. Así, cada detector dispondrá de una pantalla indicadora de la tasa de dosis medida, y según su ubicación uno o dos semáforos (verde/rojo), para poder conocer la tasa de dosis dentro de la sala antes de acceder a la misma (Tabla 5.1).

Tabla 5.1. Ubicación de las pantallas y los semáforos de los detectores fijos.

Ubicación del detector	Pantalla indicadora	Semáforo
Sala de control	Sala de control	Sala de control
Sala de tratamiento	Fuera de la sala, antes del acceso	Uno junto a la pantalla, antes del acceso a la sala Uno junto al detector, dentro de las sala
Sala del acelerador	Fuera de la sala, antes del acceso	Uno junto a la pantalla, antes del acceso a la sala Uno junto al detector, dentro de las sala

El sistema de vigilancia radiológica ambiental con estos detectores fijos debe permitir [7]:

- El registro en continuo de la señal enviada por todos los detectores.
- Visualizar en tiempo real los resultados en un ordenador de la sala de control del tratamiento y, si es técnicamente posible y así se considera, podría visualizarse también desde el puesto de trabajo del SPR.

En la Figura 5.4 se muestra el sistema de vigilancia radiológica ambiental de la CUN, formado por cuatro estaciones que permiten la medida de las tasas de dosis debidas a radiación gamma y neutrónica en las salas del acelerador, gantry, tratamiento y control de tratamiento.

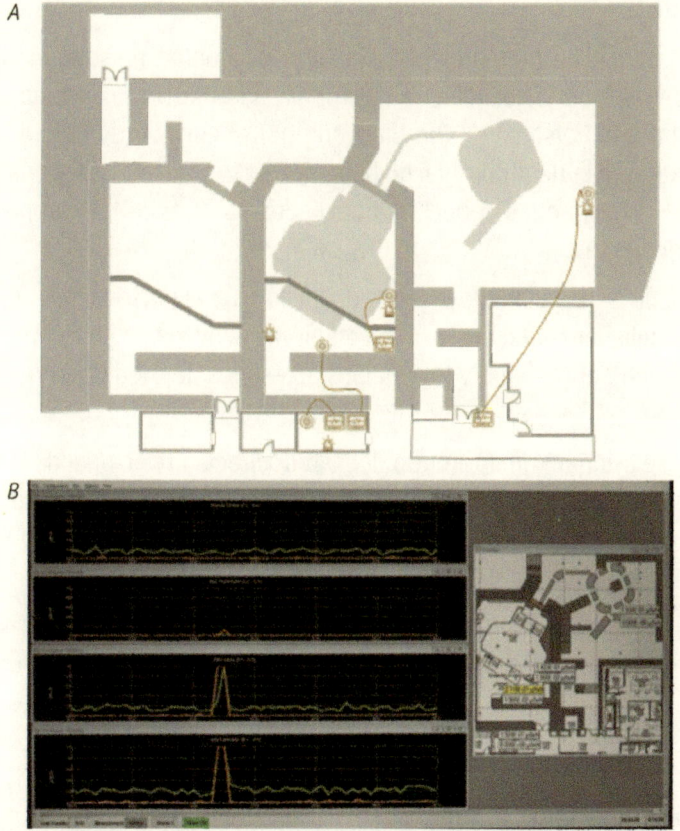

Figura 5.4. Sistema de vigilancia de los niveles de radiación de la CUN: A) Situación de las estaciones de medida, y B) Pantalla de visualización de las cuatro estaciones en la sala de control de tratamiento [9].

6.2 Detectores portátiles

La instalación dispondrá de detectores portátiles para evaluar los niveles de radiación tanto gamma como neutrónica, así como para identificar la existencia de contaminación superficial y personal. Todos los detectores deben ser adecuados, para lo que se considerará su calibración y su dependencia energética, para medir los campos de radiación y/o radioisótopos que se medirán en la instalación de protonterapia, con capacidad de medir su máxima energía; por lo que el detector de neutrones será de rango extendido.

El detector portátil de radiación gamma, necesario para el acceso a la sala del acelerador, debe estar disponible y el personal de la instalación debe conocer su ubicación [7]. Tanto este detector como el monitor de contaminación pueden estar situados cerca de la puerta de acceso a la sala del acelerador.

6.3 Dosímetros

En la instalación de protonterapia se realiza dosimetría personal, tanto gamma como neutrónica. En la actualidad, la dosimetría gamma será realizada por un Servicio de Dosimetría Personal (SDP) autorizado por el Consejo de Seguridad Nuclear (CSN), mientras que la neutrónica, al no haber un SPD autorizado, será una dosimetría operacional. Los dosímetros deben ser adecuados para medir los campos de radiación correspondientes.

Por otro lado, se asignará dosímetros de anillo para el personal que realice tareas que puedan conllevar contacto próximo con piezas activadas o posiblemente activadas [7], incluyendo el paciente y los equipos accesorios de medida (como la cuba de agua).

Además, se asignará un dosímetro de lectura directa al personal de la instalación y del SPR para acceder a la sala del acelerador, y para el acceso de visitas a la sala del gantry o del acelerador. Las características (calibración y respuesta energética) del detector serán adecuadas para medir la radiación gamma de la instalación.

Finalmente, la instalación de protonterapia emplea dosímetros pasivos para la vigilancia radiológica ambiental, tanto de radiación neutrónica como de radiación gamma; dosímetros que también deben ser adecuados. Estos dosímetros se colocan en los lugares significativos de la instalación, o alrededor de ella.

6.4 Espectrómetro gamma

Disponer de un espectrómetro gamma portátil, si bien no es obligatorio, resulta útil para medir el espectro del campo de radiación existente y así poder identificar los radionucleidos presentes. Debido a su limitada resolución energética, los detectores basados en centelleo pueden no ser capaces de resolver espectros complejos, por lo que detectores de germanio puros pueden ser más útiles. Este tipo de equipos pueden funcionar también como detectores de tasa de dosis. Al realizar las medidas deberán considerase las limitaciones geométricas tanto del material a analizar como del equipo de medida.

7. Blindajes

7.1 Blindaje frente a los neutrones

En la instalación de protonterapia se aceleran protones que al salir del cabezal (nozzle) tienen energías entre 70 y 230 MeV, alcanzado un rango de 33 cm en agua para la máxima energía, siendo absorbidos en el paciente. Es en la interacción de los protones con el medio material (ver Capítulo I), bien sea en el paciente o en componentes del propio equipo de protonterapia, cuando se producen neutrones secundarios, fotones u otros iones (protones, deuterones, o iones pesados). Estos últimos son detenidos por el propio medio material debido a las interacciones coulombianas con los electrones fundamentalmente. La radiación gamma, interactuando por medio de los efectos fotoeléctrico y Compton o por producción de pares, será detenida (atenuada) por los blindajes. Los neutrones, que podrán sufrir interacciones nucleares, determinarán el diseño de los blindajes de una instalación de protonterapia.

Las características del campo de radiación neutrónico secundario generado por la interacción de los protones con los medios materiales presenta una energía máxima igual a la del haz de protones y con la dirección del propio haz, y un campo isotrópico de menor energía; campo neutrónico acompañado de radiación gamma. Tanto en el Capítulo I como en el IV se detalla el espectro típico de neutrones en una instalación de protonterapia. En consecuencia, el blindaje debe diseñarse para un campo neutrónico anisotrópico con energías desde los neutrones térmicos hasta la energía máxima del haz de protones.

Para blindar los neutrones, considerando como es su interacción con la materia en función de su energía (Tabla 5.2), será preciso:

1º. Frenar los neutrones por medio de colisiones de dispersión con materiales ligeros, que favorecen la pérdida de energía.

2º. Absorber los neutrones, mediante núcleos con alta sección eficaz de absorción o con un espesor suficiente de blindaje.

3º. Blindar la radiación gamma resultante mediante átomos pesados, que proporcionan una alta densidad electrónica.

Tabla 5.2. Interacción de los neutrones con la materia.

Energía	Interacción predominante	Material	Resultado
Alta	Dispersión	Alto Z	Casi elástica, sin pérdida de energía
		Bajo Z	Pérdida notable de energía
Baja	Absorción		• Activación del material • Producción de otras radiaciones

En este contexto, para blindar frente a los neutrones, en las instalaciones de protonterapia se emplea el hormigón, que sin ser perfecto presenta unas características apropiadas:

- Está compuesto por núcleos ligeros, como el hidrógeno y el oxígeno, que favorecen la moderación de los neutrones.

- Con un espesor adecuado favorece la absorción tanto de los neutrones como de la radiación gamma secundaria.

- Facilidad constructiva.

Sin embargo, presenta impurezas que sufren activación, generando isótopos como ^{152}Eu y ^{60}Co; que deben ser considerados en la protección radiológica y en el desmantelamiento de la instalación.

También se utilizan otros materiales:

- Hormigones pesados, que con aditivos aumentan la densidad y el número atómico efectivo.

- Acero, útil para blindar fotones y neutrones de alta energías (con una TVL, del inglés *Tenth-Value Layer*, de unos 41 cm). Se emplea cuando hay restricciones de espacio.

7.2 Fuentes de neutrones: pérdidas del haz

Las fuentes de neutrones se producen en los puntos donde el haz de protones pierde su intensidad, a saber:

- En su recorrido desde que se genera el haz hasta que alcanza al paciente: en su interacción con los materiales del acelerador en distintos puntos de la línea de transporte del haz (BLT, del inglés *Beam Line Transport*), del elemento selector de energía (si existe), del gantry y del cabezal del equipo.

- En el paciente o equipos de medida, en los que incide el haz de radiación (protones).

Aquellos puntos en los que se produce una degradación significativa del haz incidente se denominan puntos de pérdida de haz o "beam losses", que vienen caracterizados por:

- El porcentaje de haz perdido.

- La fuente de neutrones generada.

Cantidad de haz perdido

Los puntos de pérdida de haz más significativa son los elementos de aceleración y giro del haz, donde la colimación o el direccionamiento del haz no son perfectos, los elementos magnéticos de enfoque, los puntos de inyección o extracción, el cabezal o el nozzle, los puntos de medida y calibración del haz, y el elemento selector de energía (ESS, del inglés *Energy Selection System*) en aquellos equipos que lo requieran, como los que utilizan un sincrociclotrón como elemento acelerador [10].

En los ciclotrones se produce una pérdida constante de haz que depende de la óptica del mismo, con valores de 40-75 % para ciclotrones con imanes a temperatura de la sala, o 10-20 % para imanes superconductores. El haz se pierde en el ciclotrón de una forma homogénea, principalmente en los polos magnéticos y en las estructures de las "dees" [11]. El imán, hecho de acero, proporciona un blindaje significativo, excepto donde tiene penetraciones. Las pérdidas de mayor interés, para el diseño de los blindajes, son las que se producen a altas energías, y las que se producen con protones a la energía de extracción que se producen en las "dees" y en el septo de extracción (de cobre).

Los ciclotrones precisan un ESS para reducir la energía del haz a la necesaria para el tratamiento, este sistema puede estar compuesto por un degradador de energía, un colimador de tántalo, las ranuras de energía de níquel y un colimador, y un "beam stopper" de níquel. La intensidad del haz debe aumentarse en la medida que el ESS produce una disminución del mismo [12].

Los sincrotrones, al acelerar el haz de protones a la energía deseada para el tratamiento, no emplean degradadores, por lo que se precisa un menor blindaje local; aunque las pérdidas se concentran en los dipolos [10].

Las pérdidas a lo largo de la BLT son bajas (del orden del 1-5 %) que, distribuidas lo largo de toda la línea, deben ser consideradas en el diseño del blindaje [12]. Además, las pérdidas dependen de la energía del haz transportado [11]. En el ciclotrón de Massachusetts General Hospital, las pérdidas descritas son de 65 % en el ciclotrón y del 1 % en la BLT [13].

La radiación producida cuando el haz interacciona con el paciente es la mayor fuente de radiación de la sala de tratamiento. Además, están las pérdidas en el cabezal, y en los elementos moduladores del haz (beam shaping) y desplazadores de rango (range-shifter). Cuando el equipo precisa modeladores de forma (shaping devices) se requiere una mayor corriente de haz a la entrada del cabezal.

En el diseño de los blindajes se considera que el peor escenario es utilizar protones de 70 MeV en un ciclotrón que los acelera a 230 MeV, con pérdidas del 40 % en el degradador y en el septum, y un 10 % en cada "dee". En el estudio de simulación se estima la eficiencia del blindaje del imán hasta de un par de órdenes de magnitud [14].

Como los puntos de pérdida y el porcentaje de haz perdido es característico de cada equipo, será preciso que el fabricante proporcione dicha información; especificando si la pérdida es respecto al haz incidente en el punto o respecto al haz inicial.

Además, el porcentaje de pérdida depende de la energía de la partícula en ese punto, que puede ser diferente a la energía final [10]. Un ejemplo de caracterización de las pérdidas se muestra en la Tabla 5.3.

Tabla 5.3. Ejemplo de caracterización de elementos que generan pérdida de haz (porcentaje respecto al haz incidente en el elemento). No se corresponde a un caso real.

Elemento	70 MeV	85 MeV	115 MeV	160 MeV	200 MeV	230 MeV
E1	6.0	6.1	6.1	6.1	6.0	6.0
E2	15.8	16.0	15.0	16.4	15.0	15.5
E3	35.3	32.2	29.7	17.9	8.3	0.5
E4	40.8	41.8	45.5	47.2	47.0	39.3
E5	0.4	0.6	0.8	1.1	2.0	4.5
E6	2.0	2.9	3.7	6.6	12.3	18.0
E7	1.6	1.9	1.7	6.2	9.2	8.0

Fuente de neutrones generada

Conocidos los puntos de pérdida del haz, se debe caracterizar la fuente de neutrones que se produce en cada uno de ellos, mediante la distribución geométrica y energética de los neutrones generados por cada protón incidente. Estas distribuciones dependen de la energía de los protones incidentes, de la geometría de la interacción, y del material con el que se produce la interacción. Así, por ejemplo, el espectro de interés en el ciclotrón será en la interacción con los imanes [p (Fe,X) γ] y en las "dees" [p (Cu,X) γ]. Esta información se obtiene empleando métodos de Monte Carlo, con medidas experimentales, con ambos, y se puede solicitar al fabricante del equipo.

Por ello, en la **solicitud de autorización de la instalación** de protonterapia, para cada punto de pérdida del haz o fuente de radiación, se deben recoger [7]:

- Nombre, descripción y ubicación geométrica.
- Mecanismo por el que se produce la pérdida del haz en dicho punto.
- Magnitud de la pérdida respecto al haz incidente en el punto.
- Materiales con los que se produce la interacción que da lugar a la pérdida de haz.
- Características energéticas y geométricas del campo secundario de neutrones y fotones emitido en este punto fuente.
- Descripción del método por el que se han determinado dichas características del haz secundario.

7.3 Carga de trabajo: modelo del paciente

En un tratamiento de protonterapia se precisa que los protones tengan diferentes energías para alcanzar y cubrir las distintas profundidades del volumen tumoral. Estas energías, con un peso relativo, cubrirán el rango del tumor a una profundidad, generando el pico de Bragg extendido (SOBP, del inglés *Spread Out Bragg Peak*). Así, cada tratamiento precisa una cantidad de protones a diferentes energías en el isocentro, que habrá conllevado diferentes pérdidas desde que se origina el haz en el acelerador hasta que es impartido al paciente.

La carga de trabajo de una instalación corresponde a una combinación compleja de energías y corrientes a cada energía, que depende del número y tipo de tratamientos que se espera realizar. Esta combinación se denomina genéricamente "modelo de paciente" o "modelo de operación" [7].

Para establecer el modelo del paciente, la instalación deberá definir:

- Los tipos de tratamientos: tamaño de campo, el volumen medio a tratar, su rango (energías) máximo y mínimo.
- La dosis requerida para cada tratamiento.
- Cuántos pacientes al año recibirán cada tratamiento.
- La energía representativa de cada tratamiento.

Y para cada tratamiento, el fabricante aportará la información necesaria para determinar:

- La carga de protones necesaria en el isocentro para impartir la dosis requerida.

Con la corriente necesaria en el isocentro, y siguiendo el sentido opuesto al haz, se debe estimar:

- La corriente en cada punto de pérdida de haz, considerando el porcentaje de pérdidas y la energía en cada uno de los puntos.

Para finalmente determinar:

- El número de protones y energía necesarias en el acelerador para obtener la corriente y energías necesarias en el isocentro.

Adicionalmente, deberá considerarse la producción de protones con fines de mantenimiento y de investigación.

Esta información proporciona la carga de trabajo resumida (ver ejemplo en la Tabla 5.4), con la cantidad de haz que se genera en el acelerador y la que se imparte en el isocentro, con sus energías; o de otra manera, número total de protones usados al año para cada energía. Se considera también la carga debida a los controles de calidad y a las pruebas de verificación de la instalación.

Tabla 5.4. Ejemplo de carga de trabajo (modelo de operación de la instalación o modelo de paciente) necesaria para el cálculo de blindajes.

Tratamiento (SOBP)	Rango mín (g/cm²)	Rango máx (g/cm²)	Tamaño Campo (cm²)	Volumen Tumoral (cm³)	Dosis por paciente (inc. QA) (Gy)	Porcentaje de pacientes	Número de pacientes	Dosis total (Gy)	Energía representativa SOBP (MeV)	Corriente anual en isocentro (nC ó nA·h)	Corriente anual en acelerador (nC ó nA·h)
T_1											
T_2											
…											
Pruebas QA baja energía											
Pruebas QA media energía											
Pruebas QA alta energía											

7.4 Blindaje de las salas principales

De lo explicado en las Secciones 7.2 y 7.3 se desprende que el cálculo de los blindajes es complejo y deben considerarse, para cada punto, todas las fuentes de radiación que le afectan, para cada uno de los tipos de tratamiento considerados.

Se estima la dosis esperada en cada punto para el blindaje existente o previsto (y no el blindaje mínimo necesario para cumplir un determinado nivel de dosis) siguiendo el proceso de:

- Definir los puntos a proteger y los límites o restricciones de dosis que se deben cumplir.

- Definir las principales fuentes de radiación (puntos de pérdida de haz) y las características de la radiación emitida por cada una, en función de la energía final del haz que debe llegar al paciente.

- Definir el "modelo de paciente" o "modelo de operación".

- Para cada fuente se determina su carga de trabajo:
  - Para cada uno de los tratamientos del modelo de paciente: a partir de los datos de carga emitida en el acelerador y de las características del tratamiento.

- Para cada punto a proteger:
  - Para cada tipo de tratamiento (que tiene un rango de energías representativo SOBP):

* Para cada fuente (punto de pérdida de haz):

  – Evaluar la dosis en el punto (para los puntos del gantry, considerar el factor de uso o angulaciones del tratamiento).

* Sumar las dosis de las fuentes, para ese tratamiento.

– Sumar las dosis de cada tratamiento ponderando según el modelo de paciente, para ese punto a proteger.

– Comparar con el límite de dosis o su restricción.

Las dosis se pueden determinar por simulaciones numéricas (Monte Carlo) o por medio de expresiones analíticas.

Un esquema similar para determinar la dosis en cada punto a proteger sería a partir de la corriente total anual perdida para cada energía en cada punto, como en el ejemplo de la Tabla 5.5; que tiene una forma similar a la Tabla 5.4, teniendo en consideración la carga de trabajo.

Tabla 5.5. Pérdida anual de protones (μC/año) en una instalación de protonterapia con cuatro salas de tratamiento [15].

Energía (MeV)	Inyección	Synchrotron bending magnets	Scraper	Extracción del haz	Fast Faraday cup	Beam damper	Isocentro Para cada ángulo			
							0	90	190	270
7	1980									
50		2760	8868							
170		180		80	40	68	68	68	10	11
200		360		164	76	136	137	130	19	21
230		180		80	40	68	68	68	10	11

Factor de uso

Se trata del mismo concepto que para la radioterapia convencional, con la diferencia de que algunas instalaciones de protones tienen el "gantry" con rotación restringida (180° o 220°) o salas de haces fijos con líneas de haces horizontales y/o verticales o inclinadas. Por otro lado, en protonterapia, la naturaleza de las curvas de depósito de dosis implica que se necesitan menos ángulos para el tratamiento.

Análisis de sensibilidad

El cálculo de los blindajes realizado depende del "modelo de paciente" considerado, por lo que es necesario realizar un análisis de sensibilidad para comprobar que se mantienen los límites reglamentarios [7]:

- Considerar cómo varían los resultados del estudio de blindajes ante cambios en el porcentaje absoluto de cada tipo de tratamiento, considerado cambios en la distribución de tratamientos de hasta un 20 % sobre el total de tratamientos. Es decir, para cada tipo de tratamiento estimar las dosis derivadas de suponer un incremento de pacientes del 20 % sobre el total de pacientes de la instalación, reduciendo consecuentemente y de forma proporcional el porcentaje de pacientes de otros tratamientos.

  Por ejemplo, para tratamientos A, B y C con porcentajes supuestos de 50 %, 30 % y 20 %, deberían realizarse tres estimaciones de las dosis correspondientes a las distribuciones siguientes de tratamientos:

  - A=70 % (50 % +20 %), B=18 % (30 %-12 %) y C=12 % (25 %-8 %)
  - B=50 % (30 %+20 %), A= 36 % (50 %-14 %), B=14 % (20 %-6 %)
  - C=40 % (20 %+20 %), A= 37.5 % (50 %-12.5 %), B=22.5 % (30 %-7.5 %)

- Estimar para cada tipo de tratamiento el porcentaje máximo sobre el total de tratamientos que podrían asumirse manteniendo los niveles de protección del blindaje.

  Este análisis supone variar los pesos relativos (según el tratamiento) de cada contribución en cada punto.

Penetraciones

El diseño del trazado de las penetraciones no debe afectar a la efectividad del blindaje. Si no se consideran en la estimación de dosis esperada en cada punto para el blindaje existente o previsto, se debe justificar que las penetraciones a través del blindaje cumplen los criterios adecuados para minimizar la fuga de radiación, como los recogidos en Maughan (2017) [11] y en CSN (2024) [7]:

- No deben ubicarse penetraciones cerca ni en la dirección del haz principal.

- Los conductos penetrantes deben contar, siempre que sea posible, con al menos dos giros; en caso de que deban ser rectos, se situarán con el mayor ángulo posible en relación a las paredes de entrada y salida; cuando haya varios conductos o grupos de conductos próximos, la separación entre sus centros debe ser de al menos cuatro veces sus diámetros; cualquier línea trazada a menos de 20° de la perpendicular a la pared no podrá atravesar más de dos conductos.

- No pueden ubicarse penetraciones en las paredes del laberinto frente a la entrada o salida del laberinto.

- Las penetraciones grandes (como las del sistema de refrigeración) seguirán el trazado de los laberintos.

Laberintos

Los laberintos se utilizan para reducir la radiación a la entrada de la sala, haciendo que no sea preciso un blindaje muy grande de la puerta. Así, dependiendo del diseño del laberinto, incluso puede no ser requerido ningún tipo de blindaje en la puerta.

Efectos cielo y suelo

En el diseño de los blindajes deberá considerarse el reflejo de la radiación en el aire sobre la sala de tratamiento (*skyshine*) en las zonas a proteger, que dependerá del espesor del techo que suele ser poco cuando las áreas superiores al acelerador de la sala de gantry/tratamiento no están ocupadas. El efecto suelo se produce por la radiación que escapa de la losa del suelo, alcanzando la tierra y dispersándose hacia arriba. Ambos efectos se ilustran en la Figura 5.5.

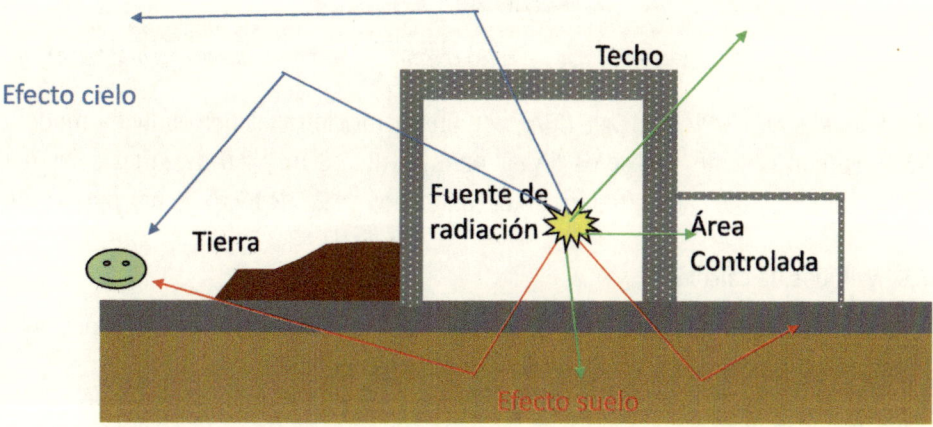

Figura 5.5. Efectos cielo y suelo, que aumentan la dosis en el punto a proteger.

Los blindajes en la instalación

El resultado del proceso de cálculo es la determinación de los espesores de los blindajes de la instalación de protonterapia. Como se ha visto, estos dependen del equipo de protonterapia y de la carga de trabajo o modelo de paciente considerado.

A modo de ejemplo, en la CUN, se dispone de un equipo con un sincrotrón, Expandible One Gantry System (Hitachi). En la Figura 5.6 se muestran los espesores de los blindajes en la planta (-2) de la instalación, construidos con hormigón de 2.33 g/cm³de densidad. El espesor máximo es 200 cm. En las salas del gantry y del acelerador, el espesor de hormigón del suelo es de 180 cm y el del techo de 190 cm de hormigón [9].

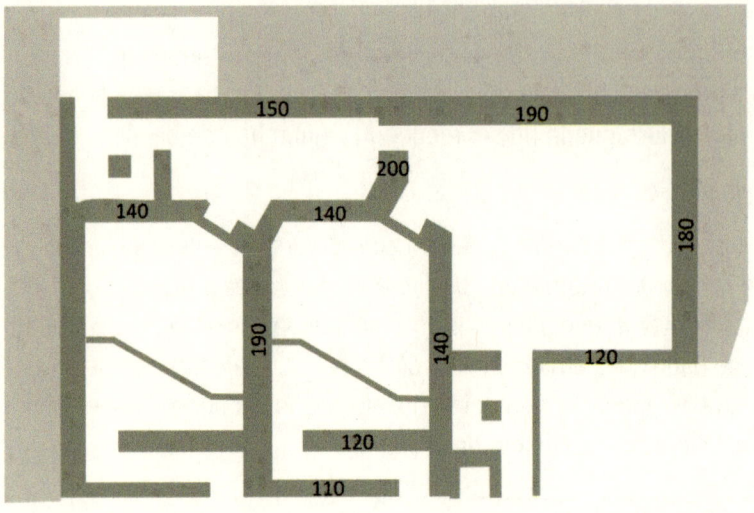

Figura 5.6. Espesores de los blindajes de hormigón (en cm) en la instalación de protonterapia de la CUN [9].

Para el sistema Proteus ONE (IBA), con un sincrociclotrón superconductor modelo S2C2, se han descrito espesores de las paredes de 2.8 m y 2.0 m en las salas del sincrociclotrón y del gantry/tratamiento, con techos de 2.5 y 1.9 m de hormigón [16].

7.5 Métodos de cálculo

Para determinar los espesores de los blindajes se pueden emplear métodos analíticos, métodos de Monte Carlo, o una combinación de ambos.

7.5.1 Métodos analíticos

La mayoría de los métodos analíticos se pueden describir como de línea-de-visión (*line-of-sight*), mostrada en la Figura 5.7, en los que se emplean los siguientes parámetros y suposiciones:

- Pérdida en un punto.

- Distancia entre la fuente puntual y el punto de referencia (r).

- Ángulo del haz incidente y la dirección del punto de referencia (Θ).

- Término fuente $H_0(E_p, \Theta)$ que depende del tipo de ion y del blanco, así como de la energía (E_p) de la partícula p.

- Atenuación exponencial producida por el blindaje de espesor d_0, con d (d_0/ sin(Θ)) el espesor, $\lambda(\Theta)$ la longitud de atenuación que depende del ángulo, ya que la distribución de la energía de los neutrones depende del ángulo.

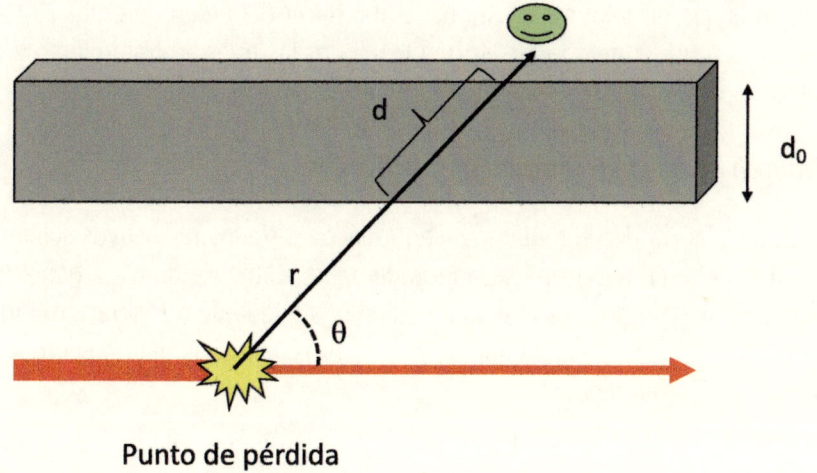

Punto de pérdida

Figura 5.7. Geometría del modelo línea-de-visión.

La dosis en un punto se obtiene a partir de la dosis del término fuente angular $H_0(E_p, q)$ y los factores geométricos:

$$H(E_p, d, \theta) = H_0(E_p, \theta) \frac{1}{r^2} exp\left(-\frac{d}{\lambda(\theta)}\right) \qquad (5)$$

Los métodos analíticos pueden usarse para planificar el espesor de hormigón, pero no proporcionan una predicción precisa de las tasas de dosis fuera de los blindajes. Presentan como ventaja su facilidad de uso; comparativamente tienen una alta eficiencia para obtener resultados. Como inconvenientes están sus asunciones simples, la aplicación a geometrías planas simples, y limitaciones en la geometría y materiales de los blancos [12].

7.5.2 Métodos de Monte Carlo

Los métodos de simulación de Monte Carlo, con códigos de transporte como MCNP, Fluka o Topas tienen mayor precisión que los analíticos; sin embargo, requieren de un gran tiempo de cálculo y precisan de un modelo geométrico de la instalación y de las fuentes. En la simulación se modela la geometría de la instalación y de las fuentes, no siendo preciso simular todo el equipo de protonterapia. Si se conoce el campo de neutrones con sus características espectrales y geométricas en cada fuente, estas se pueden simular; la otra alternativa es modelar el haz de protones en su interacción en el punto fuente, de modo que el código genere el campo de neutrones con sus características. En cualquier caso, se trata de un proceso complejo considerando que en total puede ser necesario hacer del orden de entre 200 a 300 estimaciones considerando todas las fuentes, todos los tipos de tratamiento y todos los puntos a proteger [11].

8. Almacén de residuos y materiales activados

En la instalación de protonterapia se producen residuos radiactivos sólidos y líquidos, que deberán almacenarse adecuadamente. Estos residuos se generan por la activación, bien de piezas del propio equipo o del agua de refrigeración. También puede ser preciso almacenar temporalmente piezas activadas del equipo que pueden volver a ser reutilizadas.

El almacén de residuos sólidos se dimensiona en función de los elementos del equipo que será preciso almacenar debido a su activación, considerando los isótopos y sus actividades máximas; por lo que deberá recurrirse al fabricante del equipo para obtener dicha información. En función de esta y del entorno de la sala (distancia, factor de ocupación, clasificación radiológica y restricción de dosis aplicable) se realiza la justificación de los blindajes.

Por otro lado, el sistema de refrigeración del equipo de protonterapia (acondicionamiento de agua, bombas, sistema de enfriamiento) puede tener pérdidas de agua, por lo que es necesario un tanque o pozo para la retención de agua contaminada.

9. Referencias

1. Real Decreto 1217/2024, de 3 de diciembre, por el que se aprueba el Reglamento sobre instalaciones nucleares y radiactivas, y otras actividades relacionadas con la exposición a las radiaciones ionizantes. Boletín Oficial del Estado núm. 292. pp. 164588- 164702.

2. Real Decreto 1029/2022, de 20 de diciembre, por el que se aprueba el Reglamento sobre protección de la salud contra los riesgos derivados de la exposición a las radiaciones ionizantes. Boletín Oficial del Estado 313, pp. 178672-178732.

3. Asociación Española de Normalización. Distintivos para señalización de radiaciones ionizantes, Norma UNE 73-302. Madrid, 2018.

4. IAEA. Regulatory Control of the Safety on Ion Radiotherapy Facilities. International Atomic Energy Agency, TECDOC-1891, Viena, 2020.

5. IEC. Functional Safety of Electrical/Electronic/Programmable Electronic Safety related Systems. International Electrotechnical Commission, IEC 61508:2010, Ginebra, 2010.

6. Wang SY, Song YT, Feng HS, et al. Design of a personnel safety interlock system for proton therapy. Nuclear Science and Techniques. 2021; 32:39.

7. CSN. Circular Formato y contenido estándar de la documentación de apoyo a la solicitud de instalaciones de protonterapia. Consejo de Seguridad Nuclear, Versión junio de 2024.

8. García-Cutillas M, Morán V. Sistemas de seguridad. En Protección radiológica en una instalación de protonterapia, Editores Martí JM y Morán V, Primera Edición, EUNSA, Pamplona, 2022. pp. 221-234.

9. Martí-Climent JM, Prieto E, Morán V, et al. Diseño de una instalación de protonterapia: modelo CUN. En Protección radiológica en una instalación de protonterapia, Editores Martí JM y Morán V, Primera Edición, EUNSA, Pamplona, 2022. pp. 205-220.

10. Pérez A. Cálculo de blindajes en una instalación de protonterapia. En Protección radiológica en una instalación de protonterapia, Editores Martí JM y Morán V, Primera Edición, EUNSA, Pamplona, 2022. pp. 169-187.

11. Maughan RL, Hardy MJ, Taylor MJ, et al. Radiation shielding and safety for particle therapy facilities. En Design and shielding of radiotherapy treatment facilities. Editores Horton P y Eaton D. Institute of Physics Publishing, IPEM report 75, 2nd edition, Institute of Physics Publishing, Londres, 2017.

12. Ipe NE, Fehrenbacher G, Gudowska I, et al. (Ed.). Shielding design and radiation safety of charged particle therapy facilities. PTCOG Report No. 1, 2010.

13. Newhauser WD, Titt U, Dexheimer D, et al. Neutron shielding verification measurements and simulations for a 235-MeV proton therapy center. Nuclear Instruments and Methods in Physics Research A. 2002; 476:80–84.

14. Sunil C. Analysis of the radiation shielding of the bunker of a 230 MeV proton cyclotron therapy facility; comparison of analytical and Monte Carlo techniques. Applied Radiation and Isotopes. 2016; 110:205–211.

15. Titt U, Pera E, Gillin MT. Monte Carlo simulations of neutron ambient dose equivalent in a novel proton therapy facility design. Int J Particle Ther. 2020; 4:29-37.

16. Castro J, Mazal A, Perez JM, et al. Diseño de una instalación de protonterapia: modelo Quirónsalud. En Protección radiológica en una instalación de protonterapia, Editores Martí JM y Morán V, Primera Edición, EUNSA, Pamplona, 2022. pp. 189-204.

Capítulo VI

Reglamento de funcionamiento

J. M. Martí-Climent, L. Soria, V. Morán y E. Martínez-Francés

1. Puntos clave

- En el Reglamento de Funcionamiento de la instalación se establece el organigrama, el personal de la instalación (tanto del titular como de la empresa suministradora y responsable de la asistencia técnica), sus funciones y responsabilidades, la clasificación y vigilancia dosimétrica y de la salud de los trabajadores, y la formación en protección radiológica de los trabajadores expuestos.

- El acceso a la instalación está limitado al personal que trabaje en esa área y conozca los riesgos derivados de su actividad en la misma, y es imprescindible para evitar una exposición indebida a radiaciones ionizantes y asegurar que no se produzca un uso del equipo por personal no autorizado.

- El procedimiento de funcionamiento establece quien opera el equipo en labores clínicas o de investigación, así como en intervenciones y mantenimiento, y describe las tareas del proceso de operación diaria.

- El procedimiento de transferencia de la operación del equipo, entre el titular y la empresa de asistencia técnica, involucra tanto al personal del titular como al de la empresa de asistencia técnica y recoge el proceso de traspaso de la operación del equipo de protonterapia entre ambos.

- El procedimiento de operación diaria del equipo recoge la secuencia de operaciones a realizar por el personal de la instalación tras la recepción del control del equipo diariamente antes, durante y después del tratamiento de pacientes.

- El procedimiento de actuación ante una avería del equipo o de sus sistemas auxiliares incluye la secuencia de operaciones a realizar por el personal de la instalación antes, durante y después de la intervención.

- El procedimiento de búsqueda en las distintas salas, también conocido como comprobación de último hombre, pretende comprobar que no queda ninguna persona en las salas por las que discurre el haz de radiación, tan solo el paciente en la sala de tratamiento, antes de irradiar, pulsando un conjunto de botones en orden y cerrando también la puerta de la sala, dentro de un intervalo de tiempo establecido.

- El objetivo de los "botones de emergencia" es apagar el sistema de alimentación de uno o varios componentes del equipo de protonterapia, dependiendo de la ubicación del pulsador, deteniendo y/o imposibilitando que el haz se entregue en la sala en la que fue accionado el pulsador y en todas las otras salas que dependan de ella.

- En el reglamento de funcionamiento se deben incluir normas para la protección radiológica de las trabajadoras expuestas ante un embarazo y/o lactancia.

- La activación en los distintos materiales interpuestos en el haz de radiación a lo largo de la dirección de incidencia de éste es la causa de los residuos sólidos y líquidos, para los que se requiere una gestión adecuada, contemplada en un procedimiento.

- Frente a la posible contaminación, la instalación debe disponer de medios de detección y de descontaminación, y de una metodología de descontaminación plasmada en el correspondiente procedimiento.

2. Introducción

El **Reglamento de Funcionamiento** de la instalación de protonterapia debe contemplar aspectos asociados al personal de la instalación, a los procedimientos de trabajo, a las previsiones de registro y archivo de la documentación generada, y al personal ajeno que preste servicio en la instalación, como los trabajadores de la empresa suministradora y de asistencia técnica. Debe contemplar, como mínimo, los puntos indicados en la Tabla 6.1 [1].

El Reglamento de Funcionamiento, junto con los procedimientos asociados, y el Plan de Emergencia Interior deberán ser conocidos y cumplidos por todo el personal que trabaja en la instalación radiactiva [2].

Tabla 6.1. Contenidos del Reglamento de Funcionamiento [1].

PERSONAL DE LA INSTALACIÓN
– Organigrama – Relación prevista de personal – Funciones y responsabilidades – Clasificación y vigilancia dosimétrica y de la salud de los trabajadores – Formación en protección radiológica de los trabajadores expuestos
PROCEDIMIENTOS OPERACIONALES
– Procedimiento de Control de accesos – Normas de trabajo en las distintas salas – Funcionamiento de la instalación – Procedimiento de transferencia de la operación del equipo entre el titular y la empresa de asistencia técnica – Procedimiento de operación diaria del equipo – Procedimiento de actuación ante avería del equipo o de sus sistemas auxiliares – Procedimiento de búsqueda en las distintas salas – Procedimiento de uso de los pulsadores de emergencia
PROCEDIMIENTOS DE PROTECCIÓN RADIOLÓGICA
– Procedimiento para la clasificación de los trabajadores expuestos – Normas para la protección radiológica de las trabajadoras expuestas ante un embarazo y/o lactancia – Procedimiento de vigilancia dosimétrica de los trabajadores expuestos – Procedimiento de vigilancia de la salud de los trabajadores – Procedimiento de vigilancia radiológica ambiental con detectores de radiación – Procedimiento de vigilancia radiológica ambiental con dosímetros – Procedimiento de vigilancia radiológica del agua del sistema de refrigeración y de los maniquíes – Procedimiento de gestión de residuos radiactivos sólidos – Procedimiento de gestión de residuos radiactivos líquidos – Procedimiento de descontaminación
REGISTRO Y ARCHIVO

3. Personal de la instalación

En este apartado se dan las directrices en relación al personal de la instalación que deben estar reflejadas en el Reglamento de Funcionamiento de la instalación radiactiva de protonterapia, según la Circular del Consejo de Seguridad Nuclear (CSN) [1]. Cada instalación tendrá su propia organización, que también estará reflejada de igual manera en el Manual de Protección Radiológica del centro, requerido para la autorización del correspondiente Servicio de Protección Radiológica (SPR).

El **organigrama** refleja la estructura organizativa de la instalación radiactiva, de manera que se puede establecer una línea inequívoca de autoridad en materia de protección radiológica.

El **personal de la instalación de protonterapia** abarca a un gran número de profesionales, la mayoría de los cuales precisará disponer de licencia de operador o supervisor. Se debe establecer el número mínimo de operadores y supervisores por turno presentes en la instalación, especificando su puesto de trabajo y, si procede, la unidad asistencial a la que pertenecen (Servicio de Radiofísica y Protección Radiológica, Servicio de Oncología Radioterapia, etc.).

Además de enfermeras, auxiliares, anestesistas, y pediatras, puede existir otro personal sin licencia, como estudiantes en prácticas o personas que se estén formando para obtener el título de especialista sanitario. En este caso, se debe establecer la formación a recibir en materia de protección radiológica y el requisito de que los trabajos que realicen se lleven a cabo bajo la dirección de un supervisor u operador. Debido al contexto sanitario de la instalación, esta puede formar parte de un programa reglado de formación de especialistas, y aceptar entrenar a personal en formación de otras unidades docentes externas al centro [1].

En la instalación de protonterapia desempeñan su trabajo de forma conjunta dos grupos de trabajadores:

- Los que dependen del titular de la instalación, que tienen labores relacionadas con la función clínica de la instalación.
- Los que pertenecen a la empresa suministradora y responsable de la asistencia técnica, que realizan el control y vigilancia de la operación y mantenimiento del equipo. Este personal está ubicado en dependencias del centro.

El Reglamento de Funcionamiento deberá contemplar el número de personas de la empresa de asistencia técnica (operadores y supervisores) que realizarán las tareas diarias de control de parámetros de la instalación y mantenimiento, por cada turno, diferenciando entre las etapas de responsabilidad de dicha empresa, y las etapas de tratamiento clínico o investigación.

Además, en la instalación habrá flujo de personal especializado extranjero de la empresa de asistencia técnica para intervenciones especiales, tanto de reparación como de mantenimiento preventivo, por lo que se establecerá con dicha empresa un mecanismo para que el titular y el SPR dispongan de la suficiente información relativa a este personal.

En relación a las **funciones y responsabilidades**, estas constarán en el Reglamento de Funcionamiento para cada puesto de trabajo. Además, un supervisor del centro hospitalario deberá estar físicamente presente en la instalación durante la función clínica o de investigación de la instalación, y un supervisor del suministrador estará localizable y disponible durante la operación normal [1].

En la **clasificación y vigilancia dosimétrica y de la salud de los trabajadores** se indica qué trabajadores serán clasificados como expuestos a radiaciones ionizantes, su clasificación (A o B) y cómo se llevará a cabo, en cada caso, su vigilancia dosimétrica (tipo de dosimetría, Servicio de Dosimetría Personal autorizado por el CSN, y responsable de la gestión dosimétrica) y su vigilancia de la salud (frecuencia y entidad que la llevará a cabo). Este tema de clasificación y vigilancia dosimétrica y de la salud de los trabajadores se desarrolla más en el Capítulo VII.

La **formación en protección radiológica** de los trabajadores expuestos es un aspecto muy importante. Así, la formación inicial y periódica en protección radiológica de los trabajadores expuestos incluirá información sobre el Reglamento de Funcionamiento, del que se entregará una copia a todos los trabajadores en el momento de su incorporación [1]. Además, en relación a la formación periódica, según el Anexo I de la Instrucción IS-28 del CSN [2], se impartirá, con periodicidad bienal, a todos los trabajadores expuestos de la instalación, un programa de formación en materia de protección radiológica a un nivel adecuado a su responsabilidad y al riesgo de exposición a las radiaciones ionizantes en su puesto de trabajo, en el que se incluirán sesiones relativas al contenido de Reglamento de Funcionamiento y el Plan de Emergencia Interior, su aplicación práctica y el desarrollo, en su caso, de simulacros de emergencia. Se conservarán registros de los programas de formación impartidos, contenidos y asistentes a los mismos.

El programa formativo y el correspondiente procedimiento contemplarán:

- El responsable de impartir dicha formación.
- Su frecuencia.
- Su contenido, que deberá incluir, entre otros aspectos:
  - Información sobre el Reglamento de Funcionamiento, su aplicación práctica y desarrollo, que deberá ser conocido por los trabajadores de la instalación de acuerdo con lo requerido en el Anexo I de la Instrucción IS-28 [2].
  - Formación sobre los registros que se deben generar durante la operación, señalando qué anotaciones constarán en el diario de operación.
  - Notificación de embarazo.
- El registro y archivo de los contenidos y asistentes.
- El programa de formación en materia de protección radiológica, si aplica, para las personas que se estén formando para obtener el título de especialista sanitario o las que realicen trabajos de investigación.

4. Procedimientos

A continuación, se desarrollan diferentes procedimientos de la instalación de protonterapia. El Capítulo VII aborda asimismo otros procedimientos.

Los procedimientos son documentos con un formato normalizado (con referencia, número de versión, fecha, y firmados de acuerdo a los procesos de calidad de cada centro) y están estructurados aportando la siguiente información [1]:

- Objetivo de la tarea.
- Personas responsables de su cumplimiento.
- Conjunto de pasos a seguir, incluyendo las verificaciones necesarias para dar por finalizado correctamente el proceso.
- Controles establecidos en el propio proceso para identificar errores.
- Gestión y solución de dichos errores.
- Formularios para el registro de los datos recabados en la tarea realizada.

4.1 Control de accesos

En toda instalación radiactiva, controlar el acceso a la misma es importante. Además de por motivos relacionados con la privacidad del paciente y los historiales médicos, la existencia de un control de accesos a las dependencias de la instalación resulta imprescindible para:

- Evitar una exposición indebida a radiaciones ionizantes.
- Asegurar que no se produzca un uso del equipo por personal no autorizado.

El acceso a la instalación debe estar limitado al personal que trabaje en esa área, y conozca los riesgos derivados de su actividad en la misma. Asimismo, las normas de acceso a cada una de las salas de la instalación deben formar parte de un procedimiento normalizado de trabajo. Este procedimiento debe ser conocido, tanto por los trabajadores de la instalación (propios y externos), como por el personal que, no perteneciendo a la instalación, debe acceder a ella en momentos puntuales a causa de su actividad laboral (como puede ser personal de mantenimiento o limpieza).

El procedimiento incluirá las normas para garantizar el control de acceso, y la protección adecuada, a la instalación, a sus distintas zonas, limitándolo a las personas que trabajan en ellas, y en particular a las salas de tratamiento, gantry, y acelerador, los puestos de control, y el almacén de residuos radiactivos, y la protección radiológica del personal ajeno a la instalación [1].

El procedimiento de control de accesos garantizará que, durante la jornada laboral, el acceso a los puestos de control y a la sala de tratamiento esté restringido a las personas autorizadas (indicando quiénes estarán autorizados) y que el acceso de otras personas (por ejemplo, personal de limpieza, personal de mantenimiento del centro sanitario, etc.) requiera autorización del supervisor o el operador y se realice en presencia de un operador o supervisor. La Tabla 6.2 muestra un ejemplo de los distintos colectivos que pueden acceder a la instalación de protonterapia, a qué zonas tienen acceso, y a cuáles no, y si hay requisitos extra que deben cumplir para ello (permisos, vigilancia dosimétrica, etc.). En el procedimiento, además de los permisos de acceso, se detalla:

- Las actuaciones y actividades que cada uno de estos colectivos va a desarrollar en el área en cuestión.

- Requisitos de acceso a las salas del gantry y del acelerador (como llave física asociada a la llave maestra de operación, código), así como los sistemas (código o llave) para el acceso al almacén de residuos radiactivos.

- El acceso de grupos particulares de personal (seguridad y limpieza), sin autorización previa del supervisor, para cumplir sus labores en caso de emergencia, siempre con la formación y procedimiento adecuados y estableciendo el cauce para garantizar el conocimiento de la entrada por algún supervisor.

- Requisitos de registro de todos los accesos a la sala del acelerador, indicando la persona, motivo, dosímetro de lectura directa (DLD) asignado y dosis medida por el DLD a la salida.

- Necesidad de uso adicional de un detector ambiental portátil en la sala del acelerador.

Además de establecer unas normas, el control de los accesos en las diferentes áreas se puede garantizar con medidas estructurales, tales como:

- Accesos con tarjeta personal o llave física.

- Manillas condenadas, por ejemplo, en los cambiadores para evitar la entrada de pacientes sin que sean acompañados por los operadores.

Tabla 6.2. Ejemplo de colectivos que tienen permisos de acceso a las distintas áreas de una instalación de protonterapia.

Personal / Colectivo	Sala de tratamiento	Sala del gantry	Sala del acelerador
Supervisor de la instalación	Si	Si	Si
Operador de la instalación	Si	No	No
Personal sin licencia	Si	No	No
Clínicos ajenos al Departamento de Oncología Radioterápica	Si	No	No
Servicio de Protección Radiológica	Si	Si	Si
Servicio de Seguridad	Si#	Si#	Si#
Servicio de Limpieza	Si	No	No
Servicio de Mantenimiento	Si&	Si&	Si&
Empresa de mantenimiento	Si	Si	Si
Visitas	Si&,*	Si&,*	Si&,*
Cualquier otra persona	No	No	No

& *Previa aprobación*
* *Siempre acompañados*
# *Con conocimiento de la entrada por algún supervisor*

4.2 Normas de trabajo en las distintas salas

Las normas de trabajo en las distintas salas corresponden a:

- Las normas generales de trabajo en zona controlada, que garantizan una protección adecuada, en la instalación, en sus distintas zonas, limitándolo a las personas que trabajan en ellas, y en particular a las salas de tratamiento, gantry y acelerador, los puestos de control, y el almacén de residuos radiactivos.

- La protección radiológica del personal ajeno a la instalación.

- Las normas específicas para el acceso a las salas del gantry y del acelerador de protones, incluyendo el uso de DLD y la necesidad de uso adicional de un detector ambiental portátil en la sala del acelerador de protones.

La instalación dispone de un sistema de monitorización ambiental gamma dentro de las salas del gantry y del acelerador; cada detector de éste dispondrá de una pantalla indicadora de la tasa de dosis medida, y, según su ubicación, de uno o dos indicadores luminosos a modo de semáforo (verde/rojo), para poder conocer la tasa de dosis dentro de las salas antes de acceder a ellas (ver Tabla 5.1). La Tabla 6.3 muestra un ejemplo de las normas de acceso según el color de dicho semáforo.

Tabla 6.3. Ejemplo de normas de acceso, en la Clínica Universidad de Navarra (CUN), según el riesgo de irradiación señalado por el color del indicador luminoso del detector.

Color	Norma de acceso	Razón
Rojo	Acceso prohibido	Se está irradiando
Amarillo	Acceso sólo en caso de urgencia	La irradiación se ha detenido, pero la activación aún no ha alcanzado valores que permitan la actividad en el interior de la sala de forma segura
Verde	Se puede acceder sin ninguna medida adicional de protección radiológica	La irradiación ha finalizado y los niveles de activación han alcanzado valores tales que se puede desarrollar actividad en el interior de la sala de forma segura

En la Figura 6.1 se muestran a modo de ejemplo, los requisitos que deben cumplir las personas para acceder a alguna de las salas del gantry y del acelerador.

GANTRY

5. Llave de seguridad

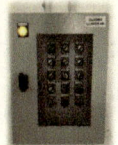

1. Niveles de radiación

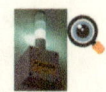

4. Llave de acceso

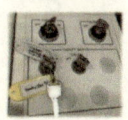

3. Dosímetro DLD

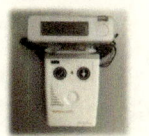

2. Registro

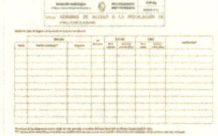

ACELERADOR

6. Llave de seguridad

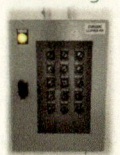

1. Avisar a empresa de asistencia técnica

2. Niveles de radiación

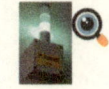

5. Monitor de tasa de dosis gamma

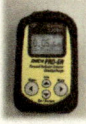

4. Dosímetro DLD

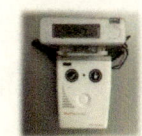

3. Registro

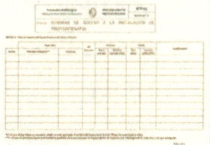

Figura 6.1. Requisitos para acceder a las salas del gantry y acelerador en la CUN.

4.3 Funcionamiento de la instalación

En la instalación trabajan tanto trabajadores propios de la instalación (oncólogos, radiofísicos, técnicos, etc) así como técnicos o ingenieros de la empresa de asistencia técnica. Todos estos profesionales tienen unas funciones y responsabilidades que se establecen en el procedimiento de funcionamiento de la instalación.

En relación a las responsabilidades en materia de protección radiológica, el personal que manipule material o equipos radiactivos y el que dirija dichas actividades en una instalación de protonterapia, deberá estar provisto de una licencia específica concedida por el CSN. Estas licencias podrán ser:

- Licencia de operador, que capacita para la manipulación de materiales o equipos productores de radiaciones ionizantes conforme a los procedimientos e instrucciones preestablecidos.

- Licencia de supervisor, que capacita para dirigir y planificar el funcionamiento de una instalación radiactiva y las actividades de los operadores.

En relación a la **operación de la instalación**, esta sólo podrá ser operada para labores clínicas o de investigación por el personal del titular con la presencia física de un supervisor de la instalación. En otras circunstancias (intervenciones, mantenimientos, etc.) podrá operar el equipo el personal de la empresa de asistencia técnica sin presencia del supervisor de la instalación, pero con conocimiento del SPR y de un supervisor de dicha empresa de asistencia técnica, y de acuerdo a los procedimientos que se establezcan.

El hecho de tener personal externo trabajando de forma continua en la instalación hace necesario establecer muy bien las responsabilidades y el uso del equipo en cada momento. De este modo, la jornada de trabajo se divide en "tiempo de la instalación" y "tiempo del servicio técnico". En concreto, la **operación diaria del equipo** (Figura 6.2) comprende distintas actividades que corresponden al titular o a la empresa de asistencia técnica:

- Asistencia técnica de la empresa que da ese servicio:
  - Verificaciones de sistemas soporte y de seguridad.
  - Puesta en servicio del sistema acelerador y de tratamiento.
  - Producción del haz.
  - Controles de calidad técnicos.
  - Control y seguimiento continuo de funcionamiento del equipo.
  - Transferencia del control del equipo al titular.
- Actividad del titular:

- – Verificaciones de los sistemas de seguridad.
- – Controles de calidad diarios de los equipos y controles dosimétricos del equipo.
- – Tratamientos, que incluye: colocación del paciente, utilización de los sistemas de imagen, y administración de tratamientos por parte de los técnicos del Departamento de Oncología Radioterápica.
- – Controles de calidad de los tratamientos.
- – Transferencia del control del equipo a la empresa de asistencia técnica.
- • Asistencia técnica de la empresa que da ese servicio:
- – Control diario final del equipo y apagado del equipo.

Además, la empresa de asistencia técnica puede realizar actividad de mantenimiento del equipo por la noche o en fines de semana o festivos, en función de lo establecido en el contrato de mantenimiento.

El procedimiento [1]:

- • Describirá las etapas de la operación del equipo indicadas, tanto las clínicas como las verificaciones y las actividades de asistencia técnica.
- • Reflejará los horarios diarios y semanales (por ejemplo, mantenimientos en fin de semana o festivos).
- • Indicará quién es responsable de las tareas (titular o fabricante/asistencia técnica), haciendo referencia al Programa de verificaciones en lo relativo a las verificaciones que se realizan.

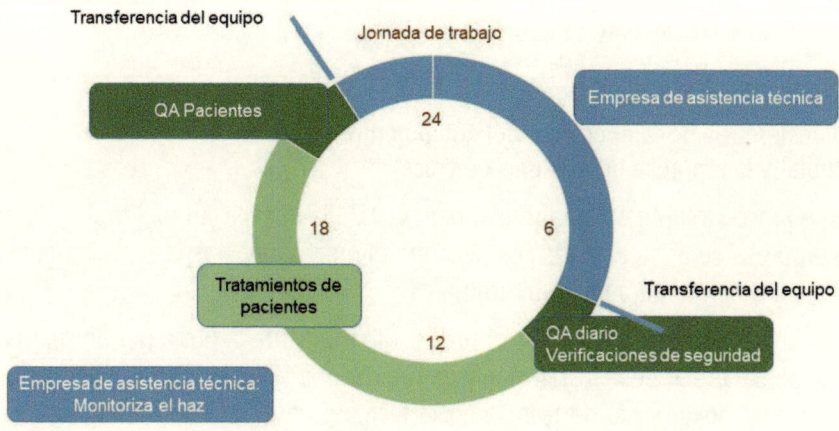

Figura 6.2. Ejemplo de turnos de operación diarios del equipo de protonterapia. Se señala en color azul el tiempo de máquina reservado para el mantenimiento de la empresa que da asistencia, y en verde el tiempo de la instalación.

Asimismo, identificará qué tareas se pueden realizar localmente y cuáles pueden realizarse desde las salas de control de tratamiento o del acelerador. Un ejemplo de la tarea durante el tratamiento de los pacientes se ilustra en al Tabla 6.4.

Tabla 6.4. Ejemplo de las tareas básicas a seguir en el tratamiento de los pacientes, tratados con distintos campos de radiación, realizada por el personal de operación (responsable el titular) desde su puesto de control y en la sala de tratamiento.

- Posicionamiento del paciente
  - Posicionamiento del paciente en la mesa de tratamiento
  - Alineación del paciente con los láseres
  - Preparación para la imagen
  - Adquisición de la imagen de rayos X (por parte del personal que opera el equipo, desde el puesto de control)
  - Registro de la imagen y análisis
  - Corrección del posicionamiento
  - Fin del posicionamiento
- Campo # 1: Preparación
  - Mover el gantry al Campo # 1 ángulo
- Campo # 1: Tratamiento
  - Salir de la sala de tratamiento, con protocolo de seguridad
  - Selección del primer campo de tratamiento
  - Solicitar el haz
  - Girar la lleve de la consola en la posición ON
  - Apretar el interruptor de INICIO
  - Girar la lleve de la consola en la posición OFF
  - Verificar estado del sistema de información
  - Entrar en la sala
- Repetir con otros campos
- Sacar al paciente de la sala
- Preparación del siguiente paciente

4.4 Transferencia de la operación del equipo entre el titular y la empresa de asistencia técnica

Este procedimiento obliga tanto al personal de la instalación (del titular) como al de la empresa de asistencia técnica y recoge el proceso de traspaso de la operación del equipo de protonterapia entre ambos.

Así, la trasferencia se debe hacer por escrito mediante la firma por un supervisor del equipo del titular de la instalación y un representante de la empresa de asistencia técnica de un documento de transferencia fechado en el que figurarán (Figura 6.3) [1]:

- En caso de transferencia de la empresa de asistencia técnica al titular, los resultados de las pruebas previas a la operación diaria y descripción de las intervenciones realizadas por el servicio de asistencia técnica.

- En caso de transferencia del titular a la empresa de asistencia técnica, cualquier incidencia o anomalía que se haya producido durante la jornada.

La transferencia se registra también en los respectivos diarios de operación de la instalación y del servicio de asistencia técnica, con la siguiente información: Fecha y hora, nombre y ocupación de quien hace la transferencia y de quien la recibe, y se indican las posibles incidencias y comprobaciones más importantes.

Junto con la transferencia formal, se realiza asimismo la transferencia física de las llaves de operación del equipo de protonterapia y de acceso a las distintas salas, de acuerdo con lo que esté recogido en el procedimiento de control de accesos y normas de trabajo.

Protección Radiológica Clínica Universidad de Navarra		**PROCEDIMIENTO** **PROTONTERAPIA**	**RTP-01** Revisión nº: 1
TÍTULO:	**TRANSFERENCIA DE LA OPERACIÓN DEL EQUIPO DE PROTONTERAPIA ENTRE CLINICA E HITACHI**		

ANEXO I. FORMULARIO DE TRANSFERENCIA DE OPERACIÓN DEL EQUIPO DE PBT ENTE LA CUN E HITACHI

De HITACHI a CUN	Día:	Hora:
Nombre y firma del Supervisor que <u>transfiere</u> la operación del equipo:		
Marcar con un X: ☐ Transferencia sin incidencias ☐ Transferencia con incidencias que resaltar: *Explicar dicha incidencia:* ¿Se ha realizado una intervención sobre el equipo que pueda modificar el haz a la salida del Nozzle o la imagen en la sala de tratamiento?:　SI* ☐　　　NO ☐ **En caso afirmativo, HITACHI deberá emitir un <u>informe</u> al respecto, y <u>no se reanudarán los tratamientos</u> hasta que el radiofísico responsable así lo manifieste.*		
Nombre y firma del Supervisor que <u>acepta la transferencia</u> de la operación del equipo:		

Figura 6.3. Formulario de transferencia de operación del equipo, por la empresa de asistencia a la CUN, que consta en el procedimiento correspondiente.

4.5 Operación diaria del equipo

Este procedimiento recoge la secuencia de operaciones a realizar diariamente por el personal de la instalación tras la recepción del control del equipo. Estas serán tanto antes, como durante y después de los tratamientos de los pacientes. También se debe especificar el responsable de cada una de las actuaciones y las anotaciones previstas en el diario de operación.

El procedimiento incluirá, como mínimo, las siguientes actuaciones [1]:

- Activación del modo de tratamiento del equipo, y cómo se lleva a cabo (mediante llaves u otro sistema que esté diseñado para ello).

- Verificación de los principales sistemas de seguridad de la instalación, de acuerdo con el procedimiento correspondiente.

- Comprobación, antes de abandonar la sala de tratamiento, de que no queda nadie en ella (excepto el paciente) y realización del proceso de búsqueda de haz en la sala de tratamiento.

- Comprobación, antes de cada irradiación, desde la sala de control, a través de los monitores del circuito cerrado de televisión, de que no queda nadie (excepto el paciente) en la sala de tratamiento.

- Vigilancia visual del paciente durante la irradiación, a través de los monitores del circuito cerrado de televisión.

- Normas y medios para prevenir potenciales distracciones del personal durante la operación del equipo de protonterapia (por ejemplo: áreas libres de interrupción, limitación del uso del teléfono móvil en el puesto de control, etc.).

- Al finalizar la jornada, transferencia del control del equipo de protonterapia al personal de la empresa de asistencia técnica, limpieza de la sala de tratamiento con la unidad desconectada y custodia de llaves por la persona encargada.

4.6 Actuación ante avería del equipo o de sus sistemas auxiliares

Incluye la secuencia de operaciones a realizar por el personal de la instalación antes, durante y después de la intervención, especificando el responsable de cada una de las actuaciones (puesto de trabajo y tipo de licencia necesaria) y las anotaciones previstas en el diario de operación. Así, este procedimiento incluye, como mínimo, las siguientes actuaciones [1]:

- Interrupción de los tratamientos por el operador ante cualquier sospecha de funcionamiento anómalo del acelerador.

- Comunicación de la incidencia por el operador al supervisor responsable.

- Evaluación del problema y, si así se requiere, autorización de la intervención de la empresa de asistencia técnica por parte de un especialista en Radiofísica Hospitalaria.

- Intervención en el equipo de protonterapia y emisión del informe correspondiente por la empresa de asistencia técnica autorizada.

- Aceptación del equipo por un especialista en Radiofísica Hospitalaria.

- Autorización de la reanudación de los tratamientos por un Oncólogo Radioterápico.

- Archivo de los documentos generados y anotaciones en el diario de operación.

En función de la avería, la intervención del servicio técnico puede precisar la transferencia del equipo antes y después de su intervención. A modo de ejemplo, es de interés que conste en el informe de la intervención la repercusión que haya podido tener esta en la dosis, la energía y/o la protección radiológica.

4.7 Uso de los pulsadores de búsqueda en las distintas salas

El "sistema de búsqueda" en las salas por las que circula el haz consiste en un conjunto de pulsadores o botones que deben ser accionados en un determinado orden y dentro de un intervalo de tiempo establecido, incluyendo en la secuencia el cerrado de la puerta de la sala. De esta forma, se puede garantizar que, en el momento de cerrar la puerta de cada una de las salas en las que puede haber irradiación, no hay ninguna persona dentro de ellas, es decir, que esa zona o sala está "asegurada" o "lista para haz".

Estos botones, además, suponen un enclavamiento para la producción y el tránsito del haz por cada sala.

Los pulsadores de búsqueda de área (Figura 6.4), a diferencia de los pulsadores de bloqueo, han de concebirse de forma agrupada y ordenada. Cada una de las salas (acelerador, gantry y tratamiento) tiene uno o varios grupos de pulsadores de búsqueda de área. El proceso de búsqueda de área consiste en recorrer la sala accionando cada uno de los pulsadores de área, y en el cierre de la puerta o de la barrera de acceso, en la secuencia correcta y dentro de una ventana de tiempo establecida. La distribución espacial y la secuencia de pulsadores es tal que obliga al trabajador que realiza la búsqueda a recorrer toda la sala empezando desde el punto más alejado de la puerta, como se puede apreciar en la Figura 5.2. La ubicación de cada pulsador se elige de forma que se maximice la visibilidad del resto de la sala y el número total de pulsadores en cada secuencia se fija de forma que se alcance un buen compromiso entre la seguridad y la practicidad. Al comenzar el proceso de búsqueda de área, se activan en la sala una serie de señales luminosas y/o acústicas para avisar de su inicio y, por lo tanto, del peligro potencial de irradiación.

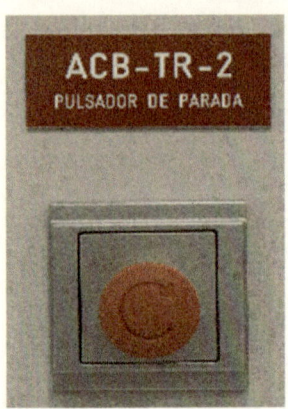 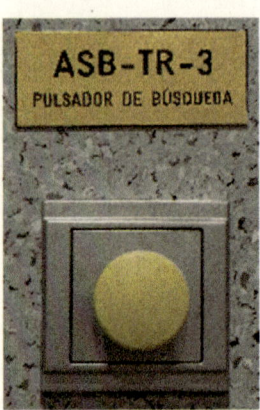

Figura 6.4. Pulsadores de seguridad en la instalación de la CUN, de distinto color según su función. Rojo: Pulsador de emergencia o parada, y amarillo el pulsador de búsqueda. Adaptada de [3].

En consecuencia, el procedimiento aporta una descripción del objetivo del proceso de búsqueda, las normas de uso de los botones de búsqueda y, para cada una de las zonas de búsqueda, incluye la siguiente información [1]:

- La ubicación sobre plano de los botones de búsqueda.

- Una fotografía para identificar su aspecto (forma, color), para que no se confunda con botones similares (botones de emergencia).

- La descripción de las señales acústicas y/o visuales asociadas al comienzo de la búsqueda.

- La descripción los indicadores luminosos de "área segura".

- Los requisitos de aseguramiento previo de otras zonas para poder asegurar cada zona.

- El valor del retardo máximo permitido entre pulsaciones de los botones de búsqueda consecutivos, así como del cerrado del acceso, para poder considerar la zona "asegurada".

- Actuaciones en caso de mal funcionamiento del proceso de búsqueda.

En los planos se indica, además de la ubicación de los botones, el orden o secuencia de activación. Para ello es de interés que los pulsadores estén numerados según el orden a ser pulsados, como se observa en la Figura 6.4. Este procedimiento lo llevarán a cabo siempre dos personas en las salas [1].

Este procedimiento también se conoce como comprobación de último hombre; es decir, comprobar que no queda ninguna persona en la sala del acelerador/gantry/ tratamiento, tan solo el paciente en la sala de tratamiento, antes de irradiar. Esta comprobación se implementa mediante varios mecanismos redundantes:

- Pulsadores de búsqueda de área.
- Enclavamientos de puertas. .

De modo que para poder irradiar en la sala de tratamiento es necesario alcanzar un estado de "área segura".

A modo de ejemplo, la Figura 5.2 recoge la distribución de los grupos de pulsadores (de color amarillo como se muestra en la Figura 6.4) que se pueden encontrar en cada una de las salas de una instalación de protonterapia:

- Sala del acelerador (planta -2): grupo de 5 pulsadores.
- Sala de tratamiento (planta -2): grupo de 3 pulsadores + 11 pulsadores en la sala del gantry, distribuidos de la siguiente forma:
  - Sala del gantry:
    * Zona derecha:
      - Planta -2: grupo de 4 pulsadores + 5 pulsadores en otras alturas:
        > Planta -1: grupo de 2 pulsadores.
        > Planta -3: grupo de 3 pulsadores.
    * Zona izquierda (planta -2): grupo de 2 pulsadores.

La indexación en este esquema refleja la dependencia entre las distintas salas/ zonas; las zonas más externas del esquema requieren que las zonas anidadas hayan sido previamente preparadas. La búsqueda de área en la sala del acelerador puede realizarse de forma independiente del proceso de búsqueda en las salas de gantry y tratamiento. Sin embargo, la búsqueda de área en la sala de tratamiento está supeditada a la búsqueda en la sala del gantry, ya que el acceso a la sala del gantry solo es posible a través de la sala de tratamiento. Además, la sala del gantry está dividida en zona izquierda y zona derecha y esta última en tres alturas. La zona izquierda y la zona derecha son independientes entre sí, pero las alturas de la zona derecha no lo son: la búsqueda de área en la zona derecha requiere que se complete la búsqueda en la altura -1 y la altura -3 (no necesariamente en este orden) antes de comenzar el proceso homólogo en la planta -2; esto tiene sentido ya que solo se puede salir de la sala del gantry desde la planta -2.

La acción de estos pulsadores de búsqueda no es sostenida; simplemente se interrumpe la búsqueda de área si no se pulsan en el orden correcto, se omite alguno de ellos o se excede la ventana de tiempo establecida. En cualquiera de estos casos habrá que comenzar la búsqueda de área de nuevo. En la CUN, la señal que se genera al accionar cualquiera de estos pulsadores está duplicada por razones de seguridad.

4.8 Uso de los botones de emergencia

El objetivo de los "botones de emergencia" es apagar el sistema de alimentación de uno o varios componentes del equipo de protonterapia, que dependen de la ubicación del pulsador en cuestión, y con ello se detiene y/o se imposibilita que el haz se entregue en la sala en la que fue accionado el pulsador y en todas las otras salas que dependan de ella.

El procedimiento aporta la siguiente información:

- Una descripción de la función de cada botón de emergencia de la instalación.
- Una indicación de qué sistemas de la instalación inhabilita cada botón y su ubicación sobre los planos.

Su identificativa (forma, color) debe impedir confundirlo con botones similares (botones de búsqueda).

A modo de ejemplo, la Figura 6.5 muestra los botones o pulsadores de emergencia en cada una de las salas de una instalación de protonterapia.

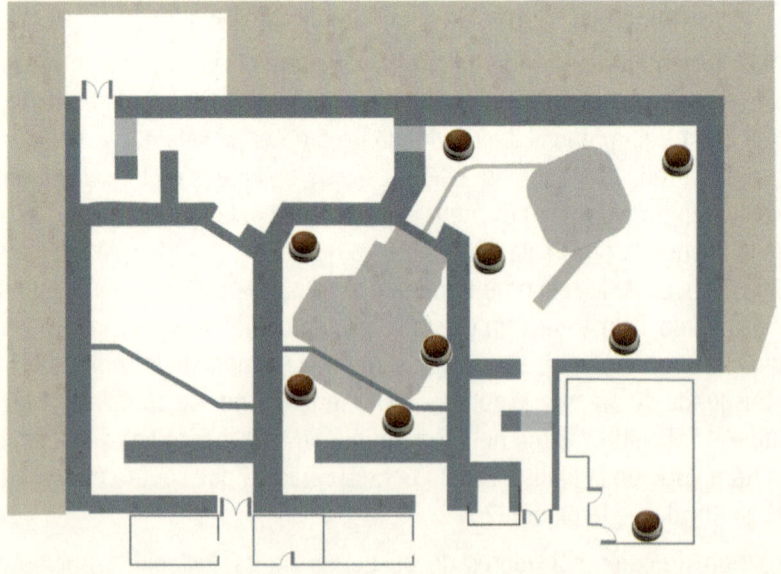

Figura 6.5. Situación de los pulsadores de emergencia en la instalación de la CUN. Adaptada de [3].

Los pulsadores de emergencia son de acción sostenida, por tanto, tras ser accionado un pulsador será necesario restablecerlo y borrar el error según la causa concreta que provocó su activación. Los pulsadores de bloqueo de área solo han de emplearse en casos de emergencia ya que pueden tener efectos adversos en el propio equipo y puede ser difícil recuperarse de una situación de bloqueo.

4.9 Normas para la protección radiológica de las trabajadoras expuestas ante un embarazo y/o lactancia

Este procedimiento aborda distintos aspectos [1]:

- El proceso de notificación del embarazo y/o lactancia por parte de la trabajadora expuesta.

- La dosimetría adicional orientada a la protección radiológica del feto, teniendo en cuenta las particularidades de la instalación de protonterapia.

- La valoración del SPR del puesto de trabajo considerando las limitaciones derivadas de la posibilidad de irradiación y contaminación.

- En el periodo de lactancia se considerará específicamente el riesgo de contaminación interna y/o contaminación externa en el puesto de trabajo asignado.

El personal en periodo de gestación o lactancia es un colectivo transversal que puede incluir personal de los diferentes colectivos que trabaja en la instalación.

Las recomendaciones aplicables, según el documento "Protección de las trabajadoras gestantes expuestas a radiaciones ionizantes en el ámbito sanitario" del CSN [4], son que dadas las características de funcionamiento de los equipos de protonterapia, es muy improbable que, por las condiciones de trabajo, la dosis equivalente en la superficie del abdomen exceda de 1 mSv, por lo que la trabajadora podría seguir desarrollando su trabajo habitual [4]. Sin embargo, la trabajadora expuesta gestante no deberá:

- Realizar actividades que impliquen riesgo de contaminación o de exposición por activación.

- Participar en exposiciones especialmente autorizadas y situaciones establecidas en el plan de emergencia de la instalación.

4.10 Gestión de residuos radiactivos sólidos y materiales activados

En una instalación de protonterapia se genera activación en los distintos materiales interpuestos en el haz de radiación a lo largo de la dirección de incidencia de éste. De entre estos materiales activados, cabe distinguir:

- Las piezas metálicas del propio sistema de protonterapia.

- Los maniquíes empleados en el control de calidad, incluyendo el agua de la cuba.

- Elementos de modificación del haz (colimadores, range-shifters) o de inmovilización.

En consecuencia, la instalación deberá disponer de (1) la infraestructura necesaria para la gestión de los residuos generados durante la operación de la misma y (2) procedimientos que describan las actuaciones a realizar en la gestión de los residuos radiactivos. Por lo que deberá contar con un almacén de residuos radiactivos.

El almacén de residuos radiactivos sólidos será una sala adecuadamente blindada en la que se almacenen residuos que se generen tanto por activación como por contaminación. La localización del almacén puede variar de una instalación a otra, siendo preferible una sala separada, aunque se han descrito instalaciones en las que se encuentra dentro de la sala del acelerador. En este último caso debe estar bien señalizado y no servir como zona para apoyar herramientas u otros utensilios de trabajo; además habrá que tener en cuenta que los materiales allí almacenados se podrán activar.

Los residuos que se espera almacenar son:

- Piezas del propio equipo que se deban sustituir por otras debido a su deterioro o mal funcionamiento.

- Contenedores en los que se almacene cualquier residuo radiactivo generado por contaminación (por ejemplo, guantes o paños con los que se ha empapado agua activada).

- Maniquíes de uso puntual que, al ser metálicos, han quedado activados; habiéndose generado en ellos, por activación, isótopos de vida más larga.

Es importante observar que algunos de materiales mencionados pueden volver a utilizarse. Es el caso de maniquíes metálicos de uso ocasional, que quedan activados y hay que guardar hasta que vuelvan a ser necesarios, o piezas del propio equipo de protonterapia.

No se empleará la sala del acelerador para almacenar material activado salvo las siguientes excepciones:

- Fuente de iones aún no desechada para su uso, que puede sustituir en régimen de rotación a la instalada en el equipo, que podrá ser almacenada en el laberinto de la sala del acelerador convenientemente protegida en su contenedor.

- Posibles pequeños componentes con altas tasas de dosis (del orden de 300 µSv/h) que podrán ser almacenados temporalmente dentro de la sala del acelerador, para ser trasladados al almacén general cuando su actividad decaiga dando lugar a tasas de dosis inferiores a la citada..

Esto hace que haya que establecer una clasificación de los residuos que se guardan en el almacén, distinguiendo, por ejemplo entre:

- Residuos activados.
- Residuos radiactivos por contaminación (esto es, por contacto con un elemento activado).
- Elementos reutilizables.

En relación al tratamiento que se hace a cada uno de ellos:

- Los residuos activados, deben conservarse hasta su retirada por una empresa autorizada.
- Los residuos radiactivos por contaminación deben almacenarse en contenedores normalizados para residuos, correctamente señalizados y sellados, hasta su desclasificación y posterior eliminación como residuos convencionales no radiactivos.
- Los elementos activados reutilizables tienen que tener definida tanto una vía de entrada al almacén, como una vía de salida para permitir de nuevo su uso en la instalación.

Otro punto a tener en cuenta son las resinas de intercambio iónico. El sistema de refrigeración del equipo de protonterapia posee dos circuitos de refrigeración en los que es importante mantener una conductividad del agua concreta. Pero la conductividad aumenta al desprenderse partículas metálicas y ser estas arrastradas por el agua. Una de las maneras que tienen los circuitos de agua para mantener esa conductividad constante son las resinas de intercambio iónico.

Estas resinas son esferas de polímero en forma de gel, capaces de intercambiar unos iones por otros, separando de esta manera el agua de esos iones pesados que iban disueltos en ella. Al hacerlo por intercambio de iones, tras un tiempo filtrando el agua, las resinas llegan a la saturación. En ese momento hay que intercambiar la resina por una nueva para que el sistema siga siendo efectivo. Al tratarse de la generación de un residuo radiactivo, cada cambio de resina se registrará como una incidencia en el diario de operaciones de la instalación de protonterapia.

A modo de ejemplo, el cambio de la resina podrá ser realizado por el Servicio de Mantenimiento en presencia de un técnico experto en protección radiológica perteneciente al SPR. Al considerarlas potencialmente contaminadas, la persona que vaya a proceder al cambio de la resina deberá tomar medidas de protección, como ponerse guantes de látex. El técnico experto en protección radiológica portará un detector de contaminación y otro de irradiación, con el fin de determinar si existe o no activación de la resina y evaluar el posible riesgo de irradiación. En cualquier caso, el Servicio de Mantenimiento entregará al SPR la resina que ha sido reemplazada, para que pueda almacenarla como residuo radiactivo en el almacén diseñado para tal efecto. El periodo de almacenamiento de la resina será de 3 años, tras los cuales será desclasificada. El motivo es que el principal isótopo que se espera es ^{7}Be y, dado que su periodo de semidesintegración es de 53 días, en ese periodo el isótopo habrá decaído completamente pudiendo desclasificarse como residuo radiactivo [6]. Su emisión gamma, de 477 keV, pude ser identificada con un espectrómetro.

Señalar que el procedimiento de gestión de residuos sólidos describirá [1]:

- Los distintos tipos de residuos radiactivos que se pueden generar.

- El proceso de caracterización, segregación, y almacenamiento o gestión de cada uno de ellos y el responsable; proceso similar al descrito en [5].

- Contemplará las piezas activadas que resulten de mantenimientos, materiales generados en procesos de contaminación, maniquíes utilizados en procesos de verificación de tratamientos, elementos de modificación del haz (colimadores, range-shifters) o de inmovilización que pudieran estar activados.

- Considerará también la posibilidad de que las resinas y filtros del sistema de ventilación y del sistema de refrigeración estén contaminados, y dará instrucciones de protección radiológica para su intercambio y gestión.

En relación al traslado, en el procedimiento se describirá también:

- La ruta de traslado, y si se precisa cortar el tránsito de personas.

- Medios empleados para el traslado, y la señalización.

- Momentos en los que se puede realizar el traslado.

4.11 Gestión de residuos radiactivos líquidos

Los residuos líquidos de la instalación provienen del sistema de refrigeración de las salas y del propio equipo de protonterapia. Las posibles fuentes de residuos radiactivos líquidos son [6]:

- Fugas que ocurran en la parte del circuito de refrigeración que pasa por la sala de unidad de tratamiento de agua.

- Fugas del circuito de refrigeración del equipo que ocurran en las salas del acelerador y del gantry.

- Agua de condensación de los "fan coils" situados en la sala del acelerador.

- Agua liberada por el circuito de refrigeración de forma periódica para mantener los niveles de conductividad óptima para el correcto funcionamiento del equipo.

Para su gestión existen diversas opciones, como disponer de un pozo, utilizar el fondo de la sala del gantry, o un depósito en una sala en un nivel inferior del edificio. Estos sistemas deberán disponer de capacidad para contener todos los residuos generados.

En cualquiera de los casos mencionados, el sistema de residuos líquidos debe impedir la fuga del agua recogida, para ello se puede recubrir de un material impermeable que impida el escape del agua por las paredes.

Además, son necesarios un sistema de bombas, para poder evacuar el contenido del mismo una vez comprobado que no existe activación, y un sistema de alarma que avise al usuario de la presencia de agua en el mismo, para localizar su origen y para poder accionar las bombas de extracción que la liberen si no está activada.

Para medir la activación del agua de la instalación se dispondrá de un método para recoger muestras de cada uno de los circuitos de agua del sistema de refrigeración y del sistema de almacenamiento de residuos líquidos, además del agua de la cuba de medidas en protonterapia.

Así, el procedimiento de gestión de residuos líquidos describirá [1]:

- El sistema de contención de fugas existente.

- El proceso de toma de muestras para la medición, análisis y registro de las lecturas.

- El proceso de realización de la gestión de los residuos radiactivos líquidos y su registro.

- Los niveles de investigación y de actuación, y las actividades derivadas en caso de superación de cada uno de esos valores.

- El proceso de descarga del agua no contaminada.

4.12 Descontaminación

En la instalación de protonterapia existe riesgo de contaminación superficial y personal (interna y externa) debido a [6]:

- Desprendimiento de partículas cuando se llevan a cabo tareas de mantenimiento y se manipulan piezas activadas del sistema de protonterapia. Este desprendimiento se debe al roce entre la pieza activada y las manos o las herramientas que la manipulen.

- Activación de maniquíes utilizados durante los controles de calidad, como la cuba de agua empleada para caracterizar el haz de radiación.
- Fuga de agua de los sistemas de refrigeración del equipo o de la sala, en caso de activación de ese agua.
- Inhalación de aire activado.

Teniendo en cuenta estos riesgos radiológicos, el procedimiento de descontaminación, que debe ser conocido por todo el personal, contemplará [1]:

- Las posibles vías de contaminación en la instalación (manejo de piezas activadas y fugas o derrames de agua activada del circuito de refrigeración o de las cubas de agua empleadas en las verificaciones del equipo).
- Los medios existentes para la detección (detectores portátiles).
- Los medios existentes para la descontaminación y el procedimiento detallado.

El detector de contaminación portátil será preciso para identificar contaminación superficial y contaminación de los trabajadores, y deberá estar ubicado adecuadamente en la instalación. Sus características serán adecuadas para medir los radioisótopos que se prevé que se generen en la instalación.

Para la descontaminación superficial del personal se dispondrá de un sistema de lavado.

El procedimiento podrá contemplar la descontaminación de personal, equipos y superficies, y considerar los principios generales:

- Cada operador sabe con qué, cuánto, cómo y dónde ha realizado su trabajo y, por lo tanto, es la persona más adecuada para proceder a su limpieza.
- Toda contaminación se tratará de eliminar inmediatamente en el momento de su detección.
- La descontaminación se realizará en las propias dependencias de la instalación.
- La descontaminación de las personas es prioritaria frente a la del equipamiento y superficies.
- La persona que lleva a cabo la descontaminación utilizará guantes de un solo uso.
- Todo el material utilizado en el procedimiento de descontaminación será considerado como residuo radiactivo.

- Siempre se debe comenzar por procedimientos menos enérgicos para pasar a procedimientos más enérgicos, comprobando periódicamente la contaminación que va quedando.

Para la descontaminación debida a partículas desprendibles en objetos activados:

- Es obligatorio el uso de guantes y recomendable el uso de mascarilla.

- Utilizar papel absorbente húmedo impregnado con líquido descontaminante comercial.

- Frotar la superficie contaminada repetidamente, procurando no dispersar la contaminación.

- Monitorizar con el detector apropiado (cuentas por segundo) el nivel de contaminación desprendida en el papel absorbente.

- Depositar el papel contaminado en un contenedor de residuos radiactivos.

- Repetir el procedimiento hasta que la contaminación desprendida en el papel absorbente sea equivalente a fondo.

5. Registro y archivo

En la instalación de protonterapia, como instalación radiactiva, cabe distinguir tres tipos de registros y archivo:

- Anotaciones en los diarios de operación.

- Archivo de documentos.

- Informe anual.

Cada instalación de protonterapia habrá especificado en su Reglamento de Funcionamiento las anotaciones previstas en el diario de operación, y las previsiones de archivo de los documentos generados; que serán acordes a la reglamentación [2, 7, 8, 9]. Estos aspectos de registro y archivo se desarrollan en los capítulos X y XI.

6. Referencias

1. CSN. Circular Formato y contenido estándar de la documentación de apoyo a la solicitud de instalaciones de protonterapia. Consejo de Seguridad Nuclear, Versión junio de 2024.

2. CSN. Instrucción IS-28, de 22 de septiembre de 2010, del Consejo de Seguridad Nuclear, sobre las especificaciones técnicas de funcionamiento que deben cumplir las instalaciones radiactivas de segunda y tercera categoría. Conejo de Seguridad Nuclear. Boletín Oficial del Estado núm. 246, pp. 86171-86188.

3. García-Cutillas M, Morán V. Sistemas de seguridad. En Protección radiológica en una instalación de protonterapia, Editores Martí JM y Morán V, Primera Edición, EUNSA, Pamplona, 2022. pp. 221-234.

4. CSN. Protección de las trabajadoras gestantes expuestas a radiaciones ionizantes en el ámbito sanitario. Conejo de Seguridad Nuclear, Madrid, 2014.

5. CSN. Gestión de materiales residuales sólidos con contenido radiactivo generados en instalaciones radiactivas. Consejo de Seguridad Nuclear, Guía de Seguridad 9.2. Madrid, 2002.

6. Soria L, Morán V, Martínez-Francés E. Clínica Universidad de Navarra. Protección radiológica operacional II. En Protección radiológica en una instalación de protonterapia, Editores Martí JM y Morán V, Primera Edición, EUNSA, Pamplona, 2022. pp.147-168.

7. CSN. Instrucción IS-16, de 23 de enero de 2008, del Consejo de Seguridad Nuclear, por la que se regulan los periodos de tiempo que deberán quedar archivados los documentos y registros de las instalaciones radiactivas. Conejo de Seguridad Nuclear. Boletín Oficial del Estado núm. 37, pp. 7432-7435.

8. Real Decreto 1217/2024, de 3 de diciembre, por el que se aprueba el Reglamento sobre instalaciones nucleares y radiactivas, y otras actividades relacionadas con la exposición a las radiaciones ionizantes. Boletín Oficial del Estado núm. 292, pp. 164588- 164702.

9. Real Decreto 1029/2022, de 20 de diciembre, por el que se aprueba el Reglamento sobre protección de la salud contra los riesgos derivados de la exposición a las radiaciones ionizantes. Boletín Oficial del Estado núm. 313, pp. 178672-178732.

Capítulo VII

Protección radiológica operacional

V. Morán y E. Martínez-Francés

1. Puntos Clave

- El haz de protones produce la activación de todos aquellos materiales con los que interacciona.

- La magnitud de la radiación inducida depende de la composición de los materiales sobre los que incide el haz, de la energía del haz, del área irradiada y del tiempo e intensidad de la irradiación.

- La activación del equipo de protonterapia es mayor en aquellos puntos en los que se produce un mayor porcentaje de pérdida de haz, que se corresponden con la inyección, el transporte y la modulación del haz.

- Los elementos que se emplean durante los tratamientos y los controles de calidad (inmovilizadores, colimadores, bolus, maniquíes, detectores, etc.) tienen una composición similar a los tejidos humanos y los radionucleidos que se generan son principalmente emisores β^+ con periodos de semidesintegración cortos. Los niveles de radiación producidos por estos elementos son bajos y se reducen rápidamente.

- Tanto el aire como el agua presentes en las salas por las que discurre el haz primario resultan activados. Sin embargo, la producción de radionucleidos es reducida por lo que los niveles de radiación resultan difíciles de medir de forma directa.

- La principal contribución a la dosis de radiación por inhalación se debe a la generación de ^{41}Ar ya que es el radionucleido con mayor periodo de semidesintegración.

- En una instalación radiactiva de protonterapia existen riesgos radiológicos asociados a la operación del equipo, tanto por irradiación como por contaminación radiactiva (superficial y personal, tanto externa como interna).

- Aquellas salas por las que discurre el haz de radiación son zonas de acceso prohibido mientras que los despachos, las consultas o zonas de trabajo en torno a los blindajes de las salas por las que discurre el haz de protones se clasifican como zonas vigiladas o de libre acceso, aunque estas estén ocupadas por personal expuesto a las radiaciones ionizantes.

- En una instalación de protonterapia es muy improbable que, en condiciones normales, un trabajador pueda recibir dosis efectivas que superen los 6 mSv anuales, dosis en piel o extremidades por encima de 150 mSv o dosis equivalente en cristalino superiores a los 6 mSv anuales. En consecuencia, los trabajadores expuestos se pueden considerar de categoría B.

- El personal de la instalación tendrá asignada dosimetría oficial para la exposición a radiación gamma y dosimetría operacional para la exposición a campos de radiación neutrónica. Aquellas personas que pertenezcan a colectivos que manipulen piezas con riesgo de activación o que atiendan a pacientes en la sala de tratamiento, además de dosímetros de solapa, deben portar dosímetro de anillo.

- La vigilancia radiológica de los lugares de trabajo en las instalaciones de protonterapia difiere de las medidas que se realizan en las de radioterapia con haces de fotones/electrones en que debido a la generación de campos neutrónicos segundarios, además de la radiación gamma se debe medir la radiación neutrónica; y que a las medidas puntuales realizadas de forma periódica durante la operación de la instalación, hay que añadir la monitorización de forma continua de los niveles de radiación en varias salas.

- La vigilancia radiológica ambiental se puede llevar a cabo mediante dosímetros pasivos o mediante detectores calibrados en $H^*(10)$.

- Las tasas de dosis medidas por el sistema de monitorización ambiental dentro de las salas por las que discurre el haz están correlacionadas con parámetros de funcionamiento del equipo como pueden ser la energía o la duración del haz.

- El Servicio de Protección Radiológica (SPR) en representación del titular de la instalación, es responsable de los aspectos operativos de la protección radiológica de los trabajadores de la empresa que presta servicios de asistencia técnica, garantizando que se respeten los principios básicos, las normas de protección y los límites de dosis fijados en el Reglamento sobre protección de la salud contra los riesgos derivados de la exposición a las radiaciones ionizantes.

- Los trabajadores de la empresa de asistencia técnica deben cumplir tanto la legislación vigente en España como la normativa específica en materia de Protección Radiológica del centro hospitalario en general y de la instalación de protonterapia en particular (resolución de autorización, reglamento de funcionamiento y plan de emergencia).

- Tanto la gestión de la dosimetría personal como la gestión de las licencias de supervisor y operador, en el campo de aplicación "comercialización y asistencia técnica" es competencia de la empresa de asistencia técnica. No obstante, el SPR debe estar informado al respecto.

- La formación básica del personal de asistencia técnica, en materia de protección radiológica, exigida en la ejecución de su trabajo es competencia de la empresa de asistencia técnica. La formación específica de la instalación de protonterapia es responsabilidad del SPR. Asimismo, el SPR impartirá sesiones de formación continuada cada 2 años naturales.

2. Introducción

La protección radiológica operacional de los trabajadores expuestos se basa en la prevención, vigilancia y control de la exposición a radiaciones ionizantes. Su objetivo es, entre otras cosas, evaluar el impacto radiológico derivado del funcionamiento de la instalación, y asegurar que se cumple el principio de optimización.

Una instalación de protonterapia, desde el punto de vista de la protección radiológica, en España se considera una instalación radiactiva de segunda categoría ya que presenta una mayor complejidad que el resto de instalaciones hospitalarias y, en particular, que una instalación de radioterapia con haces de fotones y/o electrones. Deben considerase, entre otros aspectos, los elevados campos de radiación secundaria que se generan, principalmente de neutrones (radiación inmediata), y la activación de algunos componentes [1].

Además, el equipo es utilizado tanto por el personal de la instalación como por los trabajadores de la empresa suministradora que ofrece asistencia técnica en la operación diaria del equipo y por tanto precisa sistemas de seguridad más complejos, y una definición de responsabilidades muy clara entre todos los posibles operadores del equipo [1].

En este Capítulo se trata sobre el proceso de activación que tiene lugar en la instalación, incluyendo una evaluación de la naturaleza y la magnitud de los riesgos asociados a su funcionamiento, de acuerdo a los cuales se establece la clasificación de las zonas de trabajo, la clasificación de los trabajadores expuestos y el programa de vigilancia radiológica personal y ambiental. Asimismo, se incluye un apartado que hace referencia a los aspectos más relevantes de la protección radiológica del personal de la empresa de asistencia técnica.

Además, todos los apartados presentarán, a modo de ejemplo, los datos de la instalación de protonterapia de la Clínica Universidad de Navarra (CUN) obtenidos durante la puesta en marcha y los primeros años de funcionamiento.

3. Activación en protonterapia

El haz de protones interacciona con los átomos del aire, del paciente y de todos aquellos elementos interpuestos en la trayectoria del mismo, produciendo la activación de los diferentes materiales. En consecuencia, la radiación está presente no sólo cuando el equipo está en funcionamiento, si no que se mantiene cierto periodo de tiempo tras la interrupción del haz. La magnitud de la radiación inducida dependerá tanto de la composición de los materiales sobre los que incide el haz como de la energía de los protones incidentes y del área irradiada, así como el tiempo e intensidad de la irradiación. Además, los niveles de activación son más elevados tras la irradiación y decrecen con el tiempo transcurrido de acuerdo a los periodos de semidesintegración de los radionucleidos generados.

La tasa de producción de un radionucleido concreto (R) como consecuencia de la interacción de un haz de protones con la materia se puede estimar empleando la siguiente expresión (1) [2]:

$$R = \phi \cdot \sigma \cdot N_F \cdot V \tag{1}$$

Donde:

- $\Phi(cm^{-2} \cdot s^{-1})$ es la fluencia de radiación promediada en el campo de irradiación.
- $\sigma(cm^2)$ es la sección eficaz (tamaño efectivo del núcleo blanco) de activación promediada para la energía de radiación.
- $N_F(cm^{-3})$ es la densidad atómica del nucleido que sufrirá la activación.
- $V(cm^3)$ es el volumen del campo de irradiación.

La actividad acumulada inmediatamente después de una irradiación depende de su duración (T_i), según la ecuación (2) [2]:

$$A(T_i) = A_{sat} \cdot (1 - e^{-\lambda \cdot T_i}) \tag{2}$$

Donde:

- $\lambda[s^{-1}]$ es la constante de desintegración del radionucleido a estudiar.
- $A_{sat}[Bq]$ es la actividad de saturación (de forma que si $T_i \gg T_{1/2} \rightarrow A \sim A_{sat}$, la radiactividad saturará al final de la irradiación).

Los tiempos de irradiación durante los tratamientos suelen ser cortos (alrededor de un minuto por campo), en consecuencia, la actividad acumulada es habitualmente pequeña.

A continuación, se describe más detalladamente la activación generada en los distintos materiales con los que interacciona el haz de protones.

3.1 Activación del propio equipo

Los niveles de radiación que emiten los diferentes componentes del equipo de protonterapia son más elevados en aquellos puntos en los que se produce un mayor porcentaje de pérdida de haz. En general se corresponden con aquellas localizaciones en las que tiene lugar la inyección, el transporte y la modulación del haz. En instalaciones cuyo sistema acelerador es un ciclotrón, el punto de mayor pérdida de haz se corresponde con los degradadores y los colimadores de emitancia (sistema de selección de energía), donde se llega a perder más del 90 % de su intensidad [3].

Los radionucleidos que se generan dependen de la composición de los materiales. Dos de los materiales más ampliamente empleados en los equipos de protonterapia son el tántalo y el tungsteno debido a su elevado punto de fusión y a su alta densidad. Otros materiales, en su mayoría metales, que suelen estar presentes son: Cu, Al, Fe, Ni y Cr. En general se producen isótopos con periodos de semidesintegración de diferentes órdenes de magnitud, desde segundos hasta meses e incluso años (Tabla 7.1).

Tabla 7.1. Clasificación de los diferentes isótopos que se generan por la activación de un blanco de cobre, según su periodo de semidesintegración. Adaptada de [2].

Periodo de semidesintegración	Isótopos generados
Horas	^{61}Cu, ^{64}Cu
Días	^{52}Mn
Meses	^{65}Zn, ^{56}Co, ^{57}Co, ^{58}Co, ^{54}Mn, ^{51}Cr, ^{7}Be
Años	^{60}Co, ^{44}Ti

3.2 Activación de equipos de medida, modificadores de haz y pacientes

En la sala de tratamiento la activación se produce en todos aquellos materiales sobre los que incide el haz de protones: pacientes, inmovilizadores, colimadores, bolus etc. durante los tratamientos; y equipos de medida y maniquíes durante los controles de calidad. Todos estos elementos tienen una composición idéntica o similar a los tejidos humanos.

En la Tabla 7.2, se recogen los principales radionucleidos producto de la activación de estos materiales. Son en su mayoría elementos emisores β^+ con periodos de semidesintegración cortos, entre los que cabe destacar el ^{15}O, ^{13}N y ^{11}C.

Tabla 7.2. Productos de la activación de materiales con composición similar al agua. Adaptado de [3].

Radionucleido	Periodo de semidesintegración	Reacción
^7Be	53.12 d	$^{10}B(p,\alpha xn)^7Be$
		$^{14}N(p,2\alpha)^7Be$
^{11}C	20.4 min	$^{12}C(p,pn)^{11}C$
		$^{14}N(p,\alpha)^{11}C$
^{13}N	9.97 min	$^{13}C(p,pn)^{13}N$
		$^{14}N(p,pn)^{13}N$
		$^{16}P(p,\alpha)^{13}N$
		$^{16}O(p,\alpha)^{13}N$
^{18}F	109.77 min	$^{18}O(p,n)^{18}F$
^{28}Mg	20.91 h	$^{34}Cl(p,6pxn)^{28}Mg$
		$^{36}K(p,8pxn)^{28}Mg$
		$^{31}P(p,4p)^{28}Mg$
^{22}Na	2.6 a	$^{28}Mg(p,\alpha xn)^{22}Na$
^{26}Al	7.17^5 a	$^{28}Mg(p,xn)^{26}Al$
^{30}P	2.5 min	$^{31}P(p,4p)^{30}P$
		$^{31}P(p,5p3n)^{30}P$
		$^{31}P(p,pn)^{30}P$
^{55}Co	17.53 h	$Fe(p,xn)^{55}Co$
^{56}Co	77.27 d	$^{56}Fe(p,n)^{56}Co$
^{34m}Cl	32 min	$^{35}Cl(p,pn)^{14m}Cl$
^{48}Sc	43.67 h	$^{48}Ca(p,n)^{48}Sc$
^{14}O	1.18 min	$^{14}N(p,n)^{14}O$

Los niveles de radiación producidos por estos elementos son bajos y se reducen rápidamente, por lo que, en general, no se considera necesario tomar medidas adicionales en lo que a la protección radiológica de los trabajadores y miembros del público se refiere [4].

3.3 Activación del aire y el agua

Tanto el aire como el agua presentes en las salas por las que discurre el haz primario resultan activados. Al igual que en el caso de los tejidos se generan principalmente emisores β^+ (^{14}O, ^{15}O, ^{13}N y ^{11}C), cuya actividad decrece rápidamente al finalizar la irradiación. La producción de radionucleidos es reducida por lo que los niveles de radiación resultan difíciles de medir de forma directa, ya que los equipos de medida no tienen sensibilidad suficiente.

Sin embargo, en el caso del agua, la acumulación de ^{18}F ($T_{1/2}$ = 110 min) y ^{7}Be ($T_{1/2}$ = 53 días) en la resina de intercambio de iones que forma parte del circuito de refrigeración del equipo, podría resultar en tasas de dosis medibles tras la irradiación. Además, se genera ^{3}H ($T_{1/2}$ = 12.3 años), que es un emisor β de baja energía y se acumula a lo largo de los años de funcionamiento de la máquina debido a su elevado periodo de semidesintegración, dando lugar a concentraciones de actividad medibles mediante centelleo líquido.

En el caso del aire, el radionucleido con mayor periodo de semidesintegración es el ^{41}Ar ($T_{1/2}$ = 109 min) y por tanto supone la principal contribución a las dosis de radiación por inhalación. La concentración de actividad de ^{41}Ar en el aire en una sala ventilada de forma continua en el momento que finaliza la irradiación viene dada por la ecuación (3) [2]:

$$C = \frac{\lambda \cdot R}{V \cdot (\lambda + v)} \cdot \left(1 - e^{-(\lambda + v) \cdot T_i}\right) \tag{3}$$

Donde:

- λ: la constante de semidesintegración del ^{41}Ar (λ = 0.38 h^{-1}).
- V: Volumen de la sala (cm^3).
- v: Velocidad de ventilación de la sala (renovaciones/h).
- T_i: Tiempo de irradiación por paciente (h).
- R: Actividad de saturación en la sala (s^{-1}).

Realizar medidas directas de la concentración de ^{41}Ar en la instalación de forma rutinaria no es factible. No obstante, se puede medir la tasa de fluencia de neutrones térmicos mediante el uso de detectores de burbujas, dato a partir del cual se calcula la actividad de saturación de la sala y finalmente la concentración de ^{41}Ar en la sala [5].

La monitorización de la tasa de dosis de los posibles efluentes de la instalación (agua y aire) permite garantizar que los niveles de radiación están, al menos, por debajo de los valores recomendados/permitidos, en relación a la concentración y a la tasa de dosis producida.

3.4 Ejemplo: Niveles de activación medidos en la instalación de la CUN

Durante la fase preoperacional y los primeros años de funcionamiento normal de la instalación se han realizado medidas de los niveles de activación. A continuación, se muestran algunos de los resultados obtenidos, para más información se puede consultar [4].

Activación en el acelerador

En la Figura 7.1, se muestran las tasas de dosis medidas, en los cuatro puntos donde se produce un mayor porcentaje de pérdida de haz, según las especificaciones del fabricante. El detector gamma se posicionó a la altura del haz de radiación, a la distancia más cercana al punto a la que una persona puede permanecer. Las medidas se realizaron tras el control de calidad diario de la máquina y al finalizar la jornada laboral.

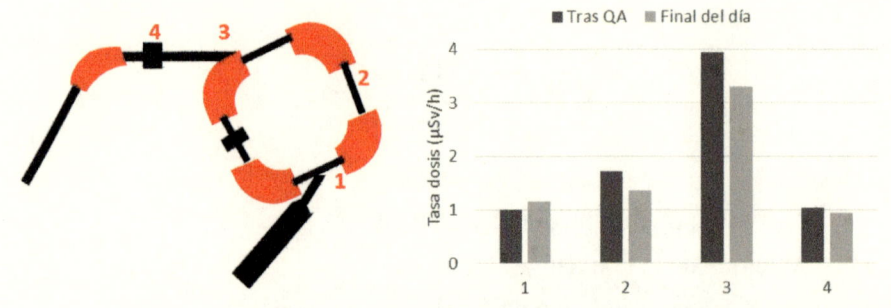

Figura 7.1. Resultados de la medida de los niveles de activación en el equipo: A la izquierda puntos de medida. A la derecha tasas de dosis medidas tras el control de calidad diario y al finalizar la jornada laboral.

Activación de maniquíes y equipos de medida

Se midió la activación en varios maniquíes y aparatos de medida empleados en los controles de calidad diarios, inmediatamente después de ser utilizados. Las condiciones de irradiación (energías, unidades de monitor, etc.) fueron las propias de la rutina clínica. En la Tabla 7.3 se muestran las tasas de dosis medidas en contacto.

Tabla 7.3. Resultados de la activación de los equipos utilizados para realizar controles de calidad.

Material irradiado	Tasa de dosis (µSv/h)
PMMA	132 ± 90
MatriXX	30 ± 9
Sphynx-Lynx	23 ± 10
Cámara de ionización	4.5 ± 1.7

Activación de pacientes

Se midieron tasas de dosis en varios pacientes tras recibir el tratamiento. Las tasas de dosis medidas en contacto con la superficie irradiada fueron de entre 2.5 y 91.5 µSv/h con un valor promedio de 27.2 µSv/h durante los dos primeros minutos tras finalizar el tratamiento. Los valores decrecen a una tercera o cuarta parte del valor inicial una vez transcurrida una hora [4].

Activación de agua

El agua de los circuitos de refrigeración del equipo de protonterapia se analiza en un laboratorio externo con una periodicidad semestral. Tras tres años de funcionamiento se han obtenido valores inferiores al límite de detección (3 Bq/L).

Asimismo, se analiza el agua de la cuba que se emplea para realizar medidas dosimétricas, con una concentración de tritio de 85 Bq/L tras cuatro años de uso.

4. Riesgos asociados a la operación del equipo de protonterapia

En una instalación radiactiva de protonterapia existen riesgos radiológicos asociados a la operación del equipo, tanto por irradiación como por contaminación radiactiva. A continuación, se describe el origen de los mismos.

4.1 Riesgo de Irradiación

Existe riesgo de irradiación externa como consecuencia de:

1. Haz de protones (haz primario).
2. Campos de radiación secundaria (fotones y neutrones) generados por la interacción del haz primario con distintos materiales.
3. Proximidad a elementos activados (equipo de protonterapia, pacientes, maniquíes, equipos de medida, inmovilizadores, etc.).

Siendo la activación de los materiales atravesados por el haz la principal fuente de exposición de los trabajadores de la instalación.

4.2 Riesgo de Contaminación

Existe riesgo de contaminación superficial y personal debido a:

1. Desprendimiento de partículas al manipular piezas activadas del propio equipo como consecuencia del roce entre la propia pieza activada y las manos o herramientas que la manipulen (contaminación por contacto).

2. Activación de algunos equipos empleados durante los controles de calidad como la cuba de agua empleada para caracterizar el haz de radiación (contaminación por contacto y/o ingesta).

3. Aire de las salas por las que discurre el haz primario (contaminación por inhalación).

4. Agua de los circuitos de refrigeración de la propia máquina o de la refrigeración de las salas en caso de fuga (contaminación por contacto y/o ingesta).

5. Clasificación de zonas

La clasificación de las diferentes áreas se lleva a cabo atendiendo al tipo de riesgo de exposición a radiaciones ionizantes (irradiación y/o contaminación) y a la probabilidad y magnitud de las exposiciones potenciales. Las salas principales de la instalación y las salas colindantes están clasificadas radiológicamente y señalizadas de acuerdo a lo establecido en el anexo IV del Reglamento sobre protección de la salud contra los riesgos derivados de la exposición a las radiaciones ionizantes [6], en adelante RPSRI, y la norma UNE 73-302.

En general, aquellas salas por las que discurre el haz de radiación son zonas de acceso prohibido. En estas salas no solo existe riesgo de irradiación si no que puede darse la contaminación de personas y superficies. Los despachos, las consultas o zonas de trabajo en torno a los blindajes de las salas por las que discurre el haz de protones se clasifican como zonas vigiladas o de libre acceso, aunque estas estén ocupadas por personal expuesto a las radiaciones ionizantes [7, 8]. El almacén destinado a albergar piezas activas y residuos radiactivos se clasifica como zona controlada, ya que además del riesgo de irradiación también está presente el riesgo de contaminación.

En la Tabla 7.4 se muestra como ejemplo la clasificación de las zonas de trabajo de la instalación de protonterapia de la CUN.

Tabla 7.4. Clasificación de zonas de la instalación de protonterapia de la CUN. Adaptada de [7].

Dependencia	Zona	
Sala del acelerador Sala del Gantry Sala de tratamiento	Zona de acceso prohibido Riesgo de irradiación y contaminación	
Sala de control del tratamiento y área frente a la puerta	Zona Vigilada Riesgo de Irradiación	
Sala de residuos sólidos	Zona controlada Riesgo de irradiación y contaminación	
Sala de control del acelerador Salas técnica del equipo de protonterapia Almacén Salas técnicas del sistema de ventilación	Libre acceso	

6. Clasificación de los trabajadores expuestos

La clasificación inicial del personal se efectúa en base a la estimación del riesgo realizada en el estudio de seguridad que se incluye en la solicitud de autorización de la instalación, de conformidad con lo establecido en el artículo 22 del RPSRI [6].

En general, en una instalación de protonterapia, al igual que en una instalación de radioterapia convencional, los trabajadores desarrollan su labor asistencial en puestos de trabajo que se encuentran protegidos del haz de radiación por una barrera estructural. Sin embargo, en protonterapia también están expuestos a irradiación por contacto o proximidad con elementos activados que están dentro de las salas del acelerador, del gantry y de tratamiento, e incluso el propio paciente. No obstante, a priori, es muy improbable que, en condiciones normales, un trabajador pueda recibir dosis efectivas que superen los 6 mSv anuales. Tampoco es esperable que el personal que manipula elementos activados reciba dosis en piel o extremidades por encima de 150 mSv; ni que la dosis equivalente en cristalino sea superior a los 6 mSv anuales. Por todo lo anterior, en principio, los trabajadores expuestos se pueden considerar de categoría B.

No obstante, la clasificación del personal debe actualizarse, en el caso de que haya algún cambio significativo o de que, en base a los registros dosimétricos del personal, se demuestre que la dosis que reciba el personal pueda superar los valores indicados en el párrafo anterior.

7. Vigilancia dosimétrica de los trabajadores expuestos

Las dosis recibidas por los trabajadores expuestos se determinan de acuerdo a lo establecido en los artículos 33 y 34 del RPSRI [6], con una periodicidad no superior a un mes.

El personal de la instalación, independientemente de su clasificación (categoría A o B), tendrá asignada dosimetría oficial para la exposición a radiación gamma y dosimetría operacional para la exposición a campos de radiación neutrónica.

El tipo de dosimetría que se asigna a cada trabajador depende del puesto de trabajo. Aquellas personas que pertenezcan a colectivos que manipulen piezas con riesgo de activación o que atiendan a pacientes en la sala de tratamiento, además de dosímetros de solapa, deben portar dosímetro de anillo para determinar la dosis efectiva en extremidades recibida por radiación gamma [8].

De forma adicional, es obligatorio el uso de dosímetros de lectura directa (DLD) para acceder a la sala que alberga el acelerador de protones. Y en el caso de los de los trabajadores de la empresa de servicio técnico y de aquellas personas que no tengan asignada dosimetría individual, también lo utilizaran para acceder a la sala del gantry. Las lecturas deben constar en un registro.

En la Figura 7.2 se muestran, a modo de ejemplo, diferentes dosímetros tanto activos como pasivos que se pueden emplear para la vigilancia dosimétrica de los trabajadores.

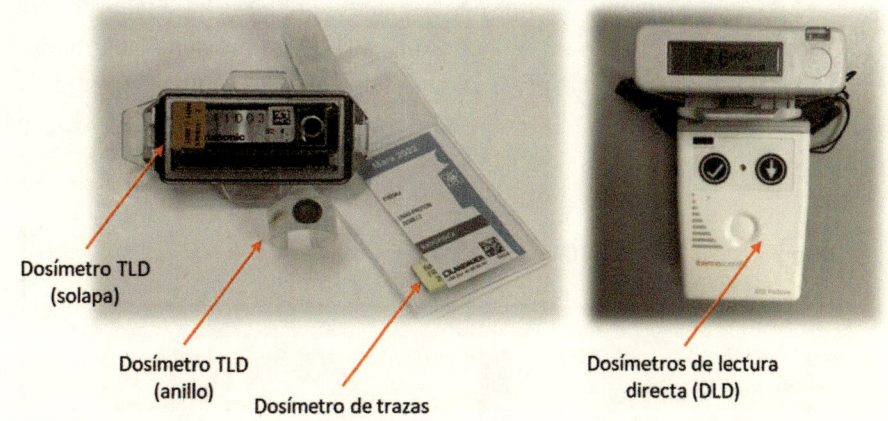

Figura 7.2. *Dosímetros utilizados para la vigilancia de dosis personal en la CUN: a la izquierda dosímetros de termoluminiscencia (solapa y anillo) y dosímetro de trazas (solapa); a la derecha dosímetros de lectura directa [7].*

La dosimetría del personal expuesto de la empresa que ofrece soporte técnico está gestionada y controlada por dicha empresa. Sin embargo, debe informar al SPR del centro hospitalario de las lecturas dosimétricas de todos los trabajadores.

Si bien existe riesgo de contaminación interna por inhalación de aire activado, no es necesario realizar dosimetría interna puesto que la dosis de radiación debida a la incorporación de radionucleidos se estima que es varios ordenes de magnitud inferior a los límites establecidos.

Las dosis de radiación derivadas de la operación normal de una instalación de protonterapia no se espera que sean más elevadas a las que se reciben en instalaciones de radioterapia con haces de fotones y/o electrones, en lo que a dosis efectiva se refiere. Los valores registrados de dosis equivalente en piel y extremidades sí se espera que sean superiores al fondo ambiental, debido a la activación, pero serán inferiores a los que se derivan de la operación en instalaciones de medicina nuclear.

A modo de ejemplo, en la instalación de protonterapia de la CUN los valores de dosis efectiva registrados durante los primeros 4 años de funcionamiento normal fueron equivalentes a fondo ambiental, tanto para la radiación gamma como para la neutrónica. En la Figura 7.3, se muestran los resultados de la dosimetría personal en extremidades ($H_p(0.07)$) de los especialistas en Radiofísica Hospitalaria y del personal técnico.

En base a estos resultados se justifica el hecho de que colectivos que desarrollan su labor asistencial en el área de protonterapia a tiempo parcial (como pediatras, anestesistas, mantenimiento interno del hospital y limpieza) no tengan dosimetría personal asignada, ya que están menos expuestos a las radiaciones ionizantes que el personal del Departamento de Oncología Radioterápica, que tal y como se ha mostrado reciben dosis de radiación iguales al fondo ambiental en la mayor parte de los casos.

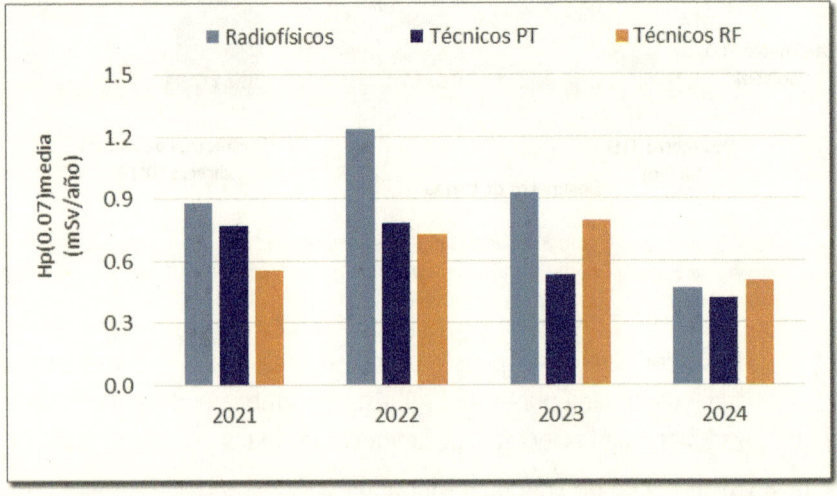

Figura 7.3. Valor promedio anual de Hp(0.07) durante los primeros 4 años de funcionamiento normal de la instalación de protonterapia de la CUN, según el puesto de trabajo (teniendo en cuenta que el rol de los técnicos es diferente en función de si forma parte del Servicio de Radiofísica (RF), o del Servicio de Oncología radioterápica (PT)).

8. Vigilancia de la salud de los trabajadores expuestos

La vigilancia de la salud de los trabajadores expuestos se llevará a cabo según lo establecido en el Capítulo IV del RPSRI [6]. Toda persona que vaya a ser clasificada como trabajador expuesto de categoría A deberá ser sometida a un examen de salud previo, que permita comprobar su aptitud para realizar las funciones que se le asignen. Asimismo, los trabajadores de categoría A estarán sometidos a exámenes de salud periódicos, cada doce meses o más frecuentemente, que permitan comprobar que siguen siendo aptos para ejercer sus funciones.

No obstante, en base a la experiencia adquirida en las instalaciones de protonterapia que ya están en funcionamiento, no se puede deducir que exista la necesidad de clasificar a los trabajadores expuestos como de categoría A (ver apartado 6 de este Capítulo).

9. Vigilancia radiológica ambiental

En cualquier instalación radiactiva se deber llevar a cabo una vigilancia radiológica de los lugares de trabajo, que conlleva la medida y el registro de los niveles de radiación ambiental.

Dado que no resulta factible la medida física de las magnitudes dosimétricas en las que se sustentan los límites de dosis establecidos (dosis efectiva y dosis equivalente), la solución adoptada por ICRU para el desarrollo práctico es implementar magnitudes operacionales. La magnitud operacional empleada en el ámbito de la protección radiológica de áreas es el equivalente de dosis ambiental (H*(10)), cuya definición se recoge en el anexo I del RPSRI [6] (ver Capítulo IV).

La vigilancia radiológica de los lugares de trabajo en las instalaciones de protonterapia difiere de las medidas que se venían realizando en las instalaciones de radioterapia con haces de fotones/electrones en que:

- Debido a la generación de campos neutrónicos segundarios, además de la radiación gamma se debe medir la radiación neutrónica.

- A las medidas puntuales realizadas de forma periódica durante la operación de la instalación, hay que añadir la monitorización de forma continua de los niveles de radiación en varias salas.

En los siguientes epígrafes se detallan diferentes formas de proceder para medir la dosis de radiación en diferentes puntos de la instalación, empleando tanto dosímetros pasivos como detectores activos.

9.1 Medida de los niveles de dosis ambiental mediante el uso de dosímetros pasivos

La medida de los niveles de radiación ambiental (dosimetría de área) en los puntos más representativos de la instalación debe realizarse de forma rutinaria durante el funcionamiento de la instalación, y también durante lo que se conoce como fase preoperacional (comisionado técnico por parte del fabricante y comisionado clínico por parte del centro hospitalario).

La localización de los dosímetros se debe elegir de forma que se pueda realizar una vigilancia exhaustiva en diferentes puntos de la instalación y las zonas circundantes a la misma. Previo a la solicitud de puesta en marcha es necesario enviar una justificación de la elección de los puntos de medida. Lo ideal es incluir varios puntos de medida detrás de cada una de las barreras, cubriendo zonas de control en las que se encuentran los operadores en el momento de la exposición, puertas, zonas anexas a las que tenga acceso el público, el techo del búnker, etc. Además, de los puntos de medida situados tras las principales barreras estructurales, puede ser de interés colocar dosímetros en puntos en los que haya otro tipo de fuentes. Un ejemplo son los boxes de anestesia, con el objetivo de medir los niveles de radiación generados por los pacientes tras haber recibido el tratamiento.

La frecuencia con la que se deben realizar las medidas viene dada por la resolución de autorización de cada instalación, y ha de quedar reflejada en el procedimiento correspondiente.

Las medidas se realizan con dosímetros pasivos, calibrados en equivalente de dosis ambiental ($H^*(10)$), o en dosis equivalente personal ($H_p(10)$ y $H_p(0.07)$), como estimadores de la dosis efectiva. Éstos se colocan en puntos fijos y se exponen de forma continua durante un mes. Para medir la radiación gamma los dosímetros más ampliamente utilizados son los basados en termoluminiscencia (TLD), mientras que para la radiación neutrónica se suelen emplear dosímetros de trazas.

Los valores de las lecturas de los dosímetros se deben recoger en un informe, estableciendo una relación con la carga de trabajo de la instalación (p. ej. número de sesiones de tratamiento, número de haces totales, unidades de monitor totales y/o tiempo de irradiación total).

En aquellos puntos de medida en los cuales se registren valores de dosis profunda distintos del fondo ambiental se deben estudiar las posibles causas, teniendo en cuenta su localización y el factor de ocupación. Además, es importante llevar a cabo un análisis de la dosis anual que puede recibir un trabajador que desempeñe sus labores en dicha área, teniendo en cuenta la carga de trabajo y la ocupación de la misma.

Para una zona de libre acceso, en el caso de obtener valores de dosis anual que superen el límite de dosis establecido para miembros del público (1 mSv) de forma repetida, es necesario evaluar si es preciso emprender acciones correctivas, como adaptar la señalización de riesgo radiológico.

En base a las medidas realizadas y a la experiencia adquirida, se pueden reducir los puntos de medida, e incluso pedir una modificación de la instalación radiactiva para poder reducir la frecuencia de las medidas.

A continuación, a modo de ejemplo se muestran los resultados de las medidas realizadas en la CUN, una valoración de los mismos y la optimización del procedimiento de medida en base a nuestra experiencia.

Ejemplo: resultados obtenidos en la instalación de la CUN

Se realizaron medidas en un total de 93 puntos. En la Figura 7.4 se muestra la distribución de puntos en la planta -2 de la instalación, en la que se encuentran las salas por las que discurre el haz de radiación. Asimismo, se midió en los boxes de anestesia, en puntos lo más próximos posible a las camillas.

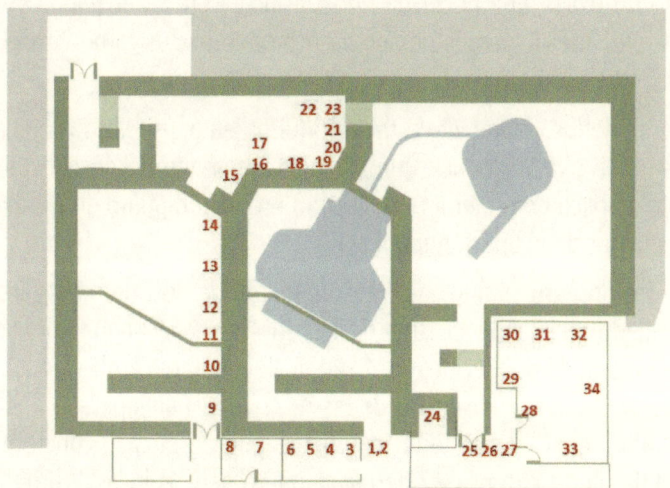

Figura 7.4. Ubicación de los puntos de medida en la planta -2 de la instalación de protonterapia de la CUN, en los que se sitúan los dosímetros pasivos [9].

Se emplearon dosímetros TLD para medir la radiación gamma y de trazas para la neutrónica, ambos calibrados en Hp(10). En el caso de la dosimetría gamma, una vez recibidas las lecturas se sustrae el valor del fondo ambiental, evaluado con 3 dosímetros que no se exponen a fuentes de radiación (permanecen en las dependencias del SPR). En el informe se registran aquellos valores que son iguales o mayores que 0.05 mSv. A los puntos de medida con valores menores que 0.05 mSv se les asigna un valor de dosis de 0.00 mSv. En el caso de la dosimetría neutrónica, en el informe se registran directamente los valores suministrados por la empresa de dosimetría, que asigna 0.00 a aquellos valores iguales o menores que 0.10 mSv, una vez han sustraído el valor del fondo de ese mes.

En general, la dosis neutrónica registrada ha sido 0.00 en todos los puntos, y la dosis gamma es distinta de 0.00 en el punto 23 (máx(Hp(10)) = 0.15 mSv/mes), que está situado en la zona en la que estará la futura línea de transporte del haz de alta energía en el caso de que se ponga en marcha una segunda sala de tratamiento. El punto 23 se encuentra tras una barrera estructural provisional (que se retirará cuando se instale el segundo gantry) y además está justo delante de la Fast Faraday Cup (FFC), punto en el que se frena la totalidad del haz cuando se trabaja en modo «FFC». Sin embargo, este modo de funcionamiento no se utiliza durante la práctica clínica, lo que justifica que no se hayan medido valores elevados de dosis en dicho punto.

Las dosis medidas dentro de los boxes de anestesia han sido 0.00 mSv/mes desde enero de 2020 hasta la actualidad. Por tanto, esta dosimetría de área demuestra que no existe una necesidad de clasificar como trabajadores expuestos a anestesistas, pediatras y demás personal encargado exclusivamente del cuidado de los pacientes.

En general, de los valores de la radiación ambiental medidos mediante dosímetros pasivos no se puede deducir que se supere el límite de dosis establecido para miembros del público en general (1 mSv/año) en ningún punto de medida, aun considerando el factor de ocupación igual a 1.

Durante los primeros 5 años de funcionamiento la dosimetría de área se realizó con periodicidad mensual. La gestión de los dosímetros ocupaba aproximadamente una jornada laboral de dos técnicos del SPR, incluyendo el cambio de los dosímetros gamma y de neutrones y el registro de las dosis mensuales para la posterior redacción de los informes. Hay que tener en cuenta que en el caso concreto de nuestro centro la instalación es extensa y, además, fue necesario colocar dosímetros en áreas que están situadas en el exterior e incluso zonas de difícil acceso como es el techo del búnker.

Después del primer año de funcionamiento de la instalación se justificó una reducción de los puntos de medida (de 93 a 65), manteniendo los puntos que están en zonas de trabajo y aquellos en los que se han medido valores superiores al fondo ambiental en las verificaciones de los blindajes. Tras 5 años de operación, se realiza vigilancia radiológica ambiental con detectores pasivos en 46 puntos con periodicidad anual en lugar de mensual.

9.2 Medida de los niveles de radiación con dosímetros activos

Se mide la tasa de dosis instantánea, tanto la debida a la radiación gamma como a la neutrónica, durante la operación del equipo, mientras se irradia en condiciones desfavorables.

Teniendo en cuenta la periodicidad con la que se va a ejecutar el procedimiento, y la disponibilidad de la máquina, el número de puntos de medida será más o menos reducido. Generalmente, se cubren los puestos de trabajo situados en la sala de control de los tratamientos y en las inmediaciones de las puertas que dan acceso a la sala de tratamiento y del acelerador.

En cada punto se mide con un monitor de radiación ambiental gamma y un detector de neutrones de rango extendido, ambos calibrados en equivalente de dosis ambiental ($H^*(10)$).

Los valores obtenidos se recogen en un informe y se comparan con los valores medidos previamente. Estos deben ser valores similares en el caso de las medidas realizadas durante la operación del equipo, ya que las condiciones de medida son reproducibles. En el caso de detectar valores inusuales se debe justificar la causa. El objetivo es detectar cambios en las barreras de blindaje y caracterizar radiológicamente las distintas zonas de la instalación con el fin de dar recomendaciones de protección radiológica al personal que desarrolla su actividad en la instalación.

En función de los valores registrados podría ser necesario adaptar la señalización de riesgo radiológico en las diferentes áreas de la instalación radiactiva.

Ejemplo: resultados obtenidos en la instalación de la CUN

En la CUN, las medidas de los niveles de radiación las realizan técnicos expertos en protección radiológica y son supervisadas por un especialista en Radiofísica Hospitalaria del SPR. Se mide la tasa de dosis instantánea mensualmente en 8 puntos de la instalación, distribuidos según la Figura 7.5.

Se mide en las condiciones más desfavorables (máxima energía, con el gantry apuntando hacia la puerta de la sala de tratamiento, empleando un medio dispersor). Los resultados obtenidos (promedio ± SD) durante el año 2023 se recogen en la Tabla 7.5. En la zona de la sala de control de tratamientos no se registran valores significativos de dosis, sin embargo, la proximidad de las puertas, de la sala de tratamiento y del acelerador, son las zonas más calientes de la instalación, como era previsible.

De los valores recogidos, se puede deducir no se espera que se supere ningún límite de dosis. El factor de ocupación establecido delante de la puerta de la sala de tratamiento es 1/4, pues se espera que, durante el tratamiento, el personal esté en la sala de control y no detrás de la puerta.

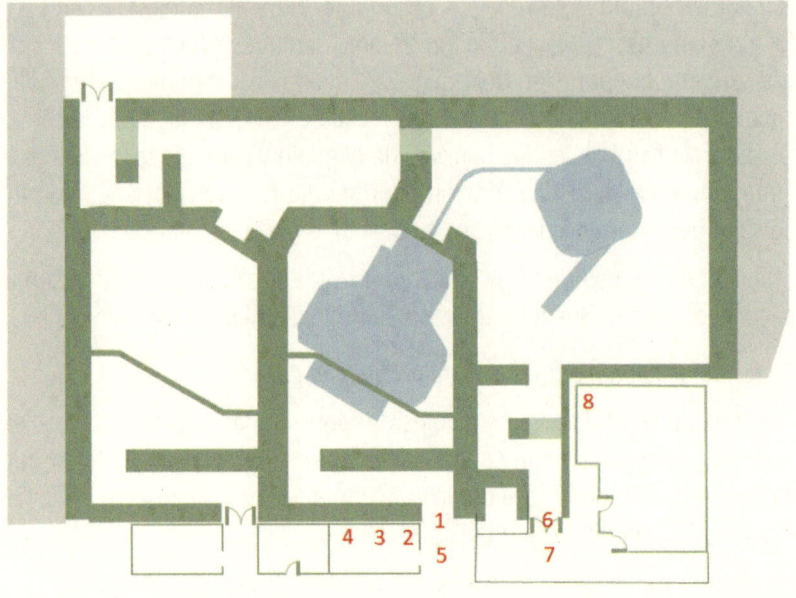

Figura 7.5. Ubicación de los puntos en los que se miden los niveles de radiación ambiental con detectores activos, en la instalación de protonterapia de la CUN.

Tabla 7.5. Tasas de dosis medidas, gamma y neutrónica, en los puntos más representativos de la instalación de la CUN.

Punto	Tasa de dosis (uSv/h)	
	Neutrones	Gamma
1	4.14 ± 3.28	0.51 ± 0.11
2	0.29 ± 0.08	0.24 ± 0.08
3	0.22 ± 0.04	0.22 ± 0.04
4	0.12 ± 0.06	0.20 ± 0.02
5	1.01 ± 0.48	0.25 ± 0.06
6	1.40 ± 0.34	0.34 ± 0.06
7	1.11 ± 0.28	0.30 ± 0.09
8	0.60 ± 0.27	0.23 ± 0.04

9.3 Medida de los niveles de radiación con detectores fijos

Diseño del sistema de monitorización ambiental

Tal y como se describe en el Capítulo V sobre "Diseño de las instalaciones de protonterapia" el sistema de monitorización ambiental debe constar de al menos cuatro estaciones de medida dotadas con:

1. Un detector gamma en la sala del acelerador.

2. Un detector gamma y un detector de neutrones en el recinto formado por la sala del gantry y la sala de tratamiento.

3. Un detector gamma y un detector de neutrones en la sala de control de tratamiento.

Se trata de detectores de radiación fijos, calibrados en H*(10) y con unas características tales que sean apropiados para la medida y el control de los campos de radiación esperados (Tabla 7.6).

Tabla 7.6 Características de los detectores.

Ubicación del detector	Tipo de radiación	Rango de tasa de dosis	Energía máxima
Sala de control	Neutrónica	30 nSv/h – 100 mSv/h	20 MeV
	Gamma	100 nSv/h – 10 mSv/h	1.3 MeV
Sala de tratamiento + Sala de gantry	Neutrónica	30 nSv/h – 100 mSv/h	20 MeV
	Gamma	100 nSv/h – 10 mSv/h	1.3 MeV
Sala del acelerador	Gamma	100 nSv/h – 10 mSv/h	1.3 MeV

Se ubicarán en puntos que sean representativos de los valores de la tasa de dosis en el interior de la sala en la que se encuentran. Considerando que, el personal de la instalación no accede a las salas de acelerador, gantry o tratamiento durante la administración del haz de radiación, el interés de la medida de los niveles de radiación es que el operador pueda conocer si dentro de la sala hay radiación o no, es decir, la ubicación de los detectores es más o menos abierta siempre que sean capaces de aportar información sobre si el haz de radiación está apagado o encendido.

Además, los detectores ubicados en las salas del acelerador y de tratamiento deben contar con monitores o pantallas fuera de las mismas y con indicadores de estado y de alarma luminosa y/o acústica, con niveles de pre-alarma y alarma. La función principal de los indicadores luminosos es que el usuario pueda consultar de forma sencilla el nivel de radiación que existe en el interior de una sala concreta antes de acceder a la misma, razón por la cual los monitores se sitúan cerca de las puertas de acceso.

Asimismo, en el interior de las salas por las que discurre el haz primario se han de colocar indicadores de columna conectados a la señal que envían los detectores (ver Tabla 5.1). De esta manera, en el caso de que accidentalmente una persona distinta del paciente esté en el interior de la sala de tratamiento o cualquier persona permanezca en el interior de las salas del acelerador y del gantry durante la irradiación, el individuo podrá comprobar el nivel de radiación al que se está exponiendo.

Niveles de tarado de las alarmas

El hecho de que se active un indicador u otro depende de dos niveles de tarado o alarma que es necesario introducir en el sistema. De esta forma si la tasa de dosis registrada por alguna de los detectores supera el primer nivel de tarado se activará el indicador luminoso naranja (pre-alarma), y, si supera el segundo nivel de tarado, se activará el indicador rojo (alarma). En el caso de que la tasa de dosis no supere ninguno de los niveles de alarma el indicador luminoso de color verde permanecerá encendido.

Los umbrales de alarma no están predefinidos, sino que deben ser establecidos por el usuario para cada uno de los detectores por separado (gamma y neutrones). La tasa de dosis umbral se elige teniendo en cuenta la ubicación de los detectores dentro de las salas, y se actualiza en función de la experiencia adquirida. Llegado el caso, puede ser necesario modificar los niveles de tarado porque ya no sean representativos de lo que ocurre en el interior de las salas.

En el caso de las salas de tratamiento y del gantry los niveles de alarma no actúan sobre las puertas de acceso, debe ser el operador el que consulte el nivel de radiación antes de acceder al interior de la sala. Sin embargo, si se supera el primer nivel de alarma del detector gamma instalado en la sala del acelerador la apertura de la puerta queda bloqueada y no se puede acceder al interior hasta que se alcancen de nuevo valores por debajo del umbral establecido.

Los niveles de tarado se fijan durante la fase pre-operacional a partir de medidas experimentales realizadas en las diferentes salas, y posteriormente se verifica que sigan siendo válidos una vez se inicien los primeros tratamientos. Deben quedar recogidos en los procedimientos definitivos de operación de la instalación.

Registro de datos

El diseño del sistema de monitorización debe ser tal que todos los detectores de radiación estén conectados a un programa que permita el registro en continuo de la señal enviada por los mismos. Asimismo, debe permitir la visualización en tiempo real las lecturas de cada detector en un ordenador situado en la sala de control de tratamiento. De forma adicional y si fuera técnicamente posible, se puede instalar un monitor que permita la visualización de los niveles de radiación desde las dependencias del SPR [8].

Los datos registrados se deben poder extraer en ficheros que permitan su análisis.

Correlación entre los niveles de radiación ambiental y los parámetros de funcionamiento del equipo

Los niveles de radiación ambiental medidos en el interior de las salas por las que discurre el haz guardan una relación directa con la carga de trabajo del equipo, el tipo de tareas que se están desarrollando y el modo de funcionamiento del equipo.

Los equipos de protonterapia permiten extraer ficheros que contienen los parámetros bajo los que se ha operado. El formato de los ficheros y la forma de organizar la información depende del fabricante. Esto hace posible establecer una correlación con las tasas de dosis medidas por los detectores y evaluar su evolución temporal. Datos a partir de los cuales se generan informes que solicita el Consejo de Seguridad Nuclear (CSN) para la inspección previa a la puesta en marcha de la instalación, y de forma periódica durante los primeros años de funcionamiento.

Ejemplo: sistema de monitorización ambiental de la CUN

A modo de ejemplo, en la instalación de protonterapia de la CUN cada una de las cuatro estaciones de medida (ver la Figura 5.4 del Capítulo V) consta de un detector gamma (modelo FHT 612-10 de Thermo) y un detector de neutrones de rango extendido (modelo FHT 762 Wendi-2 de Thermo). Los detectores están conectados a un programa (NetView de Thermo) que almacena la tasa de dosis promedio en cada minuto y permite exportar los datos de forma sencilla para poder realizar un análisis más exhaustivo de las medidas realizadas. El sistema dispone de dos conjuntos de indicadores luminosos (verde, naranja y rojo) que permiten que el usuario pueda visualizar el nivel de riesgo de irradiación: el primero de ellos se encuentra en la parte inferior del monitor, y el segundo es una columna de señalización luminosa independiente que si bien está conectada al monitor se puede colocar en otro punto de la instalación. En la Figura 7.6 se muestra un esquema del sistema.

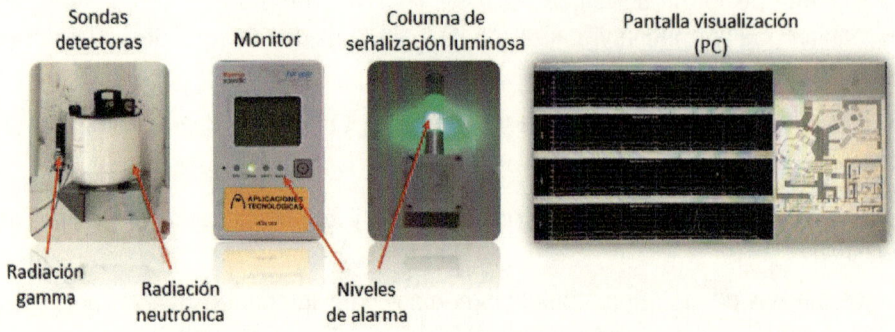

Figura 7.6. Sistema de monitorización ambiental instalado en la CUN, que consta de detectores de neutrones y de radiación gamma, monitor para la visualización de la tasa de dosis instantánea, columna de señalización luminosa y pantalla de ordenador situada en la sala de control de tratamiento en la que se visualiza la evolución temporal de las medidas [9].

El criterio que se aplicó para seleccionar los umbrales de tasa de dosis se muestra en la Tabla 7.7 para las salas por las que discurre el haz y en la Tabla 7.8 para la sala de control de tratamiento. En general, una vez interrumpida la irradiación no se espera que los niveles de activación sean significativos más allá de los primeros minutos.

Tabla 7.7. Criterios para establecer los niveles de tarado de las estaciones de medida situadas en las salas por las que discurre el haz de radiación.

Indicador luminoso	Condiciones en el interior de la sala
Verde	No hay haz de radiación ni se detecta activación
Naranja	No hay haz de radiación pero se detecta activación
Rojo	Haz de radiación

Tabla 7.8. Criterios para establecer los niveles de tarado de la estación de medida situada en la sala de control de tratamiento.

Indicador luminoso	Condiciones en el interior de la sala
Verde	Tasa de dosis (gamma y neutrónica) < fondo ambiental
Naranja	Tasa de dosis (gamma ó neutrónica) > niveles esperados
Rojo	Tasa de dosis (gamma + neutrónica) tal que la dosis personal > 6 mSv/año

En el caso de que el primer nivel de alarma se superase en otras circunstancias es necesario investigar a qué se debe y emprender acciones correctivas. Lo mismo ocurre si se supera el segundo nivel de alarma mientras el equipo no está irradiando. Además, se habría de evaluar si se debe hacer una reclasificación de las zonas, puesto que todas son de acceso libre mientras el haz de radiación está apagado.

Durante la fase pre-operacional ($\approx$ 6 meses) la carga de trabajo fue muy variable y no se observó ningún patrón o tendencia. Durante el año 2021 la carga de trabajo en general fue menor que durante la fase pre-operacional y no hubo una variabilidad significativa.

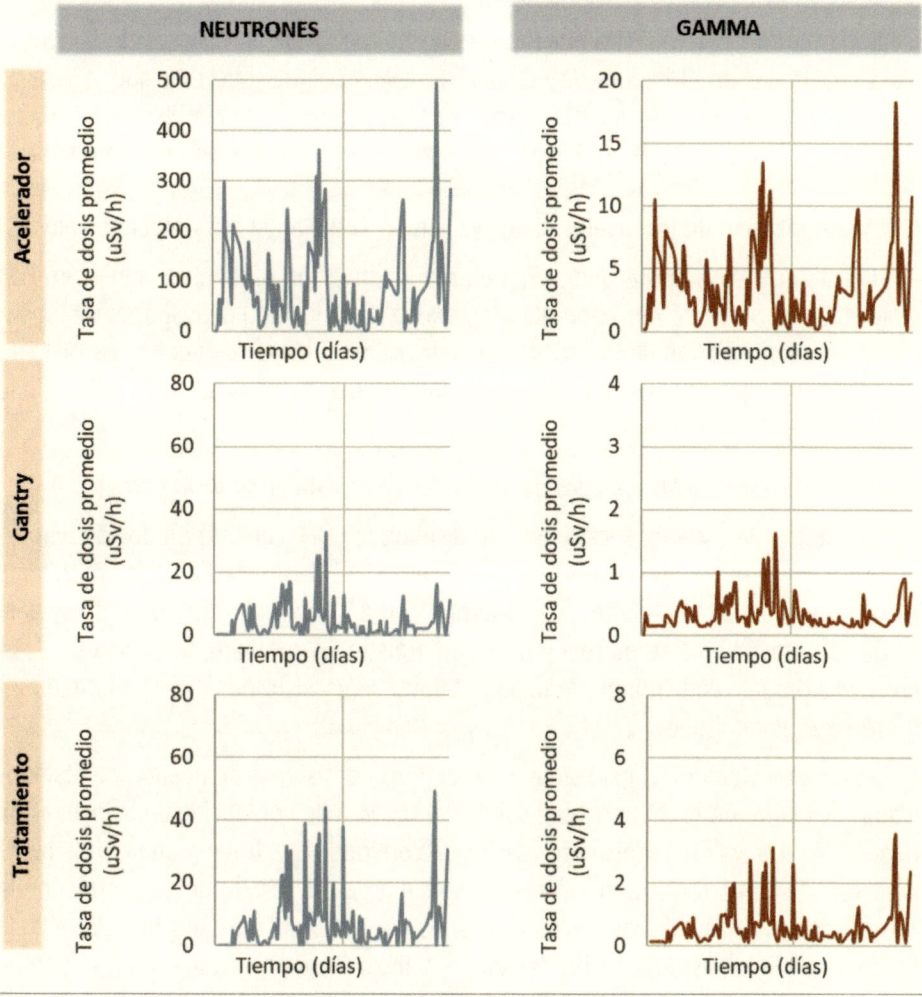

Figura 7.7. Tasa de dosis neutrónica (azul) y gamma (roja), medida durante la fase pre-operacional en las salas por las que discurre el haz de radiación [9].

En lo relativo a la energía del haz, en la fase pre-operacional, durante los primeros días de ajustes se trabajó con una energía máxima de 3.5 MeV que se corresponde con la energía a la que son acelerados los protones que salen del acelerador lineal hacia la línea de transporte de baja energía. Una vez el haz se inyectó en el sincrotrón las energías empleadas oscilaron entre 70 y 250 MeV (rango de energías de funcionamiento normal). La principal diferencia entre la fase pre-operacional y la operacional es que durante la primera se suele trabajar a una energía concreta durante largos periodos de tiempo mientras que durante los tratamientos la selección de energías es muy variable en el tiempo.

En la Figura 7.7 se muestra una representación gráfica de las tasas de dosis neutrónicas registradas en el interior de las salas. En ella se puede observar que la tasa de dosis en las distintas salas sigue la misma tendencia, a excepción de la sala de control de tratamiento en la que las medidas son próximas a los valores de fondo ambiental.

9.4 Monitorización de los niveles de activación en aire y agua con detectores fijos

Puesto que los isótopos que se generan por activación tanto en el agua como en el aire son emisores de radiación gamma, existe la posibilidad de disponer de un sistema de monitorización de los niveles de activación de los efluentes que consista en dos detectores gamma conectados a un programa que permita registrar en continuo las lecturas de los mismos.

Ejemplo: resultados de las medidas de realizadas en la instalación de la CUN

El sistema de monitorización del que dispone la CUN, consiste en dos detectores de radiación gamma tipo geiger, calibrados en $H^*(10)$, conectados a dos monitores que a su vez están conectados, vía Ethernet, con un ordenador que permite visualizar los resultados en tiempo real y hacer un registro en continuo de la tasa de dosis promedio durante cada minuto (equipo GM Rady Dual y sistema de gestión RADY NET de Técnicas Radiofísicas).

Uno de los detectores está situado en el pozo del sistema de gestión de residuos líquidos y el otro en la chimenea de salida del sistema de ventilación de la instalación (Figura 7.8). Los valores registrados de forma continua se extraen y analizan, y hasta la fecha no se han registrado valores por encima de 0.2 μSv/h, que se corresponde con el valor máximo de las fluctuaciones de las tasas de dosis de la radiación de fondo. Es decir, el sistema no ha detectado activación ni en el agua ni en el aire de las salas. No obstante, se envían muestras de agua al CIEMAT para su análisis con detectores de centelleo líquido que permiten evaluar la existencia de ^{3}H, que emite partículas beta de baja energía.

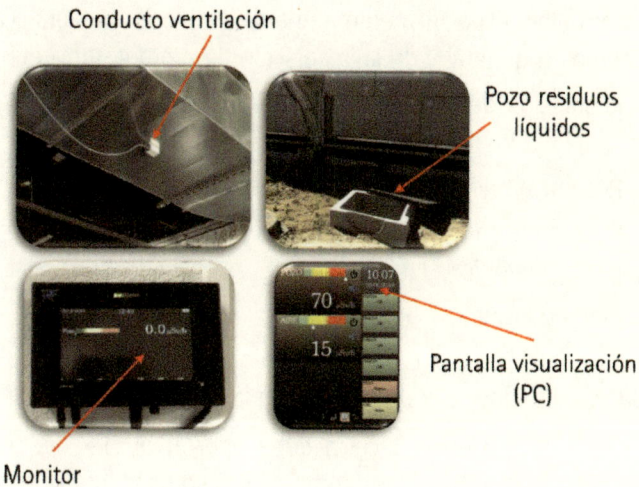

Figura 7.8. Esquema del sistema de monitorización de efluentes (agua y aire de la CUN). Adaptada de [9].

10. Protección radiológica operacional del personal de asistencia técnica

El SPR en representación del titular de la instalación, es responsable en el ámbito de su actividad y competencia de los aspectos operativos de la protección radiológica de los trabajadores de la empresa que presta servicios de asistencia técnica, garantizando que se respeten los principios básicos, las normas de protección y los límites de dosis fijados en el RPSRI [6]. Su conocimiento es de interés para el supervisor de la instalación de protonterapia.

10.1 Responsabilidades de la empresa de asistencia técnica

La empresa de asistencia técnica debe:

- Respetar y hacer respetar los principios básicos y las normas de protección fijados en el RPSRI, y en particular, los límites de dosis.

- Proporcionar a sus trabajadores la información y la formación relativas a la protección radiológica exigidas en ejecución de su trabajo.

- Controlar las dosis recibidas por sus trabajadores en la ejecución de sus trabajos y mantener los archivos dosimétricos correspondientes.

- Mantener la vigilancia médica de sus trabajadores.

Cada trabajador de la empresa que realiza labores de asistencia técnica debe cumplir:

- La legislación vigente en España en materia de protección radiológica.

- La normativa específica en materia de protección radiológica del centro hospitalario en general y de la instalación de protonterapia en particular:

  - Resolución de autorización de la instalación de protonterapia del centro hospitalario

  - Resolución de autorización de la empresa para la que trabajan.

  - Reglamento de Funcionamiento, incluidos los procedimientos de protección radiológica.

  - Plan de Emergencia.

- Notificar al SPR en el caso de que desarrolle su actividad laboral en una instalación diferente a la de protonterapia de la CUN de forma simultánea.

La empresa de asistencia técnica debe aportar al SPR del centro hospitalario información sobre sus trabajadores como cuáles son sus funciones, tareas y responsabilidades, el tiempo de permanencia en la instalación, la aptitud médica y la declaración de que conoce la normativa particular y específica del centro. Durante la fase preoperacional y en algunos mantenimientos del equipo, se requiere que personal extranjero trabaje en la instalación. En estos casos es aún más importante que el SPR disponga de esta información.

10.2 Organigrama del personal

El SPR del centro hospitalario debe ser informado del organigrama en materia de protección radiológica del personal de asistencia técnica, así como cualquier cambio que se produzca.

10.3 Comunicación con el SPR

Se debe establecer cuál es la vía de comunicación oficial entre los supervisores de la empresa de asistencia técnica y el personal del SPR, en lo relativo a la protección radiológica de la instalación de protonterapia. Es preferible la comunicación escrita (correo electrónico, informes, etc.) a la oral.

10.4 Licencias del personal

La gestión de las licencias de supervisor y operador, en el campo de aplicación "comercialización y asistencia técnica" es competencia de la empresa de asistencia técnica. El SPR debe estar informado de cualquier alta, baja o renovación de las licencias cada vez que estas se produzcan. Es recomendable que el SPR archive copias de las licencias (alta o renovación) o las comunicaciones de baja al CSN, en su caso.

10.5 Dosimetría del personal

La gestión de la dosimetría personal de los trabajadores es competencia de la empresa de asistencia técnica. No obstante, deben informar al SPR del centro hospitalario del tipo de dosimetría asignada (TLD, neutrónica, DLD, anillo, etc.), y de los resultados de la dosimetría personal, tanto gamma como neutrónica. De este modo el SPR podrá verificar que los datos dosimétricos están completos y que las condiciones dosimétricas de los trabajadores son adecuadas a la naturaleza de las intervenciones que realizan.

En el caso de trabajadores que hayan sido expuestos con anterioridad han de aportar el historial dosimétrico individual completo.

10.6 Clasificación del personal

La clasificación del personal es responsabilidad de la empresa de asistencia técnica, si bien esta clasificación debe hacerse de acuerdo a la dosimetría personal.

Teniendo en cuenta los datos dosimétricos generados por las instalaciones de protonterapia que están actualmente en funcionamiento en España el personal de asistencia técnica puede estar clasificado como de categoría B.

10.7 Formación general y específica

La formación básica del personal de asistencia técnica, en materia de protección, exigida en la ejecución de su trabajo, de acuerdo con el artículo 23 del RPSRI es competencia de la empresa de asistencia técnica. Antes de la incorporación de un trabajador, la empresa debe aportar el certificado de formación básica en materia de protección radiológica.

La formación específica de la instalación de protonterapia del centro hospitalario es responsabilidad del SPR (reglamento de funcionamiento, procedimientos operacionales, plan de emergencia, etc.) Si bien el contenido de las sesiones formativas es competencia del SPR, existe la posibilidad de delegar la formación en los supervisores de la empresa de asistencia técnica. El idioma de las sesiones será tal que el trabajador pueda comprender los conceptos que se imparten.

Asimismo, el SPR impartirá sesiones de formación continuada en materia de protección radiológica cada 2 años naturales.

La formación impartida deberá quedar registrada, incluyendo:

- Nombre del trabajador y tarea que desempeña.
- Fecha del seminario.

- Nombre de la persona que lo imparte.
- Descripción del contenido.
- Firma del trabajador, aceptando que ha recibido la formación indicada.
- Firma del representante del centro hospitalario, si la persona que ha impartido el curso es de otra empresa.

11. Referencias

1. Martí-Climent JM, Morán V, Soria L et al. Puesta en funcionamiento de una instalación de protonterapia: Guía para preparar la documentación requerida. Revista Española de Física Médica. 2023; 24:13-25.

2. Ipe NE, Fehrenbacher G, Gudowska I, et al. (Ed.). Shielding design and radiation safety of charged particle therapy facilities. PTCOG Report No. 1, 2010.

3. Irazola L, Morán V, Bermúdez R, et al. Activación en protonterapia. En Protección radiológica en una instalación de protonterapia, Editores Martí JM y Morán V, Primera Edición, EUNSA, Pamplona, 2022. pp. 277-296.

4. Irazola L, Morán V, Martínez-Francés E, et al. Is neutron-activation a radiation safety issue for the facility staff and public members in proton therapy? Radiation physics and chemistry. 2024; 215:111386.

5. Mukherjee B, Ding X, Hentscher R. Estimation of the air activation in the treatment rooms of proton therapy cyclotrons. 2013: PTOG 52. Conference: 52nd Annual Conference of the Particle Therapy Co-Operative Group-PTCOG.

6. Real Decreto 1029/2022, de 20 de diciembre, por el que se aprueba el Reglamento sobre protección de la salud contra los riesgos derivados de la exposición a las radiaciones ionizantes. Boletín Oficial del Estado núm. 313, pp. 178672-178732.

7. Morán V, Soria L, Martínez-Francés E. Protección Radiológica Operacional I. En Protección radiológica en una instalación de protonterapia, Editores Martí JM y Morán V, Primera Edición, EUNSA, Pamplona, 2022. pp. 129-145.

8. CSN. Circular Formato y contenido estándar de la documentación de apoyo a la solicitud de instalaciones de protonterapia. Consejo de Seguridad Nuclear, Versión junio de 2024.

9. Morán V, Soria L, Martínez-Francés E. Monitorización de dosis ambiental y verificación de blindajes. En Protección radiológica en una instalación de protonterapia, Editores Martí JM y Morán V, Primera Edición, EUNSA, Pamplona, 2022. pp. 319-337.

Capítulo VIII

Verificación de una instalación de protonterapia

V. Morán, L. Soria y E. Martínez-Francés

1. Puntos clave

- Durante la fase preoperacional se caracteriza radiológicamente la instalación (niveles de radiación ambiental, niveles de activación, dosimetría personal, análisis de incidencias, etc.) y se verifica el correcto funcionamiento de los sistemas de seguridad y la integridad del blindaje.

- El programa de mantenimiento debe elaborarse de acuerdo a las recomendaciones del suministrador y debe reflejar la previsión de mantenimientos según el contrato, su frecuencia y el personal involucrado en su realización.

- Los programas de verificación se desarrollan en procedimientos específicos, que dependen de las características de cada instalación y deben permitir reproducir los resultados obtenidos y valorarlos adecuadamente.

- Los procedimientos deben seguir un formato normalizado y su estructura debe ser tal que incluya, al menos: su alcance y frecuencia, responsable, método y materiales empleados, criterios de aceptación y de actuación en caso de no conformidad y registro y archivo de los resultados obtenidos (referencias al diario de operación de la instalación).

- El programa de verificación de los sistemas de seguridad hace referencia tanto a los sistemas integrados en el propio equipo que actúan sobre el haz para asegurar la protección radiológica del propio paciente, como a los sistemas de la instalación cuyo objetivo es garantizar la protección radiológica de trabajadores y miembros del público.

- En el procedimiento de verificación de los sistemas de seguridad debe detallarse qué pruebas realiza el personal de la instalación, y cuales la empresa

de asistencia. Las verificaciones realizadas por el titular deben estar desarrolladas detalladamente.

- La verificación de la integridad de los blindajes consiste en realizar un barrido
  de la tasa de dosis instantánea, tanto gamma como neutrónica, detrás de
  todas las barreras estructurales (techo, puertas, juntas de puerta, paredes,
  etc.), mediante el uso de detectores portátiles, activos o pasivos.

- Los blindajes se verifican una vez se haya aceptado el equipo y antes de la
  solicitud de inspección previa a la puesta en marcha, en las inspecciones del
  Consejo de Seguridad Nuclear (CSN) previas a la puesta en funcionamiento
  del acelerador y, de forma rutinaria, durante el periodo de vida de la instalación.

- El programa de calibración y verificación es aplicable a los detectores de radiación gamma y neutrónica, tanto portátiles como fijos, a los detectores de
  contaminación superficial, y a los dosímetros de lectura directa.

- Las calibraciones de los detectores serán efectuadas por un laboratorio legalmente acreditado, frente a fuentes radiactivas de referencia (^{252}Cf o ^{241}Am-Be
  en el caso de los detectores de neutrones).

- El procedimiento de verificación de detectores debe ser redactado teniendo
  en cuenta las recomendaciones del fabricante y del laboratorio de calibración,
  los resultados de las verificaciones periódicas, las condiciones ambientales a
  las que está expuesto, el uso que se le va a dar (exactitud de la medida) y la
  amplitud y severidad del uso que tiene.

- Deben redactarse otros programas de verificación que incluyan la verificación del correcto funcionamiento del equipo de protonterapia tras una intervención de mantenimiento y la hermeticidad de fuentes encapsuladas.

2. Introducción

En las instalaciones radiactivas se realizan verificaciones antes de la puesta en
marcha del equipo y son condición para que ésta pueda tener lugar; y pruebas periódicas durante el funcionamiento normal de la misma. En una instalación de protonterapia cabe diferenciar entre las verificaciones propias del equipo y las verificaciones
en el ámbito de la protección radiológica.

La verificación del funcionamiento del equipo es realizada por el personal de
la empresa de asistencia técnica durante los tratamientos (monitorización) y como
parte del mantenimiento, tanto preventivo como correctivo. Asimismo, el personal
de la instalación realiza verificaciones de la operación diaria del equipo y otras tareas

relacionadas con los controles de calidad y las medidas y calibraciones del haz con fines dosimétricos.

Las verificaciones en el marco de la protección radiológica las realiza tanto el personal de la instalación (supervisores y operadores) como el Servicio de Protección Radiológica (SPR). Incluyen las verificaciones periódicas de los sistemas, medios y equipos relacionados con la seguridad de la instalación.

Otras verificaciones, como pueden ser el control de incendios o los grupos electrógenos, quedan dentro de las funciones del Servicio de Mantenimiento del centro hospitalario.

En este Capítulo se describen las pruebas de verificación que se realizan en el ámbito de la protección radiológica de la instalación. Asimismo, a modo de ejemplo, se incluyen datos y resultados obtenidos durante la fase preoperacional y los primeros años de funcionamiento de la instalación de protonterapia de la Clínica Universidad de Navarra (CUN).

3. Pruebas preoperacionales

Tras la finalización de la construcción de las salas que albergan el equipo de protonterapia, comienza la denominada etapa preoperacional, hasta la realización de las pruebas de aceptación del equipo y su entrega al titular. Este periodo, dura entre 8 y 12 meses, y se dedica a la instalación, pruebas, ajustes y verificaciones de todos los sistemas que componen el equipo de protonterapia, suponiendo la participación de personal de la empresa suministradora y de asistencia técnica, tanto local como extranjero [1].

Durante la fase preoperacional, la responsabilidad de la instalación en materia de protección radiológica recae en el jefe del SPR o un profesional del propio SPR en quien el jefe delegue o, en su caso, el candidato designado para la obtención del Diploma de jefe del futuro SPR. Sus funciones serán entre otras:

- Garantizar que las actividades u operaciones que realice el suministrador cumplan con la reglamentación sobre seguridad y protección radiológica aplicable.

- Caracterizar radiológicamente la instalación.

- Ejercer de interlocutor con el CSN para todos los temas de protección radiológica y remitir la documentación que se le requiera.

La caracterización radiológica de la instalación se llevará a cabo a partir del registro y análisis de los niveles de radiación ambiental, los niveles de activación, la dosimetría personal, datos relevantes del funcionamiento del equipo (energía, tiempo de irradiación, etc.), posibles anomalías o incidencias, etc. Los informes en los que se recogen los resultados, su relevancia y las conclusiones obtenidas se envían al CSN con la frecuencia indicada en la resolución de autorización de la instalación.

Las verificaciones relacionadas con la seguridad radiológica, tanto de trabajadores como de los miembros del público, son llevadas a cabo por el personal de la instalación. Se comprueba el correcto funcionamiento de los sistemas de seguridad (botones de parada de emergencia, botones de búsqueda, enclavamientos de puertas y señalización luminosa, entre otros), que incluye la revisión de las conexiones eléctricas entre el sistema de seguridad del edificio y el sistema de control del equipo.

El valor de la tasa de dosis en la sala del acelerador y el de retardo de apertura de la puerta de esta sala que rigen el bloqueo de la misma deben fijarse durante la fase preoperacional. Se ajustan, a partir de los valores que se midan durante el montaje y puesta a punto del equipo, que dependerán en gran medida de la ubicación final del detector. El responsable de protección radiológica de la instalación tendrá en ese periodo, entre otras, la labor de correlacionar las medidas del detector con las tasas de dosis que se podrían recibir al entrar en la sala y establecer el punto de tarado. A partir de estos valores se estimará también un equivalente temporal que asegure que se ha alcanzado la tasa de dosis requerida en caso de fallo del detector.

Asimismo, se lleva a cabo una verificación de la integridad del blindaje, relacionando los niveles de radiación medidos con la carga de trabajo. Así se comprueba la idoneidad de los blindajes y de la clasificación de las zonas de trabajo.

En esencia, las verificaciones que tienen lugar durante la fase preoperacional son las mismas que se realizan durante la operación del equipo, pero su importancia conceptual es diferente. Su objetivo es comprobar que las condiciones de seguridad sean adecuadas para la operación del equipo, cumpliéndose las funcionalidades previstas en el diseño de la instalación. Es por ello que las pruebas se llevan a cabo de forma más exhaustiva y con mayor detenimiento que aquellas que tienen lugar de forma periódica durante la operación del equipo.

El montaje y puesta a punto del equipo consta de varias etapas que comprenden desde la llegada de los componentes, su colocación, el arranque inicial del acelerador, la extracción del haz por primera vez, su transporte hasta el gantry y finalmente la llegada del haz hasta la sala de tratamiento.

En el caso de equipos aceleradores que hayan sido probados en fábrica con haz de radiación, se deben realizar medidas de la tasa de dosis a la llegada del mismo a la instalación. Una vez conocidos los niveles de activación en los distintos puntos del equipo se establecen las medidas de protección radiológica que deben aplicarse durante el montaje del equipo de protonterapia.

Antes de la generación de radiación deben estar disponibles e instalados todos los medios de protección radiológica descritos en la memoria de solicitud de autorización (detectores ambientales, dosímetros de área, equipos de descontaminación, dosímetros de lectura directa, etc.).

Durante la fase preoperacional y tras el montaje del equipo de protonterapia, el suministrador realiza pruebas con el fin de garantizar su correcto funcionamiento como son:

- Verificaciones de parámetros clave del sistema acelerador (campo, corriente, vacío, etc.).
- Verificaciones y ajustes de las características del haz en distintos puntos del trayecto (tamaño, forma, posición, etc.).
- Verificaciones de los sistemas de seguridad mecánica.
- Verificación del funcionamiento del sistema de imagen.

En general, el suministrador debe facilitar un programa detallado de las pruebas que va a realizar especificando su objetivo, la secuencia de actuaciones a seguir, los criterios de aceptación, el personal que va a participar, sus responsabilidades y cualificación, etc.

Una vez finalizado el montaje del equipo, la empresa suministradora realiza las pruebas de aceptación en presencia de un representante del titular de la instalación, que en general es un especialista en Radiofísica Hospitalaria. El resultado de las mismas será revisado, aceptado y firmado por dicha persona.

3.1 Ejemplo: Fase preoperacional en la CUN

Durante la fase pre-operacional tienen lugar los ajustes del haz, que se hacen por tramos. A modo de ejemplo, en instalaciones con sincrotrón, los primeros días se trabaja en la aceleración lineal de las partículas en el LINAC (Linear Accelerator) hasta que alcanzan energías de 3.5 MeV y, posteriormente, se ajusta la trayectoria del haz a través de la línea de baja energía, para luego inyectarlo en el sincrotrón. El siguiente paso es trabajar en la aceleración del haz dentro del sincrotrón y, a continuación, se interviene en la extracción del mismo a la línea de alta energía. Para el desarrollo de este tipo de labores se emplea el modo de funcionamiento conocido como «FFC» (Fast Faraday Cup), en el que el haz se frena en su totalidad en el elemento de la línea de haz que da nombre al modo de trabajo, la FFC, y en ningún caso abandona la sala del acelerador. El último tramo se corresponde con el transporte del haz hasta la sala de tratamiento, para lo que se emplea otro modo de funcionamiento conocido como modo «nozzle», que es el que se utiliza durante la operación normal del equipo.

4. Programa de mantenimiento y control de calidad

Tanto el equipo de protonterapia como el TAC en el que se adquieren las imágenes sobre las que se diseñan los planes de tratamiento deben estar sometidos a un programa de mantenimiento preventivo y correctivo. El responsable de dicho programa es la empresa de asistencia técnica autorizada de acuerdo a lo dispuesto en el Reglamento sobre instalaciones nucleares y radiactivas [2].

Cuando la asistencia técnica vaya a ser realizada por personal extranjero, el titular de la instalación es el responsable de asegurar que disponga de la cualificación correspondiente y que las operaciones se realicen de conformidad con la reglamentación sobre seguridad y protección radiológica aplicable en España.

El programa de mantenimiento debe elaborarse de acuerdo a las recomendaciones del suministrador y debe reflejar, de manera genérica, la previsión de mantenimientos según el contrato, su frecuencia (diarios, semanales, mensuales, etc.) y el personal involucrado en su realización. Asimismo, el programa debe incluir un modelo de informe de mantenimiento/asistencia en caso de avería, en el que debe constar al menos la siguiente información:

- Fecha.
- Causa de la reparación.
- Persona que autoriza la intervención.
- Persona o entidad autorizada que la llevó a cabo.
- Operación efectuada.
- Posibles alteraciones de funcionamiento y estado en el que queda el equipo.

Los informes y toda la documentación generada deben archivarse en la instalación durante al menos 30 años, de acuerdo a la instrucción de seguridad IS-16 del CSN [3]. Además, todas las operaciones realizadas sobre el equipo y/o sus sistemas asociados serán referenciadas en el diario de operaciones [4].

El programa de mantenimiento, como todos los procedimientos en general, debe actualizarse siempre que sea oportuno, por lo que en el documento debe constar el número de revisión y la fecha correspondiente a la última revisión. Asimismo, debe estar firmado por las personas responsables de su ejecución.

De acuerdo con la normativa vigente por la que se establecen los criterios de calidad en radioterapia [5] en las instalaciones de protonterapia debe implementarse un Programa de Garantía de Calidad propio, que incluirá los controles de calidad periódicos del acelerador y de su sistema de imagen asociado.

5. Programas de verificación

Los programas de verificación se desarrollan en procedimientos específicos que deben permitir reproducir los resultados obtenidos y valorarlos adecuadamente concluyendo, según el caso, si los sistemas de seguridad funcionan correctamente, la clasificación de las zonas es adecuada, las mediciones de los detectores están dentro de tolerancias y la hermeticidad de las fuentes se mantiene [1].

Los procedimientos deben redactarse teniendo en cuenta las características de cada instalación, las recomendaciones del suministrador, las recomendaciones recogidas en protocolos y guías elaborados por sociedades científicas reconocidas y el uso, riesgo y estado del equipo. Deben seguir un formato normalizado (Figura 8.1) y su estructura debe ser tal que incluya, al menos, los siguientes puntos:

- Alcance.
- Frecuencia.
- Responsable.
- Método y materiales empleados.
- Criterios de aceptación.
- Criterios de actuación en caso de no conformidad.
- Anotaciones en el diario de operación.
- Registro y archivo de los resultados obtenidos.

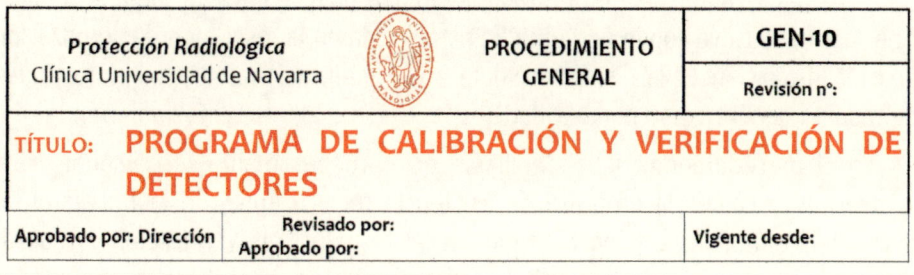

Figura 8.1. Ejemplo del formato normalizado que siguen los procedimientos de la CUN, donde se puede ver que incluye número de revisión y fecha.

Como anexos al documento se deben incluir los formularios de registro y recogida de los datos tomados en cada verificación [1]. Los resultados deben referenciarse en el diario de operación de la instalación de acuerdo con el Anexo I de la Instrucción de Seguridad IS-28 del CSN sobre "las especificaciones técnicas de funcionamiento que deben cumplir las instalaciones radiactivas de segunda y tercera categoría" [4].

Los procedimientos deben actualizarse siempre que sea oportuno, por lo que en el documento debe constar el número de revisión y la fecha correspondiente a la última revisión (Figura 8.1). Además, debe estar firmado por el personal responsable de su ejecución y aprobado por el Jefe del SPR y la Dirección del centro hospitalario.

Los registros y la documentación generada deben archivarse como mínimo, el tiempo requerido en la Instrucción de Seguridad IS-16 del CSN por la que se regulan los periodos de tiempo que deberán quedar archivados los documentos y registros de las instalaciones radiactivas [3].

6. Verificación de los sistemas de seguridad

6.1 Alcance, frecuencia y responsable

El programa de verificación de los sistemas de seguridad hace referencia tanto a los sistemas integrados en el propio equipo que actúan sobre el haz para asegurar la protección radiológica del propio paciente, como a los sistemas de la instalación cuyo objetivo es garantizar la protección radiológica de trabajadores y miembros del público.

Si bien las comprobaciones básicas de los sistemas de seguridad se deben realizar diariamente, antes del primer tratamiento; también se lleva a cabo una verificación más exhaustiva con la periodicidad establecida en la resolución de autorización de cada instalación. En la Tabla 8.1 se detallan las verificaciones que deben realizarse de manera genérica y su periodicidad.

En el procedimiento debe detallarse qué pruebas realiza el personal de la instalación, y cuáles la empresa de asistencia técnica antes de la transferencia diaria del control del equipo al personal del hospital. Las verificaciones realizadas por el titular estarán desarrolladas detalladamente en el documento. Para las realizadas por la empresa de asistencia técnica se tiene que hacer referencia al procedimiento de verificación que sigue la empresa de asistencia técnica, y debe estar disponible.

Tabla 8.1. Alcance y periodicidad de las verificaciones genéricas de los sistemas de seguridad del equipo y de la instalación [1].

Verificaciones	Periodicidad
Sistema de comunicación audiovisual	Diario
Indicadores acústicos y luminosos de emisión de radiación (consola, sala de control, puerta e interior de la sala de tratamiento)	Diario
Interrupción voluntaria del tratamiento desde el puesto del operador	Diario
Enclavamiento de la puerta de la sala de tratamiento: El tratamiento no se inicia con la puerta abierta Al abrir la puerta se interrumpe el tratamiento y hay que volver a asegurar la sala de tratamiento mediante el correspondiente procedimiento de búsqueda	Diario
Verificación de la limpieza de las salas de gantry, acelerador y el equipo en la sala de tratamiento por parte de la empresa de asistencia técnica	Mensual
Sistema de búsqueda (botones de búsqueda, temporizador, señales luminosas y acústicas)	Trimestral
Apertura de puertas de salas desde el interior	Trimestral
Enclavamientos de la puerta de la sala del acelerador	Semestral
Botones de emergencia	Anual

6.2 Método y materiales empleados

El programa de verificación de los sistemas de seguridad debe incluir una descripción detallada del procedimiento a seguir para realizar las comprobaciones que se consideren oportunas. Algunos de los ítems a comprobar pueden ser:

- La imposibilidad de acceder a las dependencias de la instalación sin disponer, o bien de llave física, o bien de tarjeta personal.

- Verificar que el equipo de protonterapia recibe correctamente las señales eléctricas que generan los sistemas de seguridad y que actúan sobre el haz de radiación.

- El correcto funcionamiento de los enclavamientos que actúan sobre las puertas de las salas por las que discurre el haz.

- La posibilidad de abrir las puertas desde dentro, tanto en irradiación como en ausencia de ella.

- El correcto funcionamiento de la señalización luminosa y/o acústica, incluyendo paneles de estado del área (área lista/no lista para haz), de las puertas (abierta o cerrada) y del equipo (irradiando/no irradiando).

- El buen funcionamiento de los pulsadores de búsqueda: es decir, que es posible irradiar si se realiza correctamente la secuencia y no es posible irradiar si el proceso de búsqueda no se realiza correctamente; bien por saltarse algún botón o bien por no pulsar alguno de los botones dentro de la ventana de tiempo establecida. Asimismo, se comprueba la exactitud de los tiempos entre botones de búsqueda.

- El correcto funcionamiento de los pulsadores de parada de emergencia: que al accionar un botón de parada de emergencia el haz no llega al área en el que está situado dicho botón.

- La correcta visualización de los botones de búsqueda y de parada de emergencia en las pantallas situadas en el control de tratamiento.

En la realización de estas verificaciones, dado que es una tarea larga, es importante la coordinación del personal y aprovechar los tiempos de los distintos miembros del equipo para trabajar en paralelo cuando es posible. Para esto también es necesario tener mucho orden en el registro, teniendo claro en cada momento las tareas realizadas y las que aún quedan pendientes.

En el caso de aquellos sistemas cuya verificación suponga un riesgo para la integridad del equipo, como la verificación de algunas paradas de emergencia, se pueden realizar procedimientos de verificación alternativos o en distintas fases, siempre que se demuestre que estos son equivalentes a la verificación directa del elemento de seguridad [1].

6.3 Criterios de aceptación y de actuación en caso de no conformidad

En el caso de no conformidad el operador avisará al supervisor responsable, quien procederá a detener el funcionamiento del equipo y actuará de acuerdo con el procedimiento de actuación en caso de avería del equipo.

En caso de detectar una avería de los sistemas de seguridad durante la labor asistencial, ésta se debe resolver tan pronto como sea posible. Independientemente de si el equipo está siendo utilizado por el hospital o por la empresa de asistencia técnica, el supervisor responsable del centro hospitalario ha de comprobar el correcto funcionamiento del sistema antes de continuar con la actividad que se esté desarrollando y registrar la incidencia en el diario de operaciones.

6.4 Registro y archivo

Cada vez que se lleva a cabo una verificación debe ser registrada, detallando la unidad de tratamiento, las comprobaciones realizadas y el resultado (apto/no apto), la fecha de la revisión y la firma de la persona que haya efectuado las verificaciones.

Además, en el caso de aquellas verificaciones que sean realizadas por la empresa de asistencia técnica, y no sean repetidas por el personal de la instalación, los registros deben incluirse en la hoja de traspaso del equipo, firmada por el responsable de la empresa y el responsable de la instalación, de forma que a la recepción del equipo el supervisor de la instalación disponga del registro documental de las verificaciones realizadas y sus resultados [1].

En lo relativo al archivo de los registros e informes se ha de cumplir con lo dispuesto en el Real Decreto 1566/1998, de 17 de junio, por el que se establecen los criterios de calidad en radioterapia [5].

6.5 Ejemplo: Verificación de los sistemas de seguridad en la CUN

A continuación, a modo de ejemplo, se hace un resumen de las verificaciones que se llevan a cabo en la instalación de la CUN, detallando cual es el procedimiento que se sigue para realizar las comprobaciones y quién el responsable de su ejecución.

Verificaciones diarias

En la instalación de la CUN las verificaciones diarias de los sistemas de seguridad las llevan a cabo los operadores. No obstante, el último responsable es el supervisor de turno. El resultado de las mismas se registra en el diario de operación de la instalación. En la Figura 8.2 se muestra un ejemplo del formato con el que se lleva a cabo dicho registro.

Verificaciones diarias de control por parte de CUN

Hora: _____

Operador/ supervisor: _____

Firma: _____

	Tasa Dosis (µSv/h):	Sala de tratamiento	Sala del acelerador
	Detrás de la puerta		

ACCIÓN	EFECTO	OK
Cámaras e intercomunicador de la sala tratamiento	Funcionan correctamente	
Abrir escotilla que da acceso al interior del gantry	No se puede acceder	
No se completa proceso ALH y se cierra puerta	No se puede irradiar	
	Cartel ALH apagado	
	Cartel puerta cerrada encendido	
Se pulsan las setas de ALH 1, 2 y 3 y se deja puerta abierta	No se puede irradiar	
	Cartel ALH apagado	
	Cartel puerta abierta encendido	
Se completa ALH	Se enciende alarma luminosa en la sala de tratamiento	
	Cartel ALH encendido	
	Se puede irradiar	
Administrar un haz de tratamiento	Cartel irradiando encendido	
	Se escucha la señal acústica de la consola de tto.	
	Botón "PAUSE" detiene el haz	
	Botón "RESUME" detiene y cancela el haz	
Abrir la puerta de la sala de tratamiento mientras se administra haz	Se interrumpe el haz	
	Cartel "no irradiando" encendido	

Figura 8.2. Cuadro de registro de las verificaciones diarias realizadas en el equipo de protonterapia

En el caso de avería o mal funcionamiento de los sistemas de seguridad, la persona que lo detecta debe informar a los supervisores de la instalación. Se tomarán acciones correctivas para dar solución al problema lo antes posible. Una vez resuelta la incidencia, se realizarán las verificaciones pertinentes con el fin de asegurar el correcto funcionamiento de los sistemas de seguridad.

Verificaciones trimestrales

En la instalación de la CUN las verificaciones trimestrales de los sistemas de seguridad las llevan a cabo especialistas en Radiofísica y técnicos del Servicio de Protección Radiológica. Se emplea la jornada del sábado para no interferir en los tratamientos de los pacientes. A la hora de agendar la prueba, es importante tener en cuenta que es necesaria una buena coordinación con el servicio de mantenimiento de la institución. Por un lado, para que puedan efectuar los arreglos de aquellos fallos que se hayan detectado durante las comprobaciones realizadas y, por otro lado, para conocer la fecha de su revisión anual de la instalación y poder realizar una verificación inmediatamente después de ellos, ya que no se debería volver a operar el equipo tras una intervención en los sistemas de seguridad por parte de mantenimiento sin comprobar que ésta no ha alterado su funcionamiento.

En las verificaciones trimestrales, además de los ítems mencionados más arriba, también se comprueba:

- El correcto funcionamiento del vídeo y del intercomunicador.
- La correcta señalización de las zonas; de acuerdo con el RD 1029/2022 [9].
- Que no se puede mover el gantry mientras una (o las dos) puertas de la sala del gantry permanecen abiertas. Esta verificación conviene hacerla al romper el área al principio, o antes de la última búsqueda de haz correcta.
- Que la llave de acceso a las salas del gantry está en el mismo llavero que la llave de acción de la consola, de forma que no se puede manejar la consola con las puertas abiertas.
- Que el acceso al interior del gantry por la escotilla no es posible, ya que se encuentra cerrado con llave y la llave está custodiada por la empresa suministradora.

Ante cualquier mal funcionamiento de cualquiera de los sistemas de seguridad, se avisará al Servicio de Mantenimiento, intentando que éste quede resuelto y comprobado de nuevo en la jornada o lo más pronto posible y siempre antes de iniciar los tratamientos.

7. Verificación periódica de los blindajes

7.1 Alcance, frecuencia y responsable

La verificación de la integridad de los blindajes consiste en realizar un barrido de la tasa de dosis instantánea, tanto gamma como neutrónica, detrás de todas las barreras estructurales, mediante el uso de detectores portátiles, activos o pasivos.

Los blindajes se verifican una vez se haya aceptado el equipo y previo a la solicitud de inspección antes de la puesta en marcha, en las inspecciones del CSN previas a la puesta en funcionamiento del acelerador y, de forma rutinaria, durante el periodo de vida de la instalación. De acuerdo a la Instrucción de Seguridad IS-28 del CSN [4], se lleva a cabo una verificación anual de los blindajes. Los resultados obtenidos en las medidas previas a la puesta en marcha, en general, se toman como referencia para comparar con los valores obtenidos en las sucesivas verificaciones periódicas.

El responsable es el SPR. Así, las medidas pueden ser realizadas por técnicos expertos en protección radiológica y supervisados por un especialista en Radiofísica Hospitalaria del SPR, con el apoyo de un Supervisor de la instalación que se encarga de la operación del equipo de protonterapia.

7.2 Método y materiales empleados

En el procedimiento se detallará al menos:

- Los detectores utilizados.
- Los puntos de medición correctamente identificados sobre un plano.
- Las condiciones de medida que influyen en los resultados (material dispersor y sus dimensiones, distancia foco-dispersor, energía del haz, corriente del haz, ángulo de gantry, UM/min, UM totales, distancia detector-barrera).

Los detectores empleados deben ser adecuados para los fines previstos, valorando, conjuntamente, su calibración y sus características más relevantes respecto del campo de radiación en el que se pretende medir (tipo de radiación, dependencia energética, tiempo de respuesta, rango de medida, etc.). En concreto, se debe prestar especial atención a los límites superiores e inferiores del rango energético proporcionado por el fabricante, donde la eficiencia se sitúa dentro de un determinado porcentaje (ejemplo ± 20 %) respecto de la radiación de referencia (ejemplo ^{137}Cs). Para poder determinar la contribución a las dosis fuera del blindaje de las componentes neutrónica y fotónica de alta energía, los detectores que se empleen deben tener capacidad de medir en rangos de energía hasta el valor máximo esperable en la instalación. Por tanto, el detector portátil de neutrones deberá ser tipo Wendi-2 o Lupin-2, con un rango extendido de energías neutrónicas de hasta 5 GeV.

Los puntos de medida serán los utilizados para el cálculo de blindajes u otros puntos, siempre que sean representativos de la exposición de los trabajadores y el público, y se justifique adecuadamente la elección de dichos puntos en el procedimiento. Pueden ser de interés puntos que se encuentran en:

- La zona de control donde se encuentra el operador durante la exposición.
- Detrás de puertas y juntas de puerta.
- En zonas circundantes a la instalación a las que pueda acceder el público.
- Techo del búnker.

Las condiciones de medida deben ser las más desfavorables, en cada punto. En el caso concreto de una instalación cuyo sistema acelerador sea un ciclotrón, en aquellos puntos que estén próximos al selector de energías, las medidas se deben realizar empleando la energía mínima, ya que es en esta condición cuando se produce una mayor generación de neutrones en esa zona.

En las medidas que se realizan para la puesta en marcha, lo ideal es medir en cada punto con varios ángulos de gantry y para todos los modos de funcionamiento que tenga el equipo. En base a los resultados obtenidos se puede simplificar el procedimiento, de cara a verificaciones periódicas, reduciendo el número de puntos y midiendo únicamente con los parámetros más desfavorables.

Antes de comenzar las medidas, se ha de comprobar y registrar el nivel de fondo, tanto del detector gamma como del de neutrones.

7.3 Criterios de aceptación y de actuación en caso de no conformidad

En caso de no conformidad, se avisará al supervisor responsable, quien procederá a detener el funcionamiento del equipo y actuará de acuerdo a lo descrito en el procedimiento.

7.4 Registro y archivo

Como resultado de la verificación se elabora un informe específico en el que se recogen los resultados y su valoración, que se debe incluir en el informe anual de la instalación de acuerdo con el punto II.D.1 de la instrucción IS-28 del CSN [4] y en el que se debe encontrar la siguiente información [1]:

- Fecha en la que se efectuaron las medidas, la persona que las efectuó y la persona que firma el informe.

- Los detectores utilizados (marca, modelo y número de serie) y su calibración.
- Las condiciones de medida.
- Los puntos de medición correctamente identificados sobre un plano.
- La tasa de dosis instantánea medida en µSv/h.
- Los factores de corrección de las medidas, en su caso.
- Todos los factores de paso de tasa de dosis a dosis anual.
- Dosis anual estimada.
- Descripción, clasificación adecuada de zonas y trabajadores y cumplimento de los límites de dosis en las mismas unidades.

Los resultados se archivarán dos años desde que fueron elaborados de acuerdo a la IS-16 del CSN [3].

7.5 Ejemplo: Verificación de blindajes en la CUN

Se midió en un total de 100 puntos: 46 (planta -1), 44 (planta -2) y 10 (techo y sala de tratamiento de aguas). En la Figura 8.3 se muestra un plano de la planta -2 de la instalación en la que se puede ver la distribución de los puntos de medida.

Las medidas se realizaron con los siguientes detectores portátiles, calibrados en $H^*(10)$:

- Detector de neutrones modelo FHT 762 Wendi-2 con un monitor modelo Radeye PX (Thermo).
- Detector gamma modelo Radeye PRD-ER (Thermo).

En cada punto se midió la tasa de dosis gamma y neutrónica para 4 ángulos de gantry:

- Apuntando hacia el suelo → 0°.
- Apuntando hacia la izquierda de la sala (mirando al gantry) → 90°.
- Apuntando hacia el techo → 180°.
- Apuntando hacia la derecha de la sala (mirando al gantry) → 270°.

Todas las medidas se realizan situando un medio dispersor en el isocentro (garrafas de agua de dimensiones 35 x 35 x 40 cm³). Se programaron disparos de un único spot monoenergético en las condiciones más desfavorables: máxima energía (228.7 MeV). La duración del haz debe ser larga ya que el detector de neutrones se sitúa en cada uno de los 100 puntos varios minutos.

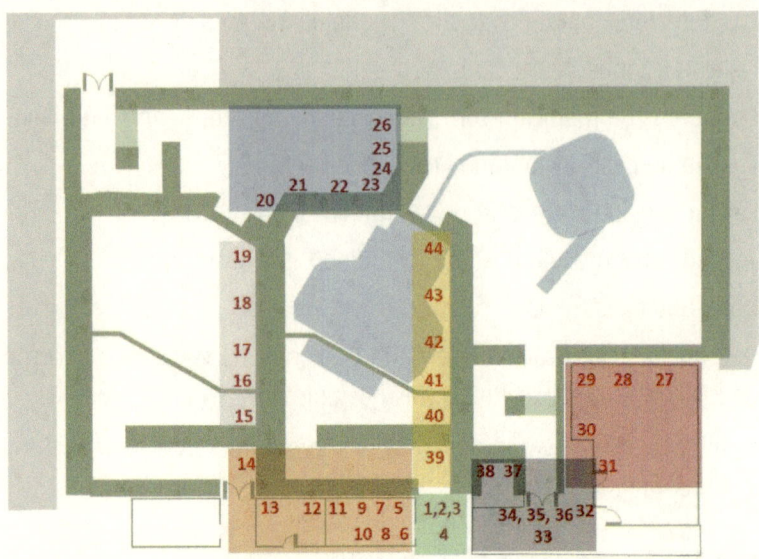

Figura 8.3. Puntos de medida incluidos en la verificación de la integridad de los blindajes de la CUN (planta -2) [10].

Debido a que la tasa de dosis instantánea oscila significativamente se decidió registrar la máxima tasa de dosis medida. Otra opción a valorar sería medir la dosis integrada en un periodo de tiempo concreto.

Se realizó todo el conjunto de medidas trabajando tanto en modo «nozzle» como en modo «FFC», a excepción de aquellos puntos que por estar más cerca de las salas de tratamiento y de gantry que de la sala de acelerador únicamente se realizarán medidas en modo «nozzle», o aquellas zonas en las que, por estar el acceso prohibido durante la irradiación en modo «nozzle», sólo son accesibles si ésta se produce en modo «FFC».

Para llevar a cabo la verificación de la integridad de los blindajes son necesarias tres personas: una opera el equipo (operador o supervisor), otra mide con el detector de neutrones y la tercera persona se encarga de medir con el detector gamma y de registrar las medidas. El tiempo empleado en las medidas es aproximadamente una jornada laboral, teniendo en cuenta que son alrededor de 100 puntos de medida y en cada punto se mide durante varios minutos.

Los resultados obtenidos en la verificación de los blindajes se muestran en la Figura 8.4.

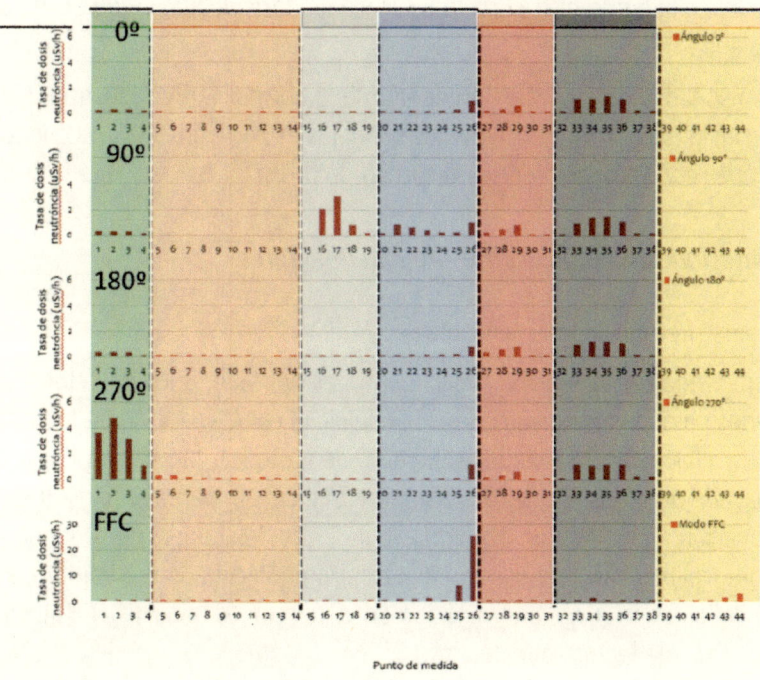

Figura 8.4. *Tasa de dosis neutrónica medida en los puntos que se muestran en la Figura 8.3, para diferentes ángulos de gantry y modos de operación del equipo [10].*

Se observa que los puntos 1 a 8 reciben más dosis neutrónica cuando el gantry está a 270° es decir apuntando hacia la derecha de la sala de tratamiento (puerta). En los puntos 5 a 14, situados en la zona de control de la sala de tratamiento se registran valores próximos a niveles de fondo ambiental. Los puntos 15 a 23 muestran una clara dependencia con el ángulo de gantry, con valores superiores cuando el gantry apunta hacia la izquierda de la sala de tratamiento (gantry a 90°). En el punto 26 la tasa de dosis máxima es 25.5 μSv/h cuando el equipo opera en modo «FFC». Este valor es esperable ya que el punto de medida se encuentra en una pared provisional que separa la futura línea de transporte de alta energía que llevará el haz desde la sala del acelerador hasta la segunda sala de tratamiento. Además, este punto está justo delante de la FFC, punto en el que se frena la totalidad del haz cuando se trabaja en modo «FFC». En los puntos 27 a 38 se miden los mismos valores de la tasa de dosis independientemente del ángulo de gantry seleccionado puesto que son áreas colindantes con la sala de acelerador y los neutrones que se detectan se generan en su mayoría en el interior de dicha sala. Finalmente, los puntos 39 a 44 se miden únicamente en modo «FFC» puesto que están en el interior de las salas del gantry y de tratamiento a las que no es posible acceder mientras se trabaja en modo «nozzle».

El punto 44 es el que registra una mayor tasa de dosis debido a que es el punto más próximo a la FFC.

Los resultados obtenidos están dentro de la normalidad y muestran que el diseño de la instalación en lo relativo a los blindajes es correcto. En consecuencia, no se espera que se vaya a superar ningún límite de dosis.

8. Calibraciones y verificaciones de los detectores

8.1 Alcance, frecuencia y responsable

El programa de calibración y verificación es aplicable a los detectores portátiles empleados para la verificación de los blindajes, la caracterización de los residuos radiactivos y el acceso a la sala del acelerador de protones. También aplica a los detectores de radiación fijos empleados para la vigilancia ambiental y a los detectores de contaminación superficial, de acuerdo a lo indicado den la guía de seguridad 5.17 del CSN sobre "calibración y verificación de la instrumentación de radioprotección para la medida de la radiación y contaminación en instalaciones radiactivas" [6], incluyendo los dosímetros de lectura directa.

El responsable de la ejecución de este procedimiento es el laboratorio acreditado, de acuerdo con el Anexo I de la IS-28 del CSN en el caso de las calibraciones y el especialista en Radiofísica Hospitalaria o SPR para las verificaciones [4].

Para establecer la periodicidad de la calibración hay que tener en cuenta diversos factores, como las recomendaciones del fabricante, las condiciones ambientales de uso, el riesgo radiológico asociado al tipo de trabajo, uso, etc. La periodicidad máxima de calibración, según indica la circular [1], será de 6 años. Por otro lado, la frecuencia de las verificaciones será como mínimo anual.

8.2 Método y materiales empleados

8.2.1 Calibración

Las calibraciones de los detectores serán efectuadas por un laboratorio legalmente acreditado en la Norma ISO/IEC 17025 o equivalente, o disponer de "acreditación supranacional", de acuerdo a la Guía de Seguridad 5.17 del CSN [6]. A la hora de adquirir un instrumento de radioprotección es necesario asegurarse de que la calibración en origen se ha realizado, como mínimo, frente a fuentes radiactivas y a diferentes escalas de medida. Esto permitirá al equipo mantener la periodicidad de calibración establecida en el procedimiento de la instalación [6]. Si bien se deja a juicio del SPR la elección de no solicitar la calibración de origen, si por el uso que se le va a dar al detector (Uso radiación: SI/NO) ésta no se considera necesaria.

Los laboratorios acreditados dispondrán de las fuentes radiactivas de referencia (gamma, beta, neutrones y fuentes de referencia para contaminación). Por ejemplo, para el caso de la calibración de los detectores de neutrones se necesitarán fuentes de ^{252}Cf o ^{241}Am-Be.

En el laboratorio se puede optar por elegir calibrar en términos de tasa de dosis o tasa de dosis y dosis acumulada.

8.2.2 Verificación

Para llevar a cabo cualquier verificación de detectores es necesario definir cuál es la fuente radiactiva o fuente de referencia frente a la que se va a hacer la verificación. Los procedimientos de verificación de la estabilidad de los detectores se basan en comparar el valor de la medida del detector en unas condiciones de referencia y un valor que se asume verdadero obtenido en esas mismas condiciones de referencia. Es habitual, por tanto, verificar la estabilidad de los detectores mediante una prueba de constancia que consiste en comparar el valor medido con el detector recién calibrado en unas condiciones de referencia (valor verdadero) con el valor medido con el mismo detector en las sucesivas verificaciones en esas mismas condiciones de referencia.

Las verificaciones de los monitores gamma, así como los de contaminación, se realizan empleando fuentes radiactivas encapsuladas de referencia, colocadas a una distancia conocida y comparando la medida obtenida con la esperada en esas condiciones. Es habitual disponer de fuentes encapsuladas en la propia instalación radiactiva para verificar tanto los monitores gamma como los de contaminación. Sin embargo, en las instalaciones donde hay detectores de neutrones no se suelen tener las fuentes de calibración/verificación típicas debido a que es necesario disponer de un blindaje adecuado para estas fuentes emisoras de neutrones rápidos y, con ello, disponer de medidas de protección radiológica adicionales a las propias de una instalación de radioterapia o protonterapia. Por esta razón, para la verificación de los detectores de neutrones éstos se mandan a verificar a un laboratorio que disponga de estas fuentes o bien se puede establecer un campo neutrónico de referencia en la instalación de protonterapia y realizar lo que se denomina una verificación operacional *in situ* [11].

La redacción del procedimiento debe tener en cuenta:

- Recomendaciones del fabricante.

- Recomendaciones del laboratorio de calibración.

- Resultados de las verificaciones periódicas.

- Condiciones ambientales a las que está expuesto.

- Uso que se le va a dar, en definitiva: exactitud buscada en la medida.

- Amplitud y severidad del uso.

En casos particulares, como por ejemplo para los dosímetros de lectura directa, en el programa se pueden contemplar las verificaciones cruzadas, calibrándose de forma rotatoria uno de los dosímetros y verificándose el resto respecto al dosímetro calibrado.

El procedimiento de verificación de la estabilidad de los detectores deberá garantizar la trazabilidad de las medidas obtenidas, indicando como mínimo [1]:

1. Fecha en la que se efectuaron las medidas, la persona que las efectuó y la persona que firma el informe.

2. El método utilizado.

3. El detector verificado (marca, modelo y número de serie) y su calibración.

4. Los patrones utilizados para verificar el detector.

5. Las condiciones en que se realizó la verificación y que influyen en los resultados (técnica utilizada, disposición geométrica, etc.).

6. Resultado de la medida, incluyendo su incertidumbre.

7. Desviación respecto del valor esperado.

8. Tolerancias aceptadas.

8.3 Criterios de aceptación y de actuación en caso de no conformidad

8.3.1 Calibración

Según la Guía de Seguridad 5.17 del CSN [6], el titular de la instalación debe analizar los resultados del certificado de calibración. En cuanto a la tasa de dosis equivalente ambiental y direccional, la variación de la respuesta del equipo no debería superar el -15 % y +22 % para radiación debida a partículas beta y fotones y -17 % y +25 % para neutrones, del valor convencional verdadero establecido por el laboratorio. Si se sobrepasan estos valores habrá que tomar las acciones oportunas. En caso de que superen el 40 % se enviarán a reparar o se darán de baja. Para los monitores de contaminación, la respuesta respecto a la tasa de emisión superficial no debería diferir en más de un 25 % del valor fijado por el fabricante para el radionucleido especificado y en las mismas condiciones de uso.

8.3.2 Verificación

Según la Guía de Seguridad 5.17 del CSN, se debería tomar como tolerancia para comprobar el estado de un instrumento, una desviación máxima de ± 20 % del valor de referencia. En caso de superarse las tolerancias establecidas, se deberán tomar medidas como aumentar la periodicidad de la verificación, llevar el instrumento a calibrar o enviarlo al fabricante [6].

Por otro lado, las incertidumbres asociadas al proceso de verificación se deberían tener en cuenta para poder establecer una tolerancia que realmente indique si el instrumento está funcionando correctamente o no.

8.4 Registro y archivo

El informe de los resultados incluirá la valoración de los mismos (apto/no apto), de acuerdo con la desviación obtenida y la tolerancia establecida.

Se deben archivar los documentos hasta el que certificado que lo avala sea sustituido por otro, de acuerdo a la IS-16 del CSN [3].

8.5 Ejemplo: Verificación operacional de los detectores de neutrones en la CUN

La verificación de los detectores de neutrones en la CUN es operacional (*in situ*), ya que no se dispone de fuentes de neutrones calibradas. Los detectores de neutrones disponibles se dividen en dos tipos: los de monitorización ambiental fijos (5 displays FHT6020 con sonda WENDI-2 de Thermo Scientific) y 2 detectores de neutrones portátiles del SPR (display RadEyePX con la sonda WENDI-2, de Thermo Scientific, y el LUPIN-2, de ELSE Nuclear). Todos estos detectores están calibrados en términos de $H^*(10)$. El WENDI-2 portátil y el LUPIN-2 están calibrados en el Laboratorio de Patrones Neutrónicos del CIEMAT frente a una fuente de ^{252}Cf y de ^{241}Am-Be, y se calibran cada 6 años. Los detectores de neutrones fijos se calibran internamente frente al WENDI-2 portátil.

La fuente de referencia para la verificación es el campo neutrónico generado por el equipo de protonterapia de la CUN bajo unas determinadas condiciones. El haz de protones es tipo "spot" único a la máxima energía disponible (228.7 MeV), es decir, se entrega el haz sin escaneo a una energía fija. En total se entregan 2870 unidades monitor. El gantry, y con ello el nozzle, se sitúa a 270°. El maniquí dispersor son planchas de PMMA con un tamaño de 30x30x60 cm^3 situados de forma que el primer 30x30x30 cm^3 esté centrado en el isocentro.

Los detectores de neutrones fijos del acelerador, gantry y sala de tratamiento se verifican en los lugares establecidos para la monitorización ambiental (no se mueven). Por otro lado, el detector situado en la sala de control se coloca en el lugar del de la sala del gantry (una vez éste haya sido verificado) para proceder a su verificación (Figura 8.5). Tanto el WENDI-2 como el LUPIN-2 se colocan en la mesa de tratamiento a una distancia del isocentro de 1.55 m.

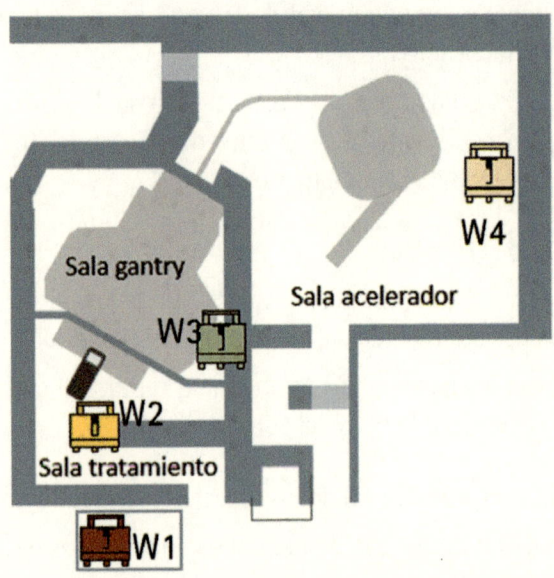

Figura 8.5. Colocación de los detectores WENDI-2 fijos para la verificación operacional.

Los datos de las tasas de dosis promedio en un minuto medidas por los detectores fijos son registrados automáticamente por el programa Netview (Thermo Scientific). Con estas tasas se calcula la dosis neutrónica acumulada, que será la magnitud que se evaluará en la verificación operacional. El WENDI-2 proporciona directamente la dosis acumulada, mientras que el LUPIN-2 proporciona la tasa de dosis promedio medida en un minuto mediante el programa 5700 sMON (ELSE Nuclear).

Previamente al diseño de la verificación operacional in situ de los detectores de neutrones se evaluaron las incertidumbres del método (para más información ver [11]). Los resultados fueron:

- Incertidumbre de Poisson < 1 % (*k=1*).
- Incertidumbre de los protones entregados: 0.5 % (*k=1*).
- Incertidumbre en la respuesta los detectores: 5.6 % (*k=1*).
- Incertidumbre en el posicionamiento: 3.5 % (*k=1*).

Estas incertidumbres permiten calcular la incertidumbre total de los detectores WENDI-2 y LUPIN-2, resultando en 13.1 % (*k=2*). Por tanto, se establece como límite de investigación los valores resultantes de la verificación que se sitúen entre el 13.1 % y el 17.2 % de la dosis acumulada de referencia y como límite de intervención aquellos valores que superen el 17.2 % de la dosis acumulada de referencia (Figura 8.6).

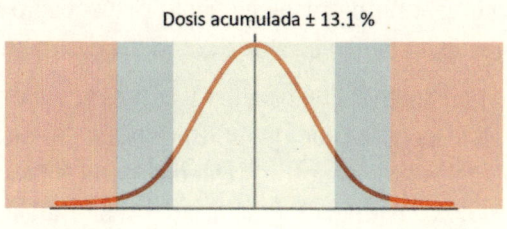

Intervalo de investigación:	Límite de intervención:
95 % (k– 2) a 99 % (k– 3)	> 99 % (k– 3)
± 13.1 – ± 17.2 %	> ± 17.2 %

Figura 8.6. Intervalo de investigación y límite de intervención para la verificación operacional in situ de los detectores de neutrones en la CUN.

Los resultados de la evolución de la desviación con respecto a la referencia establecida para cada uno de los detectores se muestran en la Figura 8.7. Se observa que el método de verificación operacional es robusto.

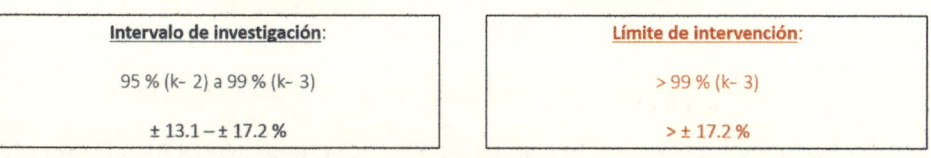

Figura 8.7. Evolución temporal de la desviación con respecto a la dosis acumulada de referencia establecida en la verificación operacional de los detectores de neutrones.

9. Otros programas de verificación

9.1 Equipo de protonterapia tras una intervención de mantenimiento

Se debe realizar de manera sistemática una verificación del equipo de protonterapia, tras cada intervención de mantenimiento preventivo o correctivo sobre los compontes del equipo que puedan afectar a la cadena dosimétrica.

Esta verificación podría tener un impacto en la dosimetría del equipo, por lo que será realizada bajo la responsabilidad de un especialista en Radiofísica Hospitalaria. Los métodos y materiales empleados, los criterios de aceptación y los criterios de actuación en caso de no conformidad serán acordes a lo establecido en el Programa de Garantía de Calidad de conformidad con la normativa vigente por la que se establecen los criterios de calidad en radioterapia [5].

9.2 Hermeticidad de fuentes radiactivas encapsuladas

El objetivo de este procedimiento es establecer la metodología para la verificación de la hermeticidad de las fuentes radiactivas encapsuladas y detectar aquellas fuentes que, como consecuencia de su envejecimiento, desgaste, deterioro o utilización excesiva, han perdido su hermeticidad. Y, de este modo, poder tomar medidas que garanticen la seguridad de las mismas y de sus posibles usuarios, con la finalidad de evitar la contaminación de personas, zonas u objetos, así como la incorporación de material radiactivo.

De acuerdo a lo establecido en el Anexo II de la IS-28 del CSN [4], las pruebas de hermeticidad se deben realizar con una periodicidad no superior a un año y tras cualquier incidente que pudiera afectar a la integridad de las fuentes.

La responsabilidad de la ejecución de esta verificación puede recaer en el supervisor de la instalación o en el SPR.

La no conformidad de la verificación de la hermeticidad de la fuente puede suponer su retirada de uso.

Los requisitos relativos al programa de pruebas de hermeticidad se desarrollan en detalle en la Guía de Seguridad 5.3 del Consejo de Seguridad Nuclear sobre "Control de la hermeticidad de fuentes radiactivas encapsuladas" [7].

10. Referencias

1. CSN. Circular Formato y contenido estándar de la documentación de apoyo a la solicitud de instalaciones de protonterapia. Consejo de Seguridad Nuclear, Versión junio de 2024.

2. Real Decreto 1217/2024, de 3 de diciembre, por el que se aprueba el Reglamento sobre instalaciones nucleares y radiactivas, y otras actividades relacionadas con la exposición a las radiaciones ionizantes. Boletín Oficial del Estado núm. 292, pp. 164588- 164702.

3. CSN. Instrucción IS-16, de 23 de enero de 2008, del Consejo de Seguridad Nuclear, por la que se regulan los periodos de tiempo que deberán quedar archivados los documentos y registros de las instalaciones radiactivas. Conejo de Seguridad Nuclear. Boletín Oficial del Estado núm. 37, pp. 7432-7435.

4. CSN. Instrucción IS-28, de 22 de septiembre de 2010, del Consejo de Seguridad Nuclear, sobre las especificaciones técnicas de funcionamiento que deben cumplir las instalaciones radiactivas de segunda y tercera categoría. Conejo de Seguridad Nuclear. Boletín Oficial del Estado núm. 246, pp. 86171-86188.

5. Real Decreto 1566/1998, de 17 de julio, por el que se establecen los criterios de calidad en radioterapia. Boletín Oficial del Estado núm. 206, pp. 29383-29394.

6. CSN. Calibración y verificación de la instrumentación de radioprotección para la medida de la radiación y contaminación en instalaciones radiactivas. Consejo de Seguridad Nuclear, Guía de Seguridad 5.17. Madrid, 2023.

7. CSN. Control de la hermeticidad de fuentes radiactivas encapsuladas. Consejo de Seguridad Nuclear, Guía de Seguridad 5.3 (Rev. 1). Madrid, 2013.

8. CSN. Instrucción IS-18, de 2 de abril de 2008, del Consejo de Seguridad Nuclear, sobre los criterios aplicados por el Consejo de Seguridad Nuclear para exigir, a los titulares de las instalaciones radiactivas, la notificación de sucesos e incidentes radiológicos. Boletín Oficial del Estado núm. 92, pp. 20174-20176.

9. Real Decreto 1029/2022, de 20 de diciembre, por el que se aprueba el Reglamento sobre protección de la salud contra los riesgos derivados de la exposición a las radiaciones ionizantes. Boletín Oficial del Estado núm. 313, pp. 178672-178732.

10. Morán V, Soria L, Martínez-Francés E. Monitorización de dosis ambiental y verificación de blindajes. En Protección radiológica en una instalación de protonterapia, Editores Martí JM y Morán V, Primera Edición, EUNSA, Pamplona, 2022. pp. 319-337.

11. Martínez-Francés E, Morán V, Méndez R et al. Neutron detectors in proton therapy: Calibration, operational in situ verification, and comparison with Monte Carlo simulation. Radiat Phys Chem. 2025; 228:112362.

Capítulo IX

Riesgos radiológicos

D. Pedrero, E. Martínez-Francés y J. M. Martí-Climent

1. Puntos clave

- Es fundamental realizar un análisis de riesgo proactivo que permita identificar los peligros más importantes en los que hay que centrarse para diseñar defensas que mitiguen el riesgo del proceso terapéutico.

- Una vez la instalación está en funcionamiento es muy importante contar con un sistema de notificación y registro de incidentes para el desarrollo de defensas específicas derivadas del análisis de los sucesos ocurridos.

- Los posibles incidentes con repercusiones radiológicas deben estar descritos en el plan de emergencia de la instalación junto con los procedimientos a seguir en cada caso.

2. Introducción

El proceso radioterápico basado en haces de protones conlleva riesgos radiológicos que, al igual que en el caso de los tratamientos con fotones y electrones, se deben conocer para poder minimizar su aparición y las consecuencias asociadas.

En el caso concreto de una instalación de protonterapia el riesgo radiológico para los trabajadores se encuentra fundamentalmente en las irradiaciones accidentales que podrían ocurrir bien en la sala de tratamiento o bien en la sala del acelerador por una permanencia inadvertida en dichas zonas durante la administración de un tratamiento. En el reglamento desarrollado en el Real Decreto 1029/2022 sobre protección de la salud contra los riesgos derivados de la exposición a radiaciones ionizantes [1] se establecen un conjunto de normas relativas a la protección radiológica de los trabajadores con el objetivo de minimizar los riesgos mediante la clasificación de zonas, vigilancia ambiental e individual, etc.

Además, es un requerimiento del Consejo de Seguridad Nuclear (CSN) [2, 3] la presentación de un estudio de seguridad que incluya los riesgos radiológicos asociados a la operación de un equipo de protonterapia, como parte de la solicitud de autorización para tratamientos radioterápicos con aceleradores de protones, describiendo los riesgos radiológicos derivados de la operación normal del equipo que pueden contribuir a las dosis de trabajadores y de miembros del público. Como documentación de apoyo junto con la solicitud será necesario incluir el plan de emergencia de la instalación con la descripción de los procedimientos a seguir en caso de incidentes.

En cuanto a la protección radiológica del paciente el riesgo principal radica en una potencial desviación de la dosis administrada, por exceso o por defecto, respecto de la dosis prescrita por el oncólogo radioterápico responsable tanto en el volumen blanco de tratamiento como en los órganos de riesgo implicados. El Real Decreto 601/2019 sobre justificación y optimización del uso de las radiaciones ionizantes para la protección radiológica de las personas con ocasión de exposiciones médicas [4] establece la necesidad de adoptar medidas para la minimización de la probabilidad y magnitud de las exposiciones accidentales. Entre otras medidas, esta norma requiere un estudio de análisis de riesgo del proceso terapéutico con el objetivo de identificar los incidentes potenciales del proceso clínico y la incorporación de defensas que mitiguen los posibles efectos adversos. En la misma línea se establece la necesidad de la puesta en marcha de un sistema de registro y análisis de aquellos sucesos que pudieran dar lugar a una exposición no intencionada. Todas estas medidas pretenden mejorar la protección radiológica del paciente, optimizando el plan de tratamiento, minimizando los riesgos y monitorizando de manera dinámica y permanente el proceso terapéutico.

En este Capítulo se van a describir los riesgos radiológicos en una instalación de protonterapia tanto para los trabajadores y el público general como para los pacientes. Los riesgos asociados a trabajadores y público se describen dentro del ámbito de las emergencias radiológicas potenciales en una instalación de protonterapia (apartado 5 de este Capítulo). Con respecto a los riesgos radiológicos de los pacientes se van a introducir conceptos básicos de la metodología de análisis de riesgo y a continuación se describen los peligros fundamentales en el proceso clínico de un tratamiento radioterápico con haces de protones.

3. Metodología de análisis de riesgo

Previo a la aparición de las normas nacionales e internaciones que requieren la incorporación de mecanismos de análisis de riesgos y sistemas de notificación como parte del programa de calidad de una unidad asistencial de oncología radioterápica, la seguridad radiológica del paciente estaba basada fundamentalmente en el control sobre el funcionamiento de los equipos; sin embargo, a partir del análisis de los incidentes reportados en el ámbito asistencial se observó la importancia de la evaluación de los procesos y sus procedimientos asociados.

Las recomendaciones actualmente establecidas indican la necesidad de realizar un análisis de riesgo con una metodología proactiva, capaz de identificar posibles peligros del proceso evaluado estableciendo mecanismos de defensa de diferentes características, previo a la puesta en marcha de la actividad clínica. Además, requieren la existencia de un sistema de notificación de incidentes que alimente un sistema reactivo de aprendizaje a partir de los fallos detectados.

Existen diferentes metodologías para el análisis de riesgo proactivo como el implementado en el proyecto de Matrices de Riesgo en Radioterapia Avanzada (MARRTA) [5].

Para poder aplicar una de las metodologías de análisis de riesgo es necesario definir los conceptos básicos previamente. Se entiende por **peligro** asociado a un proceso cualquier circunstancia o acción que potencialmente puede dar lugar a una desviación del objetivo buscado, causando un daño. Para el caso concreto de un tratamiento radioterápico con protones los daños que se quieren evitar son las desviaciones de dosis administradas al paciente respecto a las dosis prescritas por el médico responsable. Se entiende por **riesgo** la cuantificación de la probabilidad de experimentar un daño debido a la exposición a un peligro. El riesgo se puede definir según la ecuación (1), como la combinación de la probabilidad de que ocurra un suceso y la gravedad de las consecuencias derivadas del mismo. De esta forma se puede establecer el riesgo (R) analíticamente como el producto de la probabilidad del suceso (F) por la gravedad de las consecuencias asociadas (C):

$$R = F * C \qquad\qquad (1)$$

En función de la metodología elegida para la realización del análisis de riesgo la asignación de valores y las reglas de combinación entre ellas será diferente. El método elegido también determinará el mecanismo para introducir un parámetro que reduzca el riesgo en base a las defensas implementadas en un proceso. Por ejemplo, si se utiliza la metodología MARRTA, es necesario describir el conjunto de barreras, reductores de frecuencia y reductores de consecuencias disponibles ante cada incidente concreto para poder determinar un parámetro indicador de la probabilidad de fallo del conjunto de defensas (B), de manera que el cálculo del riesgo incorpore la reducción en el valor calculado según (2):

$$R = F * C * B \qquad\qquad (2)$$

Estos métodos semicuantitativos de análisis de riesgo permiten establecer niveles discretos de riesgo, haciendo posible la clasificación de la seguridad de los procesos evaluados.

Independientemente de la metodología, los pasos a seguir de manera general para la realización de un análisis de riesgo proactivo de un proceso se muestran en la Figura 9.1.

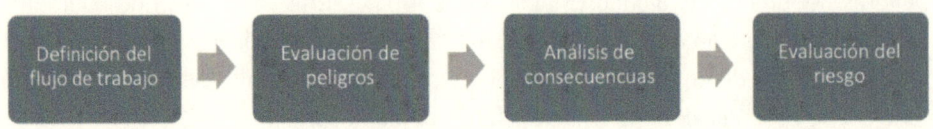

Figura 9.1. Pasos a seguir de manera general para la realización de un análisis de riesgo proactivo de un proceso.

El primer paso consiste en definir en profundidad el flujo de trabajo del proceso analizado identificando los grupos responsables y procedimientos disponibles.

A continuación, hay que identificar todos aquellos agentes (humanos y materiales) o circunstancias que potencialmente pueden dar lugar a una desviación del resultado buscado.

Finalmente, hay que establecer un criterio para la asignación de la gravedad de las consecuencias de manera que con todo lo anterior se pueda realizar una evaluación de seguridad y generar un perfil de riesgo.

4. Riesgos radiológicos de los pacientes

La protección radiológica de los pacientes bajo tratamiento radioterápico busca la optimización de la administración del plan de irradiación, minimizando las desviaciones de dosis entre lo prescrito al volumen blanco por el médico responsable y lo recibido por el paciente durante el transcurso del tratamiento. Para conseguir este objetivo es necesario tener el flujo de trabajo del proceso clínico detalladamente descrito, identificando y cuantificando los posibles riesgos asociados a cada subproceso de manera que se puedan establecer sistemas de defensa que frenen el incidente (barreras) o minimicen su frecuencia o gravedad en caso de alcanzar al paciente.

4.1 Flujo de trabajo del proceso clínico en Protonterapia

El proceso terapéutico de un tratamiento con protones es en general el mismo que el que se realiza para casos de fotones y electrones. La Figura 9.2 muestra el diagrama de un flujo radioterápico generalizado abarcando desde el registro del paciente en el Departamento de Oncología Radioterápica hasta el seguimiento del mismo una vez finalizado el tratamiento junto con una breve descripción.

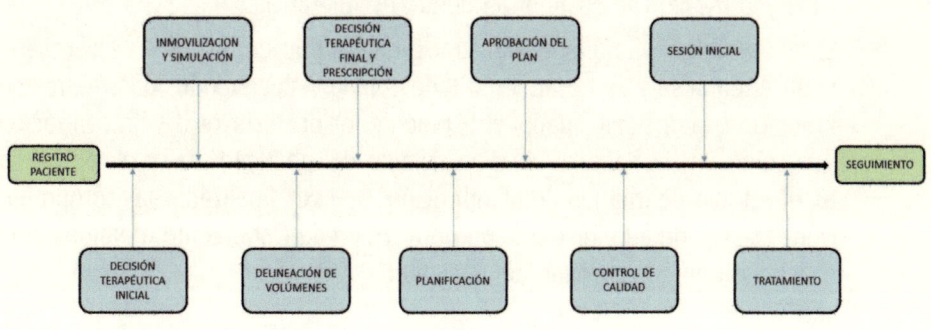

Figura 9.2. Flujo de trabajo general del proceso clínico radioterápico.

Las etapas del flujo de trabajo de un proceso terapéutico generalizado son las siguientes:

- Decisión terapéutica inicial: El oncólogo radioterápico ha de valorar la indicación radioterápica, así como la modalidad de tratamiento (tipo de radiación, técnica).

- Inmovilización y simulación: Durante este proceso se diseñan todos los sistemas de inmovilización y se adquiere el conjunto de imágenes necesario para la delimitación de los volúmenes de tratamiento.

- Delineación de volúmenes: Una vez identificado el estudio de imagen primario donde se quiere realizar la planificación, los volúmenes de tratamiento y los órganos de riesgo involucrados serán contorneados en dicho estudio.

- Decisión terapéutica final y prescripción: En este subproceso se confirma la modalidad y técnica de tratamiento generando una prescripción donde se indica por un lado el esquema temporal de tratamiento y por otro la dosis pautada para los volúmenes blanco y los límites de dosis para los órganos de riesgo.

- Planificación: A partir de los volúmenes contorneados y en base a las pautas indicadas en la prescripción de tratamiento se diseña un plan de irradiación optimizando la distribución de dosis.

- Aprobación del plan: El plan de irradiación debe ser discutido entre el médico y el radiofísico responsables comprobando que se cumple la prescripción pautada.

- Control de calidad: Es fundamental realizar un control de calidad del plan de irradiación verificando por un lado que el equipo es capaz de administrar el tratamiento diseñado y por otro que las diferencias de dosis entre lo planificado y lo medido se encuentran dentro de tolerancia.

- Sesión inicial: Previo a la administración de la primera fracción es necesario verificar en la sala de tratamiento todo el plan incluyendo los parámetros de irradiación, la disponibilidad y el estado de los dispositivos de inmovilización y la coincidencia entre el posicionamiento del paciente real y el registrado en el estudio de imagen de planificación. Una vez finalizadas las comprobaciones se puede administrar la primera sesión de tratamiento monitorizando constantemente la posición del paciente.

4.2 Peligros y riesgos del proceso radioterápico en Protonterapia

Aunque los procesos clínicos con fotones y protones son formalmente equivalentes, es importante resaltar aquellos aspectos de las diferentes etapas del proceso terapéutico con protones que requieren especial atención bien por ser específicas o bien porque el riesgo que suponen en este caso es de mayor alcance (Tabla 9.1). A continuación, se describe cada uno de ellos.

Tabla 9.1. Ejemplo de peligros asociados a diferentes etapas del proceso terapéutico con protones.

ETAPA	PELIGRO
Decisión terapéutica inicial	Movimiento respiratorio
Inmovilización y Simulación	Pérdida parcial de información en el CT
Delineación de volúmenes	CTV / PTV
Prescripción	Dosis absorbida, Dosis ponderada por RBE
Planificación	Modificadores del haz. Implantes. Artefactos
Tratamiento	Posicionamiento del paciente

4.2.1 Decisión terapéutica inicial

Las características físicas de los haces de protones los convierten en una técnica muy indicada para el tratamiento radioterápico puesto que, al tener un rango bien definido, se pueden generar distribuciones de dosis moduladas en la dirección del haz, sin depósito de energía a partir de una determinada profundidad.

Por otro lado, la tecnología de administración del haz más extendida actualmente consiste en la irradiación del volumen de tratamiento mediante la deflexión magnética del haz a lo largo y ancho de todo el blanco. En la Figura 9.3 se muestra un esquema de un tratamiento con esta tecnología sobre un CTV (Clinical Target Volume, volumen de tratamiento que engloba la zona macroscópica y la subclínica).

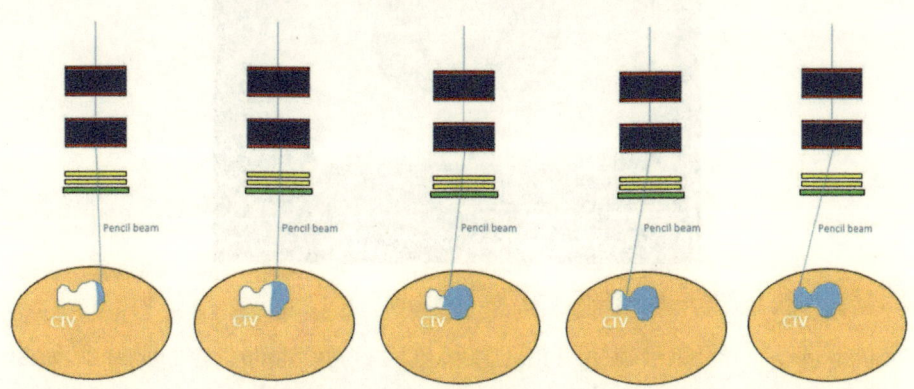

Figura 9.3. Irradiación de un target CTV mediante un haz de protones "pencil beam" que barre progresivamente toda la extensión del volumen mediante la deflexión magnética del haz.

Para volúmenes de tratamiento localizados en las zonas torácico-abdominales, el movimiento respiratorio puede dar lugar por un lado al desplazamiento del volumen blanco a irradiar durante la administración del tratamiento y por otro, a cambios en la anatomía que lo rodea modificando el camino recorrido por las partículas. Para aquellos casos en los que o bien el desplazamiento del target o la modificación de la anatomía adyacente es relevante, será necesario contar con mecanismos de mitigación del movimiento respiratorio (como Breath-hold o gating) para minimizar la desviación de la distribución de dosis planificada frente a la administrada al paciente.

El movimiento respiratorio y las incertidumbres asociadas son un peligro que ha de tenerse en cuenta durante el proceso de la decisión terapéutica.

4.2.2 Inmovilización y simulación

La pérdida parcial de información de paciente en el estudio CT utilizado para la planificación en la región por donde atraviesan los haces de tratamiento (Figura 9.4), tendrá como consecuencia, al igual que en caso de tratamiento de fotones, el cálculo de una distribución de dosis distinta a la que se administraría al paciente puesto que no se está teniendo en cuenta todo el tejido que la radiación atraviesa.

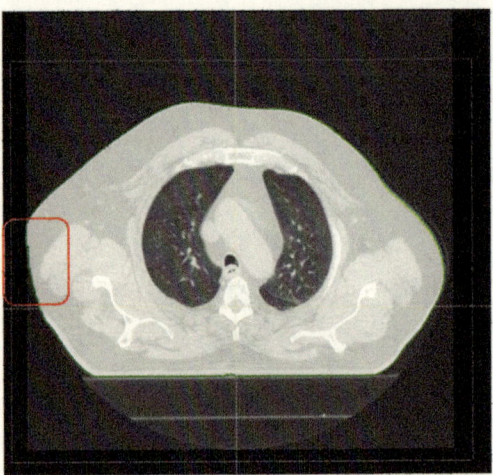

Figura 9.4. Pérdida parcial de información del estudio CT.

Para el caso de haces de protones, debido a la extremada sensibilidad del alcance de los protones respecto al camino atravesado, el impacto será muy significativo.

4.2.3 Delineación de volúmenes

Generalmente los tratamientos de fotones se basan en la planificación de un volumen PTV (Planning Target Volume) generado a partir del CTV ampliado en base a las incertidumbres en el posicionamiento del paciente y la localización del volumen a tratar. Se asume que asegurando la cobertura dosimétrica del PTV se está garantizando la irradiación del CTV a los niveles de dosis pautados por el oncólogo responsable. Esta hipótesis en el caso de fotones se justifica debido al poco impacto que tienen las incertidumbres de posicionamiento en la distribución espacial de dosis de fotones, siendo prácticamente independientes del ángulo de incidencia; incluso se llega a hablar de nube de dosis para referirse a una distribución de dosis de fotones. El concepto de PTV no es directamente aplicable a protones puesto que la incertidumbre en el posicionamiento, las diferentes densidades atravesadas, etc., impactan significativamente en el rango de los haces de protones; para poder aplicar un formalismo equivalente sería necesario generar un PTV con márgenes dependientes de la dirección de incidencia del haz para cada caso concreto, lo cual lo hace inaplicable.

Por todo lo anterior en los tratamientos radioterápicos con protones se planifica sobre el CTV, utilizando una optimización robusta, que permite incorporar durante el proceso de optimización valores de incertidumbre en el rango y en el posicionamiento, para garantizar que el CTV quedará cubierto con la dosis de referencia frente a incertidumbres del orden de las introducidas durante la planificación.

Debido al grado de implantación generalizado que existe respecto al uso del PTV en dosimetría de fotones, es fundamental asegurarse de que el volumen target en un tratamiento de protones en el que se utiliza evaluación y/u optimización robusta, está delimitado como CTV y no como PTV, puesto que en caso contrario se irradiará más tejido sano innecesariamente.

4.2.4 Prescripción

Los protones presentan una eficacia biológica superior a los fotones, de manera que se necesita una dosis menor para producir el mismo efecto biológico.

Se define la eficacia biológica relativa (Relative Biological Effectiveness, RBE), según (3) como el cociente entre la dosis de fotones (Dy) necesaria para producir el mismo efecto biológico que una dosis de protones (Dp), y la dosis Dp:

$$RBE = Dy \: / \: Dp \tag{3}$$

De manera general, las prescripciones y los límites de dosis en radioterapia están basados en la experiencia desarrollada mediante el uso de fotones. Por ello es necesario tener una relación bien determinada entre la dosis absorbida (magnitud utilizada para la prescripción y el registro de tratamientos con haces de fotones) y la dosis biológica equivalente para el caso de protones.

El método internacionalmente aceptado hoy en día para determinar los valores de prescripción y límites de dosis para tratamientos con protones se basa en el uso de un valor constante para la RBE de los protones de 1.1, resultando en valores de prescripción y límites de dosis absorbida en protones un 10 % más bajos.

Una prescripción escrita que incluya tanto los niveles de dosis requeridos para los volúmenes blanco como los límites de dosis para los órganos de riesgo involucrados, es una etapa fundamental del proceso clínico radioterápico. Para unidades asistenciales dotadas con equipos de protones es crucial que exista total claridad en cuanto a la magnitud utilizada para pautar la dosis puesto que la diferencia entre la dosis absorbida y la dosis absorbida ponderada por la RBE será del 10 %.

4.2.5 Planificación

Cualquier dispositivo de inmovilización o soporte utilizado para la realización de una planificación con protones, debe estar previamente caracterizado dosimétricamente. Aunque este concepto no es nuevo puesto que para el caso de planes de fotones es necesario conocer la densidad electrónica de cualquier material que atraviese el haz, la incertidumbre en el rango tiene un impacto muy significativo en los planes de protones. La Figura 9.5 muestra el efecto que tiene en la distribución de dosis, un cambio en la densidad del dispositivo de inmovilización MOLDCARE, de baja gravedad específica, en un tratamiento del sistema nervioso central planificado con un campo posterior, observándose de manera evidente el desplazamiento en profundidad de los perfiles de dosis en profundidad («Line dose»), poniendo en relieve la enorme sensibilidad de los tratamientos de protones frente a pequeños cambios en el medio que atraviesan.

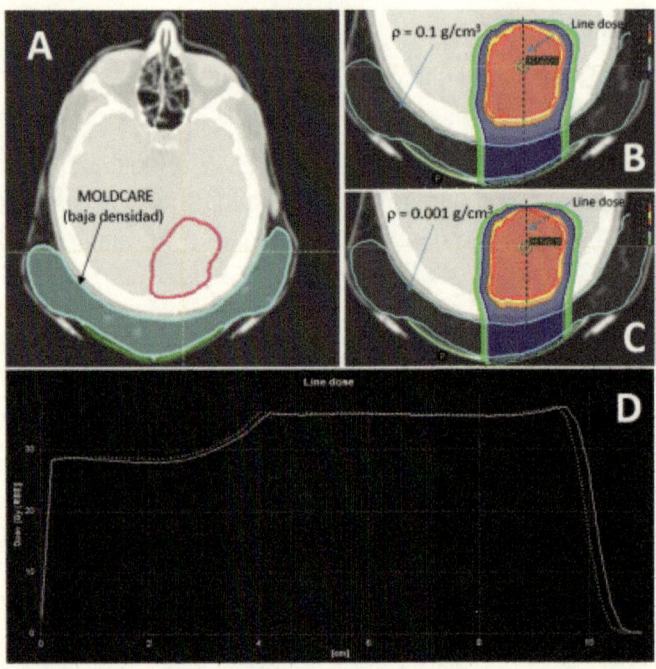

Figura 9.5. Efecto en la distribución de dosis del cambio de densidad del soporte moldcare.

Las energías típicamente disponibles en un acelerador de protones se encuentran entre los 70 MeV y los 250 MeV, correspondiéndose con rangos que van de 3 a 35 cm aproximadamente. Para volúmenes de tratamiento que se encuentren a profundidades inferiores al rango mínimo determinado por la energía mínima disponible en el acelerador, será necesario utilizar dispositivos compensadores, que pueden ser comerciales como un range shifter o personalizados, creados individualmente para cada paciente, como los bolus compensadores. La Figura 9.6 muestra el diseño de un bolus personalizado para el tratamiento de un volumen nasal cuyo límite anterior es superficial, requiriendo por tanto un bolus personalizado para poder administrar una dosis terapéutica en la zona menos profunda del blanco.

Estos modificadores del haz son individuales por paciente y caso. La adecuada correspondencia con lo planificado, y el uso correcto en el paciente indicado es crucial.

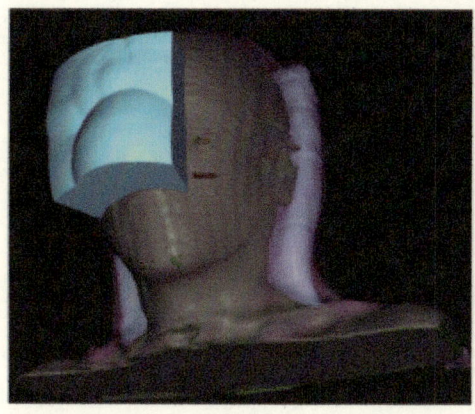
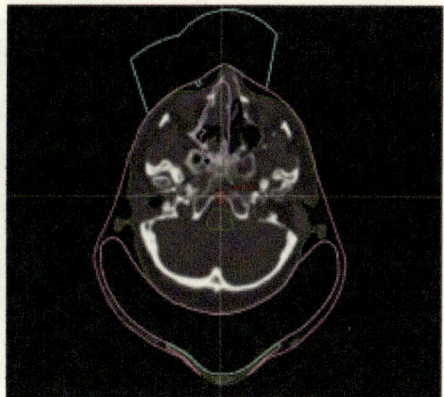

Figura 9.6. Bolus personalizado.

Para aquellos planes en los que los haces de protones atraviesen osteosíntesis, prótesis, o implantes del paciente (Figura 9.7), es necesario contornearlos creando una estructura, e identificar el material para reducir las incertidumbres dosimétricas. Además, es importante seleccionar con cuidado las incidencias de tratamiento para minimizar en lo posible el impacto de la incertidumbre en el rango en un medio no equivalente a tejido, de alta densidad. Una vez más, la estrategia a seguir es similar al caso de fotones, y la diferencia radica en la severidad del impacto.

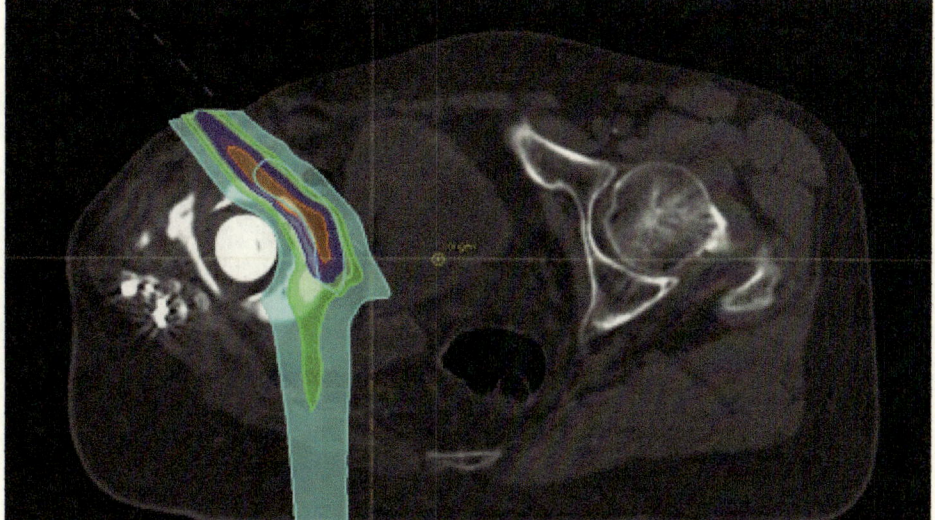

Figura 9.7. Imagen CT de un paciente con implante metálico.

Cuando existan artefactos en la imagen de planificación que interfieran con los haces de tratamiento, es también necesario evaluar el impacto en la distribución de dosis, generando regiones de interés, asignándoles el tejido que corresponda en función de la zona donde se encuentra el artefacto (hueso, tejido blando).

4.2.6 Tratamiento

Al igual que para los tratamientos de fotones, en un tratamiento de protones es fundamental colocar al paciente según la posición de referencia establecida durante el proceso de simulación. De la misma forma, es imprescindible la realización de una prueba de imagen periódica pre-tratamiento para la verificación del posicionamiento. Un cambio en el contorno externo del paciente el día de tratamiento respecto a la imagen utilizada para el diseño de un plan de protones, puede tener un impacto dosimétrico muy importante.

En la Figura 9.8 se muestra la variación en el contorno externo de un tratamiento entre la imagen de referencia y el cone beam CT (CBCT) adquirido en una de las sesiones diarias, que podría dar lugar a diferencias dosimétricas muy significativas respecto al plan diseñado inicialmente en caso de no detectarse.

Un cambio en la anatomía y por tanto en el medio atravesado por los haces que conforman un plan de protones, tendrá un impacto directo en la cobertura del volumen de tratamiento y en la dosis a los órganos de riesgo colindantes. Como ya se ha discutido anteriormente, aunque este efecto se observa para otras técnicas de tratamiento, para protones es especialmente importante, pudiendo causar desviaciones de dosis significativas si además de comprobar la posición de los volúmenes blanco, no se verifica la reproducibilidad del posicionamiento del contorno externo.

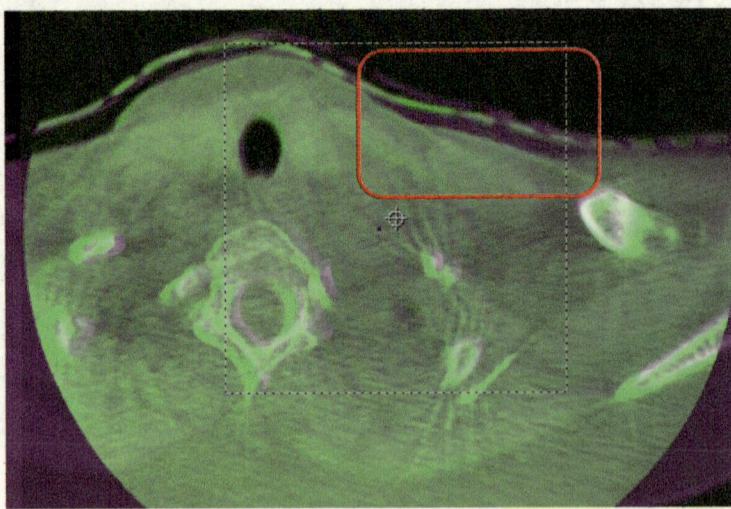

Figura 9.8. CBCT mostrando la variación diaria del contorno externo de un paciente (en morado el CT de referencia y en verde el CBCT).

5. Plan de emergencias

Los posibles incidentes con repercusión radiológica deben estar descritos en el Plan de Emergencia Interior (PEI) de la instalación, en el que se deben referenciar los procedimientos describiendo cómo actuar en cada caso.

El PEI debe contemplar [6]:

- La línea de autoridad.
- Los incidentes previsibles.
- El procedimiento de actuación.
- El procedimiento de notificación.
- La formación.

Aspectos que se desarrollan en los siguientes apartados.

5.1 Línea de autoridad

Corresponde a la línea de autoridad y las responsabilidades del personal de la instalación frente a las situaciones de incidentes y emergencias incluidas dentro del PEI.

Así, por ejemplo, ante cualquier incidencia que afecte a las condiciones de seguridad radiológica de la instalación, el operador que la detecte estará obligado a ponerlo en conocimiento del supervisor que hará una primera valoración de la que se derivarán las actuaciones inmediatas a seguir. Se informará al Servicio de Protección Radiológica (SPR) y en función del grado de afectación de la seguridad radiológica con mayor o menor urgencia al Titular, y al CSN.

5.2 Incidentes previsibles

A continuación, se describen de forma general los accidentes radiológicos potenciales para personas distintas del paciente en una instalación de protonterapia junto con unas líneas generales de actuación.

5.2.1 Irradiación accidental de una persona distinta al paciente por permanencia en la sala de tratamiento

En caso de que se produjera la puesta en marcha del equipo estando una persona distinta del paciente en la sala de tratamiento se deberá parar inmediatamente el equipo, abriendo la puerta de la sala de tratamiento, pulsando el botón de parada de la consola o una seta de emergencia.

5.2.2 Irradiación de un haz con la presencia de una persona en la sala del acelerador o del gantry

Durante la administración de un haz no puede haber ninguna persona dentro de la sala del gantry ni de la sala del acelerador. En el caso en que se detecte la presencia de alguna persona en una de las salas durante una irradiación, se deberá parar inmediatamente el equipo abriendo la puerta de la sala de tratamiento, pulsando el botón de parada de la consola o una seta de emergencia.

5.2.3 Fugas de agua activada

Para la realización de controles de calidad del equipo es habitual utilizar un tanque de agua que generalmente se irradia durante varias horas. Igualmente se utilizan contenedores plásticos de agua que se interponen en el haz para impedir la activación de zonas metálicas que rodean al nozzle del acelerador. La irradiación del agua con haces de protones da lugar a la formación del isótopo radiactivo del hidrógeno ^3H (tritio), emisor beta de baja energía con periodo de semidesintegración de 12.3 años. Esto puede dar lugar por un lado a un incidente de contaminación externa y por otro a la necesidad de control de los niveles de actividad para garantizar que están por debajo de los límites de exención para su vertido.

En el caso de una contaminación externa, se procederá al lavado de la zona afectada con un producto específico.

En cuanto a la evacuación a la red pública de alcantarillado, tanto el agua de la cuba como el de las garrafas, es necesario que el nivel de concentración de actividad de tritio esté por debajo del nivel de exención de 10^6 kBq/kg (según la instrucción IS-05 del CSN). Por ello, ante la decisión de un cambio de agua, ésta deberá mantenerse aislada temporalmente hasta que se verifique que es posible el vertido a la red pública si los resultados de la medida quedan por debajo de dichos niveles de exención.

Se deben planificar además cambios periódicos de las aguas, para asegurar que no se superen los límites de exención.

5.2.4 Uso del acelerador por personal no autorizado

El uso del acelerador por parte de personal sin la formación y capacitación adecuada puede dar lugar a incidentes con consecuencias radiológicas. Por esta razón en caso de detectar que una persona no autorizada está operando el equipo se debe proceder a parar el equipo de forma inmediata utilizando cualquiera de los mecanismos de seguridad implementados en la instalación.

5.2.5 Incendios, inundación o catástrofe

La activación de materiales en una instalación de protonterapia (infraestructura de las líneas de aceleración y transporte del haz, materiales de la sala de tratamiento que reciben radiación durante los tratamientos clínicos, equipamiento de medida, etc.) puede suponer un riesgo radiológico ante un incendio, una inundación o un evento catastrófico.

En el caso de ocurrir una emergencia de este tipo es necesario identificar bien el área afectada, desalojando esa zona y las regiones colindantes. Además, será necesario informar de la naturaleza y del nivel de riesgo que implican las fuentes existentes a los servicios de extinción.

5.3 Procedimientos de actuación

Para cada uno de los incidentes previsibles, en la instalación de protonterapia se dispondrá de un procedimiento que incluya la secuencia ordenada de actuaciones a seguir por el personal de la instalación para dar respuesta a la situación de emergencia. Especificando la persona que llevará a cabo cada acción, el plazo de notificación al CSN y los medios previstos para garantizar que, al menos, se realicen las siguientes actuaciones [6]:

- La interrupción inmediata de la irradiación.

- La comunicación de la situación al supervisor de la instalación y, en su caso, al SPR y al oncólogo radioterápico responsable.

- En caso de sospecha de exposición indebida: el envío del dosímetro del trabajador expuesto (si dispone de él) al Servicio de Dosimetría autorizado para su lectura inmediata, la estimación de la dosis recibida y, si la situación lo requiere, la remisión del trabajador al Servicio de Prevención de Riesgos Laborales asignado.

- En caso de sospecha de mal funcionamiento del acelerador de protones (o sospecha de afectación del equipo por la emergencia): se actuará de acuerdo con el procedimiento de actuación en caso de avería del equipo (que implica interrumpir cautelarmente los tratamientos y requiere la intervención de la empresa de asistencia técnica y de un especialista en Radiofísica Hospitalaria).

- La notificación del suceso al CSN, en 1 hora o en 24 horas, según la naturaleza del suceso, aportando la información indicada en el apartado criterios de notificación.

- El registro del incidente o accidente en el diario de operación de la instalación.

- El archivo de la documentación generada, de acuerdo con lo indicado en el apartado 4.8 de la Guía de Seguridad 7.10 del CSN sobre "Plan de Emergencia Interior en instalaciones radiactivas" [7] y en el Reglamento sobre protección de la salud contra los riesgos derivados de la exposición a las radiaciones ionizantes [1].

Adicionalmente, la instalación dispondrá de un procedimiento específico que contemple las circunstancias excepcionales de emergencia extrema bajo las que es posible deshabilitar los enclavamientos de apertura de las puertas de las salas del gantry y/o del acelerador de protones, de forma que sea posible su apertura desde el exterior. Este procedimiento debe especificar las situaciones en que se considera esta posibilidad, el proceso necesario para inhabilitar los enclavamientos previa constatación de que la emisión de haz de protones en esas salas está interrumpida, y el proceso de autorizaciones y notificaciones previas necesarias para proceder [5].

5.4 Procedimiento de notificación

El procedimiento de notificación establece el canal de comunicación empleado y la información a remitir al CSN para notificar la situación de emergencia, de acuerdo con lo indicado el anexo de la Instrucción IS-18 del CSN [8]; instrucción que se explica en el Capítulo X.

Este procedimiento:

- Incluirá que el suceso se notificará a la Sala de Emergencias del CSN (Salem) por escrito y, si el titular lo estima oportuno, también por teléfono. Se incluirá el número de teléfono o, en su defecto, el correo electrónico de la Salem del CSN. Asimismo, se notificará a la autoridad competente en la Comunidad Autónoma en la que se produjo el suceso.

- Especificará que, en el plazo de 30 días, e independientemente de la notificación, el titular enviará por registro electrónico un informe sobre el suceso que contenga la información completa, de acuerdo con el modelo incluido en el anexo II de la Guía de Seguridad 5.8 del CSN sobre "Bases para elaborar la información relativa a la explotación de instalaciones radiactivas" [9].

5.5 Formación y mantenimiento del plan de emergencia interior

Se especificarán las previsiones de formación relativas al PEI, que serán acordes a lo indicado en la Instrucción IS-28 del CSN [2]:

- Se informará del Plan de emergencia a todos los trabajadores en el momento de su incorporación.

- La formación inicial y periódica en protección radiológica de los trabajadores expuestos incluirá información sobre el contenido y la aplicación práctica del PEI (botones de parada de emergencia, sistema de apertura manual de la puerta, uso de las cámaras, etc.), incluyendo un simulacro.

Se indicarán, adicionalmente, los siguientes aspectos:

- El responsable de impartir dicha formación.

- Su periodicidad (como máximo cada 2 años, de acuerdo con la IS-28 [2]).

- Su contenido, teórico y práctico, que debe incluir formación sobre los datos que se registrarán durante una emergencia y aquellos que deberán constar en el diario de operación.

- El registro y archivo de los documentos resultantes.

Indicar los criterios y plazos previstos para revisar periódicamente el PEI.

6. Simulacros de emergencia

Con el fin de que el personal de la instalación esté preparado ante las posibles emergencias que pueden ocurrir es necesario realizar simulacros de manera periódica utilizando los procedimientos de actuación previstos (que deben ser conocidos por todo el personal autorizado de la instalación). Estas simulaciones permiten, además de refrescar los mecanismos de actuación, revisar los procedimientos mejorando su eficacia y seguridad.

Para todos los escenarios de emergencias es importante monitorizar el tiempo de respuesta, así como realizar una estimación de las dosis tanto para el paciente como para el personal permitiendo la optimización de los protocolos de actuación, minimizando el riesgo radiológico.

7. Lecciones aprendidas

Como parte de la cultura de seguridad, es fundamental aprender de los accidentes importantes que se notifican de manera mundial de forma que no sólo se diseñen defensas para la detección y mitigación de errores en el desarrollo del proceso radioterápico basadas en la experiencia propia de la instalación, sino que se puedan implementar barreras en base al análisis de incidentes de otras instalaciones.

A continuación, se presentan los casos más relevantes de exposiciones accidentales notificados durante las últimas décadas en instalaciones convencionales de radioterapia.

Ausencia de procedimientos de aceptación para el Sistema de planificación (UK, 1982-1990)

El centro adquiere un sistema de planificación y, debido a la falta de conocimiento sobre los cálculos que realiza y la ausencia de aceptación del sistema, se aplica incorrecta y sistemáticamente una corrección por distancia a los cálculos realizados por el planificador con el objetivo de aplicar una corrección por distancia foco-piel (método heredado de cálculos manuales y técnica fija).

1045 pacientes estuvieron implicados de los cuales 492 presentaron recaídas locales potencialmente derivadas de la infradosificación.

Exposiciones accidentales relacionadas con errores de funcionamiento del software de control del acelerador (Canada, USA, 1985-87)

Entre 1985 y 1987 tienen lugar seis exposiciones accidentales en diferentes centros con el mismo acelerador, relacionadas con un mal funcionamiento del sistema de control del equipo (el equipo no interpone los componentes requeridos para el tipo de radiación).

Varios pacientes murieron como consecuencia de los niveles de sobredosificación administrados.

Intervención del equipo técnico sobre el acelerador sin notificación al Radiofísico responsable (España, 1990)

El Servicio de Mantenimiento del acelerador interviene haciendo cambios en la energía del haz, sin notificación posterior al Servicio de Radiofísica. Se trata en estas condiciones durante 10 días, momento en que se notifica la intervención. Más de 15 pacientes murieron como consecuencia de los niveles de dosis administrados.

Error en el uso del conjunto sistema de planificación y dispositivos externos (Panamá, 2000-2001)

Utilizando una digitalizadora para introducir los bloques en los haces del plan, no se siguieron las instrucciones del sistema planificador dando lugar a cálculos erróneos en los tiempos de tratamiento. Como consecuencia de este incidente 17 pacientes murieron debido a una sobreexposición.

Mal funcionamiento de las cámaras monitoras después de un corte de tensión (Polonia, 2001)

Tras un corte de luz, dos dispositivos electrónicos del acelerador dejan de funcionar de manera que la cámara monitora deja de controlar la dosis administrada y el sistema de vigilancia del funcionamiento de la cámara monitora no está operativo. Como consecuencia varios pacientes reciben una sobreexposición siendo ellos mismos quienes alertan de la situación anormal presentando síntomas cutáneos.

Uso de cuñas dinámicas sin formación previa (Francia, 2001)

Se toma la decisión de cambiar la técnica de tratamiento utilizando cuñas dinámicas en lugar de cuñas físicas, sin dar la formación necesaria a los dosimetristas. Como consecuencia se utilizan las Unidades Monitor (UM) correspondientes a cuñas físicas a un haz con cuñas dinámicas dando lugar a sobre dosis de entre el 20 % y el 30 %.

Error de cálculo de UM (Gran Bretaña, 2006)

Un físico junior realiza un cálculo de UM incorrectamente por un error de normalización y el tratamiento se administra al paciente sin previa supervisión. Como consecuencia de la sobreexposición (75 %) el paciente muere.

El análisis de todos estos accidentes permite la identificación de factores contribuyentes detonantes de estos incidentes. La publicación 112 de la ICRP [10] identifica los principales factores contribuyentes responsables de las exposiciones accidentales notificadas que, aunque corresponden a instalaciones de radioterapia convencional, son completamente aplicables a una instalación de protonterapia:

- Formación insuficiente respecto a las bases físicas del funcionamiento de los equipos incluyendo el sistema de planificación.
- Ausencia de procedimientos para la aceptación y comisionado de los equipos.
- Falta de formación relativa al uso del equipamiento.
- Instrucciones verbales.
- Omisión de algunos pasos de las listas de verificación (Checklist).
- Modificación de procedimientos sin validación ni notificación.
- Reanudar tratamientos tras la intervención del equipo técnico sin verificación previa del estado del equipo.
- Falta de notificación sobre reacciones adversas inusuales en los pacientes.
- Falta de seguimiento de los pacientes.

8. Referencias

1. Real Decreto 1029/2022, de 20 de diciembre, por el que se aprueba el Reglamento sobre protección de la salud contra los riesgos derivados de la exposición a las radiaciones ionizantes. Boletín Oficial del Estado núm. 313, pp. 178672-178732.

2. CSN. Instrucción IS-28, de 22 de septiembre de 2010, del Consejo de Seguridad Nuclear, sobre las especificaciones técnicas de funcionamiento que deben cumplir las instalaciones radiactivas de segunda y tercera categoría. Conejo de Seguridad Nuclear. Boletín Oficial del Estado núm. 246, pp. 86171-86188.

3. Real Decreto 1217/2024, de 3 de diciembre, por el que se aprueba el Reglamento sobre instalaciones nucleares y radiactivas, y otras actividades relacionadas con la exposición a las radiaciones ionizantes. Boletín Oficial del Estado núm. 292, pp. 164588- 164702.

4. Real Decreto 601/2019, de 18 de octubre, sobre justificación y optimización del uso de las radiaciones ionizantes para la protección radiológica de las personas con ocasión de exposiciones médicas. Boletín Oficial del Estado núm. 262, pp. 120840-120856.

5. Ramírez Vera ML, Pérez Mulas A, Delgado JM, et al. Los métodos de análisis de riesgo en radioterapia: Análisis Probabilístico de Seguridad (APS). Consejo de Seguridad Nuclear. Alfa. 2011; 15:47-57.

6. CSN. Circular Formato y contenido estándar de la documentación de apoyo a la solicitud de instalaciones de protonterapia. Consejo de Seguridad Nuclear, Versión junio de 2024.

7. CSN. Plan de Emergencia Interior en instalaciones radiactivas. Consejo de Seguridad Nuclear, Guía de Seguridad 7.10. Madrid, 2009.

8. CSN. Instrucción IS-18, de 2 de abril de 2008, del Consejo de Seguridad Nuclear, sobre los criterios aplicados por el Consejo de Seguridad Nuclear para exigir, a los titulares de las instalaciones radiactivas, la notificación de sucesos e incidentes radiológicos. Boletín Oficial del Estado núm. 92, pp. 20174-20176.

9. CSN. Bases para elaborar la información relativa a la explotación de instalaciones radiactivas. Consejo de Seguridad Nuclear, Guía de Seguridad 5.8. Madrid, 2014.

10. ICRP. Preventing Accidental Exposures from New External Beam Radiation Therapy Technologies. International Commission on Radiological Protection. ICRP Publication 112. Ann. ICRP 2009; 39 (4).

Capítulo X

Aspectos legales específicos en instalaciones de protonterapia

J. M. Martí-Climent y V. Morán

1. Puntos clave

- Saber distinguir entre las exposiciones médica, ocupacional y poblacional.

- Conocer los principios del sistema de protección radiológica, los límites de dosis, los principios de protección ocupacional de los trabajadores, la clasificación de trabajadores expuestos, y las características del historial dosimétrico.

- En la protección operacional de los trabajadores externos, conocer las obligaciones de la empresa externa y del titular de la instalación o actividad.

- Conocer las exposiciones médicas reguladas por el Real Decreto 601/2019 y la aplicación de los principios de justificación y optimización, así como las responsabilidades de los profesionales en las exposiciones médicas.

- Conocer los criterios de calidad en radioterapia para asegurar la optimización del tratamiento y la protección radiológica del paciente.

- Conocer los sucesos notificables al Consejo de Seguridad Nuclear (CSN).

- Conocer el objetivo del Plan de Emergencia Interior.

2. Introducción

La actividad de la Comisión Europea en el ámbito de la protección radiológica se rige por el Tratado del EURATOM y las directivas adoptadas. La última directiva que deroga a las anteriores es la Directiva EURATOM 2013/59, del 5 de diciembre de 2013, por la que se establecen normas de seguridad básicas para la protección contra los peligros derivados de la exposición a radiaciones ionizantes, que deroga las Directivas 89/618/Euratom, 90/641/Euratom, 96/29/Euratom, 97/43/Euratom y 2003/122/Euratom.

Las directivas europeas son de obligado cumplimiento en los países de la Unión Europea. Lo cual ha llevado, en España, a nuevas reglamentaciones o modificaciones de la existente. El cumplimento de las normas está definido según niveles, como se muestra en la Figura 10.1.

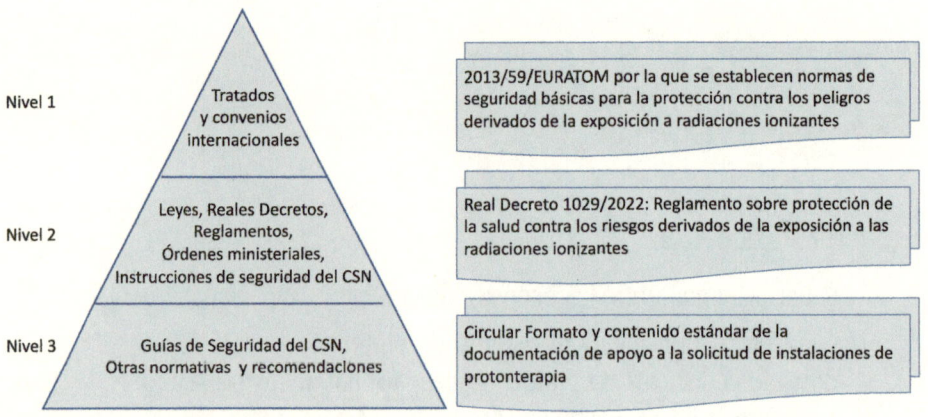

Figura 10.1. Esquema de la legislación europea y española.

3. Directiva 2013/59/EURATOM por la que se establecen normas de seguridad básicas para la protección contra los peligros derivados de la exposición a radiaciones ionizantes

La Directiva 2013/59/EURATOM establece normas básicas de seguridad uniformes aplicables a la protección de la salud de las personas sometidas a exposición ocupacional, médica y poblacional frente a los riesgos derivados de las radiaciones ionizantes [1].

A continuación, se aporta información contenida en la Directiva. Para la aplicación de la misma se debe acudir a la normativa española que la transpone y desarrolla.

La Directiva establece definiciones, como:

- Emergencia: situación o suceso no habitual que implica una fuente de radiación y exige una intervención inmediata para mitigar las consecuencias adversas graves para la salud y seguridad humanas, la calidad de vida, los bienes o el medio ambiente, o un peligro que pudiera dar lugar a esas consecuencias adversas.

- Exposición médica: exposición a que se someten pacientes o personas asintomáticas en el marco de su propio diagnóstico o tratamiento médico o dental, destinada a beneficiar su salud o bienestar, así como la exposición a que se someten los cuidadores y voluntarios en la investigación médica o biomédica.

- Exposición ocupacional: exposición de los trabajadores, aprendices y estudiantes en el transcurso de su trabajo.

- Exposición poblacional: exposición de las personas, excluida cualquier exposición ocupacional o médica.

- Nivel de referencia: en una situación de exposición de emergencia o existente el nivel de dosis efectiva o de dosis equivalente, o de concentración de actividad por encima del cual se considera inapropiado permitir que se produzcan exposiciones como consecuencia de esa situación de exposición, aun cuando no se trate de un límite que no pueda rebasarse.

Los Estados miembros garantizarán que se establezcan **niveles de referencia** para las situaciones de exposición de emergencia y existentes. La optimización de la protección concederá prioridad a las exposiciones por encima del nivel de referencia y seguirá aplicándose por debajo del nivel de referencia.

Para la exposición poblacional, los niveles de referencia expresados en dosis efectivas son:

- En el rango de 1 a 20 mSv por año para situaciones de exposición existentes.

- En el rango de 20 a 100 mSv (aguda o anual) para situaciones de exposición de emergencia.

Respecto a los **requisitos de educación, formación e información sobre protección radiológica**, aborda los siguientes puntos:

- Responsabilidades generales en materia de educación, formación e información.

- Información y formación de los trabajadores expuestos.

- Información y formación de trabajadores potencialmente expuestos a fuentes huérfanas.

- Información y formación previas de los trabajadores de emergencia.

- Educación, información y formación en el campo de la exposición médica.

Considera el **Sistema de gestión de emergencias** como marco jurídico o administrativo que establece responsabilidades para la preparación y respuesta ante emergencias, así como disposiciones para la toma de decisiones en caso de producirse una situación de exposición de emergencia.

4. *Real Decreto 1217/2024: Reglamento sobre instalaciones nucleares y radiactivas, y otras actividades relacionadas con la exposición a las radiaciones ionizantes*

El Real Decreto 1217/2024, de 3 de diciembre, aprueba el Reglamento sobre instalaciones nucleares y radiactivas, y otras actividades relacionadas con la exposición a las radiaciones ionizantes [2]. El contendido se tratará de forma extensa en el Capítulo XI sobre Aspectos Administrativos específicos en Instalaciones de Protonterapia, salvo lo relativo a la Protección operacional de los trabajadores externos, que se aborda a continuación (Sección 5.1) y que es de especial interés en protonterapia.

5. *Real Decreto 1029/2022: Reglamento sobre protección de la salud contra los riesgos derivados de la exposición a las radiaciones ionizantes*

La Directiva 2013/59/EURATOM [1] por la que se establecen normas de seguridad básicas para la protección contra los peligros derivados de la exposición a radiaciones ionizantes supuso derogar el anterior Reglamento sobre protección sanitaria contra radiaciones ionizantes (Real Decreto 783/2001).

El objetivo del Real Decreto 1029/2022 [3] es establecer las normas relativas a la protección de la salud de los trabajadores y de los miembros del público contra los riesgos derivados de la exposición a las radiaciones ionizantes.

La aplicación de los principios que se establecen en el Reglamento es responsabilidad del titular de la práctica o actividad que origine una situación de exposición en el ámbito de su actividad y competencia.

Se aplicará a cualquier situación que implique un riesgo de exposición a radiaciones ionizantes que no pueda considerarse despreciable desde el punto de vista de la protección radiológica, a fin de proteger la salud humana y el medio ambiente a largo plazo. En particular, este Reglamento se aplicará a:

a) Todas las situaciones de exposición planificada que conlleven una exposición a las radiaciones ionizantes:

1. La explotación de minerales radiactivos, la fabricación, producción, tratamiento, manipulación, eliminación, utilización, almacenamiento, posesión, transporte, importación, exportación y movimiento intracomunitario de materiales radiactivos de origen artificial o natural, cuando los radio-

nucleidos son o han sido procesados por sus propiedades radiactivas, fisionables o fértiles.

2. La fabricación y la operación de todo equipo eléctrico que emita radiaciones ionizantes y que contenga componentes que funcionen a una diferencia de potencial superior a 5 kilovoltios (kV).

3. El procesamiento, aprovechamiento o gestión de materiales radiactivos de origen natural no contemplados en el apartado 1º.

4. La comercialización de fuentes radiactivas y la asistencia técnica de equipos que incorporen fuentes radiactivas o sean productores de radiaciones ionizantes.

5. Las prácticas que conlleven una exposición para obtención de imágenes no médicas.

b) Toda intervención en situaciones de exposición de emergencia, incluidas su planificación y preparación.

c) Todas las situaciones de exposición existente.

Este Reglamento no se aplicará a las exposiciones médicas, que se regirán por lo establecido en el Real Decreto 601/2019, de 18 de octubre, sobre justificación y optimización del uso de las radiaciones ionizantes para la protección radiológica de las personas con ocasión de exposiciones médicas [4].

El control de todas las situaciones de exposición a las radiaciones ionizantes se fundamenta en un **sistema de protección radiológica** basado en los siguientes **principios**:

- Justificación: las decisiones que introduzcan una práctica deberán justificarse mediante un análisis que asegure que el beneficio individual o social que resulte de la práctica compense el detrimento de la salud que esta pueda causar. Las decisiones que introduzcan o alteren una vía de exposición para situaciones de exposición existentes y de emergencia deberán justificarse demostrando que la nueva situación es más beneficiosa que perjudicial.

- Optimización: la protección radiológica de las personas sometidas a exposición ocupacional o como miembros del público se optimizará con el objetivo de mantener la magnitud de las dosis individuales, la probabilidad de exposición y el número de personas expuestas lo más bajos que sea razonablemente posible teniendo en cuenta el estado actual de los conocimientos técnicos y factores económicos y sociales. Este principio se aplicará a la dosis efectiva y a las dosis equivalentes.

- Limitación de dosis: en situaciones de exposición planificada, la suma de las dosis recibidas por cualquier persona no superará los límites de dosis establecidos, tanto para la exposición ocupacional como para la de los miembros del público.

La administración deliberada de sustancias radiactivas a personas y, en la medida en que afecte a la protección de seres humanos frente a la radiación, a animales, con fines de diagnóstico, tratamiento o investigación de carácter médico o veterinario, solo podrá hacerse en instalaciones radiactivas autorizadas a tal fin.

Límites de dosis para los miembros del público

1. El límite de dosis efectiva para los miembros del público será de 1 mSv por año oficial.

2. Sin perjuicio de lo dispuesto en el punto 1:

   a) El límite de dosis equivalente para el cristalino será de 15 mSv por año oficial.

   b) El límite de dosis equivalente para la piel será de 50 mSv por año oficial. Dicho límite se aplicará a la dosis promediada sobre cualquier superficie cutánea de 1 cm^2, con independencia de la superficie expuesta.

Límites de dosis para los trabajadores expuestos (TE)

1. El límite de dosis efectiva para los trabajadores expuestos será de 20 mSv por año oficial.

2. Sin perjuicio de lo dispuesto en el punto 1, se aplicarán los siguientes límites:

   a) El límite de dosis equivalente para el cristalino será de 100 mSv a lo largo de cinco años oficiales consecutivos, y una dosis máxima de 50 mSv en un único año oficial.

   b) El límite de dosis equivalente para la piel será de 500 mSv por año oficial. Dicho límite se aplicará a la dosis promediada sobre cualquier superficie cutánea de 1 cm^2, con independencia de la superficie expuesta.

   c) El límite de dosis equivalente para cada extremidad será de 500 mSv por año oficial.

Límite de dosis durante el embarazo y de actividades durante la lactancia

Tan pronto como una TE comunique su estado de embarazo al titular de la práctica o de la empresa externa en el caso de trabajadoras externas, la protección del feto deberá ser comparable a la de los miembros del público. Por ello, las condiciones de trabajo de la mujer embarazada serán tales que la dosis equivalente al feto sea tan baja como sea razonablemente posible, de forma que dicha dosis no exceda 1 mSv, al menos desde la comunicación de su estado hasta el final del embarazo.

Desde el momento en que una TE, que se encuentre en período de lactancia, informe de su estado al titular de la práctica o de la empresa externa en el caso de trabajadoras externas, no se le asignarán trabajos que supongan un riesgo significativo de incorporación de radionucleidos o de contaminación radiactiva.

Límite de dosis para personas en formación y estudiantes

1. Los límites de dosis para las personas en formación y los estudiantes mayores de 18 años que, durante sus estudios, tengan que utilizar fuentes de radiación, serán los mismos que para la exposición ocupacional (de los TE).

2. El límite de dosis efectiva para personas en formación y estudiantes con edades comprendidas entre 16 y 18 años que, durante sus estudios, tengan que utilizar fuentes de radiación, será de 6 mSv por año oficial.

   Sin perjuicio de este límite de dosis:

   a) El límite de dosis equivalente para el cristalino será de 15 mSv por año oficial.

   b) El límite de dosis equivalente para la piel será de 150 mSv por año oficial. Dicho límite se aplicará a la dosis promediada sobre cualquier superficie cutánea de 1 cm^2, con independencia de la superficie expuesta.

   c) El límite de dosis equivalente para cada extremidad será de 150 mSv por año oficial.

3. Los límites de dosis para las personas en formación y los estudiantes que no estén sometidos a las disposiciones previstas en los puntos 1 y 2 serán los mismos que los establecidos para los miembros del público.

Exposición especialmente autorizada

En situaciones excepcionales, excluidas las exposiciones accidentales y las situaciones de exposición de emergencia, el CSN podrá autorizar, para cada caso concreto, exposiciones ocupacionales individuales superiores al límite de dosis efectiva establecidas en el Reglamento.

La autorización sólo se concederá cuando las exposiciones estén limitadas en el tiempo, se circunscriban a determinadas zonas de trabajo y estén comprendidas dentro de los niveles máximos de dosis por exposición que defina para ese caso concreto el CSN. Se tendrán en cuenta las siguientes condiciones:

a) Sólo serán admitidos en exposiciones especialmente autorizadas los trabajadores expuestos pertenecientes a la categoría A, o las tripulaciones de vehículos espaciales.

b) No se autorizará la participación en exposiciones especialmente autorizadas a:

1. Las trabajadoras embarazadas y, si hay riesgo de incorporación de radionucleidos o contaminación corporal, a aquellas en período de lactancia.

2. Las personas en formación o estudiantes.

c) El titular de la práctica deberá justificar con antelación dichas exposiciones e informar razonadamente a los trabajadores involucrados, a sus representantes, al Servicio de Prevención que desarrolle la función de vigilancia y control de la salud de los trabajadores, al Servicio de Protección Radiológica (SPR) o la Unidad Técnica de Protección Radiológica (UTPR) o, en su defecto, al Supervisor o persona a la que se le encomienden las funciones de protección radiológica.

d) Antes de participar en una exposición especialmente autorizada, los trabajadores deberán recibir la información adecuada sobre los riesgos que implique la operación y las precauciones que deberán adoptarse durante la misma. La participación de dichos trabajadores tendrá el carácter de voluntaria.

La superación de los límites de dosis como resultado de exposiciones especialmente autorizadas no constituirá motivo para excluir al trabajador de sus ocupaciones habituales o cambiarlo de puesto sin su consentimiento. Las condiciones de exposición posteriores deberán someterse, por el titular de la práctica, al criterio del Servicio de Prevención que desarrolle la función de vigilancia y control de la salud de los trabajadores.

Principios de protección ocupacional de los trabajadores

La protección ocupacional de los TE se basará en los siguientes principios:

- Evaluación previa de las condiciones laborales para determinar la naturaleza y magnitud del riesgo radiológico y asegurar la aplicación del principio de optimización.

- Clasificación de los lugares de trabajo en diferentes zonas, teniendo en cuenta: la evaluación de las dosis anuales previstas, el riesgo de dispersión de la contaminación, y la probabilidad y magnitud de exposiciones potenciales.

- Clasificación de los TE en diferentes categorías según sus condiciones de trabajo.

- Aplicación de las normas y medidas de vigilancia y control relativas a las diferentes zonas y a las distintas categorías de TE, incluida, en su caso, la vigilancia individual.
- Vigilancia de la salud.
- Información y formación.

Clasificación de trabajadores expuestos

Por razones de vigilancia y control radiológico, el titular de la práctica o, en su caso, la empresa externa, será responsable de clasificar a los TE en dos categorías:

- Categoría A: pertenecen a esta categoría aquellos TE que, por las condiciones en las que se realiza su trabajo, puedan recibir una dosis efectiva superior a 6 mSv por año oficial o una dosis equivalente superior a 15 mSv por año oficial al cristalino o superior a 150 mSv para la piel y las extremidades.
- Categoría B: pertenecen a esta categoría aquellos TE que no sean clasificados como trabajadores de la categoría A.

Historial dosimétrico

Será obligatorio registrar todas las dosis recibidas por los trabajadores de categoría A y por los trabajadores de categoría B con dosímetro individual, durante su vida laboral, en un historial dosimétrico individual que se mantendrá debidamente actualizado y estará, en todo momento, a disposición del propio trabajador.

En el historial dosimétrico individual correspondiente a trabajadores de la categoría A se registrarán las dosis mensuales y las dosis acumuladas por año oficial. En el caso de trabajadores de la categoría B, se registrarán las dosis anuales asignadas o estimadas.

En el caso de trabajadores a los que se les asignen dosis al cristalino en su historial dosimétrico se incluirán, adicionalmente, las dosis acumuladas en cinco años oficiales.

Carné radiológico, documento individual de seguimiento radiológico, es un instrumento para el registro de datos, donde se recogen los aspectos oportunos relativos al trabajador, procedentes de la aplicación del sistema de protección radiológica. La empresa externa es responsable de la protección radiológica de sus trabajadores en aplicación de lo establecido en el Reglamento y, en particular, deberá solicitar al CSN y asignar a cada TE de categoría A el carné radiológico y mantenerlo siempre actualizado.

Servicios y Unidades Técnicas de Protección Radiológica

Sin perjuicio de lo establecido en el Reglamento sobre instalaciones nucleares y radiactivas, y otras actividades relacionadas con la exposición a las radiaciones ionizantes, el CSN, considerando el riesgo radiológico, podrá exigir a los titulares de las actividades que se doten de un SPR o que contraten con una UTPR asesoramiento específico en protección radiológica y la realización de las funciones en esta materia que dichos titulares tengan atribuidas según este Reglamento.

Los SPR y UTPR deberán ser expresamente autorizados por el CSN y estarán constituidos por el Jefe de SPR o UTPR y por los técnicos expertos en protección radiológica.

Los SPR se organizarán y actuarán independientemente del resto de unidades funcionales y el Jefe de este Servicio mantendrá una dependencia directa del titular, al menos, funcional o, en su caso, de la persona en quien recaiga la máxima responsabilidad dentro de la instalación o centro.

Los SPR o UTPR podrán actuar en más de una instalación cuando estén autorizados al efecto por el CSN.

5.1 Protección operacional de los trabajadores externos

El Real Decreto 1029/2022, por el que se aprueba el Reglamento sobre protección de la salud contra los riesgos derivados de la exposición a las radiaciones ionizantes aborda la protección operacional de los trabajadores externos.

Trabajador externo es cualquier TE que esté empleado de forma temporal o permanente por una empresa externa, que efectúe una actividad de cualquier carácter en una zona vigilada o controlada de las instalaciones o actividades incluidas en el ámbito de aplicación de este Reglamento. Se incluyen personas en formación o estudiantes y trabajadores por cuenta propia que lleven a cabo tales actividades.

En el caso de los trabajadores externos, la restricción de dosis la establecerá el titular de la instalación en coordinación con el titular de la empresa externa.

El sistema de vigilancia radiológica individual deberá proporcionar a los trabajadores externos una protección equivalente a la de los TE empleados con carácter permanente por el titular, para lo que se deberán adoptar las medidas que se detallan a continuación.

Obligaciones de la empresa externa

La empresa externa es responsable de la protección radiológica de sus trabajadores en aplicación de lo establecido en el Reglamento y, en particular, deberá:

- Llevar a cabo el procedimiento de declaración establecido en la Disposición adicional novena, para su inclusión en el «Registro de Empresas Externas» del CSN.

- Respetar y hacer respetar los principios y las normas de protección fijados en el Reglamento y, en particular, los límites de dosis.

- Proporcionar a sus trabajadores la información y la formación relativas a la protección radiológica exigidas en la ejecución de su trabajo, de acuerdo al Reglamento.

- Controlar las dosis recibidas por sus trabajadores en la ejecución de sus trabajos y mantener los archivos dosimétricos correspondientes, de acuerdo al Reglamento.

- Mantener la vigilancia de la salud de sus trabajadores, de acuerdo al Reglamento.

- Solicitar al CSN y asignar a cada TE de categoría A el carné radiológico y mantener éste siempre actualizado.

Obligaciones del titular de la instalación o actividad

El titular de la instalación o actividad en cuya zona controlada o vigilada realicen actividades los trabajadores externos será responsable, en el ámbito de su actividad y competencia, de los aspectos operativos de la protección radiológica de estos trabajadores, garantizando que se respeten los principios, las normas de protección y los límites de dosis fijados en este Reglamento y desarrollados en los documentos oficiales de la instalación.

El titular de la instalación o actividad estará obligado a:

a) Previamente al inicio de la ejecución de las actividades en zona controlada o vigilada, asegurarse de:

- Que la empresa está incluida en el «Registro de Empresas Externas».

- Que la clasificación del trabajador externo es adecuada en relación con las dosis que puede recibir en la instalación o actividad.

- Que el trabajador externo haya recibido la formación básica necesaria sobre protección radiológica.

- Proporcionar la información y la formación específicas en relación con las particularidades tanto de la zona controlada como de la actividad a ejecutar.

- Proporcionar las instrucciones de trabajo sobre el riesgo radiológico relacionado con las fuentes y con las operaciones a realizar en zona vigilada.

- Que el trabajador externo cuente con una vigilancia individual de exposición adecuada a la índole de las actividades, y con la vigilancia dosimétrica operacional que pueda ser necesaria.

- Que el trabajador externo expuesto de categoría A esté reconocido como médicamente apto para la ejecución de las actividades que se le vayan a asignar.

- Que el TE externo de categoría A esté sometido a un control dosimétrico individual oficial de su exposición resultante de las actividades a realizar en la instalación, que deberá ser adecuado a las características de la actividad a ejecutar. En el caso de los TE externos de categoría B, se podrá estimar la dosis según se establece en el Reglamento.

- Que los datos dosimétricos estén completos y que las condiciones dosimétricas del trabajador externo sean adecuadas a la naturaleza de la actividad a ejecutar.

  Para trabajadores externos de categoría A, en ausencia de datos referentes a la dosimetría oficial, dichas condiciones se podrán valorar basándose en los datos procedentes de dosimetría operacional, los cuales tendrán validez durante un periodo máximo de 90 días.

b) En cada actividad: asegurarse de que el trabajador externo tiene a su disposición los equipos de protección individual necesarios, suministrando, en su caso, el material específico que haya de utilizarse en el área de trabajo de la zona controlada.

c) Posteriormente a la finalización de la actividad: registrar en el carné radiológico, para los TE externos de categoría A, los datos referentes a la instalación, al periodo de la actividad ejecutada, dosis ocupacional estimada como consecuencia del seguimiento dosimétrico ocupacional que haya podido ser necesario y dosis interna determinada por servicios técnicos dependientes del titular, conforme se detalla en el Reglamento.

6. *Real Decreto 601/2019 sobre justificación y optimización del uso de las radiaciones ionizantes para la protección radiológica de las personas con ocasión de exposiciones médicas*

El objeto del Real Decreto 601/2019 [4], de 18 de octubre, es establecer los principios básicos de justificación y optimización en el uso de las radiaciones ionizantes para la protección radiológica de las personas, frente a las siguientes exposiciones médicas:

- La exposición de pacientes para su diagnóstico o tratamiento médico, dental o podológico.

- La exposición de las personas trabajadoras en la vigilancia periódica de su estado de salud, en los términos establecidos en la Ley 31/1995, de 8 de noviembre, de Prevención de Riesgos Laborales.

- La exposición de personas en programas de cribado sanitario.

- La exposición de personas asintomáticas o de pacientes que participan voluntariamente en programas de investigación médica o biomédica, de diagnóstico o terapia.

- La exposición de personas cuidadoras.

Justificación de las exposiciones médicas

Todas las exposiciones médicas deberán justificarse previamente, teniendo en cuenta los objetivos específicos de la exposición y las características de cada persona afectada.

Las exposiciones médicas deberán mostrar un beneficio neto suficiente, teniendo en cuenta los posibles beneficios diagnósticos y terapéuticos que producen, incluidos los beneficios directos para la salud de una persona y los beneficios para la sociedad, frente al detrimento personal que pueda causar la exposición, debiendo considerarse siempre la eficacia, los beneficios y los riesgos de otras técnicas alternativas disponibles que tengan el mismo objetivo pero que no impliquen exposición a radiaciones ionizantes, o impliquen una exposición menor. Se deberán también tener en cuenta, cuando proceda, las exposiciones ocupacionales y de miembros del público que lleven asociadas.

Si un tipo de práctica que implique una exposición médica no está justificada genéricamente, se podrá justificar de manera individual en circunstancias especiales, que se deberán evaluar caso por caso y documentar, teniendo en cuenta los objetivos específicos de la exposición y las características de cada individuo. Dicha justificación constará en la historia clínica del paciente y estará a disposición de la autoridad sanitaria competente.

Tanto el prescriptor como el profesional sanitario habilitado deberán involucrarse en el proceso de justificación al nivel adecuado a su responsabilidad en cada fase del proceso asistencial, en el ámbito de las propias competencias profesionales y en aplicación de los criterios, relaciones y protocolos previstos a este respecto en los correspondientes programas de garantía de calidad de las unidades asistenciales. La decisión final de la justificación quedará a criterio del profesional sanitario habilitado.

Los criterios de justificación de las exposiciones médicas deberán constar en los correspondientes programas de garantía de calidad de las Unidades asistenciales de Radiodiagnóstico, Radioterapia y Medicina Nuclear, así como de otras unidades asistenciales que realicen procedimientos de radiología intervencionista y estarán a disposición de la autoridad sanitaria competente, a los efectos tanto de auditoría como de vigilancia.

Para la justificación de una exposición a radiaciones ionizantes, tanto el prescriptor como el profesional sanitario habilitado y el odontólogo, y el podólogo, en el ámbito de sus competencias, deberán obtener previamente información diagnóstica anterior o informes médicos relevantes y otros datos médicos pertinentes, siempre que sea posible, y tendrán en cuenta estos datos para evitar exposiciones innecesarias. A tal fin, se asegurará la disponibilidad de esta información para el profesional según los procedimientos establecidos, en cada caso, por la autoridad sanitaria competente. Asimismo, el paciente informará al prescriptor y al profesional sanitario habilitado de los procedimientos diagnósticos con radiaciones ionizantes a los que haya sido sometido con anterioridad.

Las exposiciones médicas para investigación médica o biomédica deberán ser examinadas por un comité ético.

Cualquier procedimiento médico-radiológico en una persona asintomática que deba realizarse para la detección temprana de enfermedades, deberá formar parte de un programa de cribado sanitario.

Toda persona sometida a exposición médica o, en su caso, su representante legal, siempre que sea viable y antes de que se produzca la exposición, deberá recibir la información adecuada sobre los beneficios y riesgos asociados con la dosis de radiación debida a la exposición.

Además, en las exploraciones de radiodiagnóstico y prácticas de radiología intervencionista que impliquen altas dosis de radiación, en los tratamientos de radioterapia y en los procedimientos terapéuticos con radiofármacos, el médico especialista recabará el correspondiente consentimiento informado, que tendrá que ser firmado por el propio paciente o por su representante legal y por el médico que informa, de acuerdo con los procedimientos establecidos.

Protección especial durante el embarazo y la lactancia

En la exposición médica de una mujer en edad de procrear se le preguntará, inmediatamente antes de la realización de la misma, si está embarazada o en período de lactancia. Si el embarazo no puede excluirse, dependiendo del tipo de exposición y especialmente si están implicadas la región abdominal y la pélvica, se prestará especial atención a la justificación, sobre todo la urgencia, y a la optimización de la técnica, teniendo en cuenta el nivel de riesgo tanto para la mujer como para el feto.

En el caso de una mujer en período de lactancia que haya de someterse a procedimientos diagnósticos o terapéuticos de medicina nuclear y según el procedimiento indicado, se prestará especial atención a la justificación, sobre todo la urgencia, y a la optimización, teniendo en cuenta los efectos tanto para la mujer como para el lactante.

El titular del centro sanitario donde esté ubicada la correspondiente unidad asistencial adoptará las medidas necesarias, como la colocación de carteles en los lugares adecuados u otras, para informar a las mujeres que hayan de someterse a procedimientos diagnósticos o terapéuticos que utilicen radiaciones ionizantes, acerca de la necesidad, antes de someterse al procedimiento, de comunicar al profesional sanitario habilitado si está embarazada o cree estarlo, o en período de lactancia.

En el caso de gestantes sometidas a procedimientos diagnósticos o terapéuticos con radiaciones ionizantes que afecten a la región pélvicoabdominal será preceptiva la estimación de la dosis en útero, que se recogerá en un informe dosimétrico que constará en la historia clínica.

Optimización de las exposiciones médicas

La protección radiológica de las personas sometidas a exposiciones médicas se optimizará con el objetivo de mantener las dosis individuales tan bajas como razonablemente sea posible y será coherente con la finalidad médica de la exposición.

En las exposiciones médicas solo se aplicarán restricciones de dosis con respecto a la protección de las personas cuidadoras y las personas voluntarias que participen en investigaciones médicas o biomédicas. Estas restricciones se establecerán en términos de dosis efectiva o equivalente individual a lo largo de un periodo de tiempo determinado.

En las exposiciones médicas con fines diagnósticos debidas a radiodiagnóstico, medicina nuclear, procedimientos de radiología intervencionista, planificación, guía y verificación, las dosis se mantendrán lo más bajas como sea razonablemente posible, para que pueda obtenerse la información médica requerida, teniendo en cuenta factores sociales y económicos.

En las exposiciones médicas de pacientes debidas a tratamientos de radioterapia o de medicina nuclear, los volúmenes de planificación se planificarán individualmente y se verificará convenientemente su realización, teniendo en cuenta que las dosis de órganos sanos y tejidos fuera de los considerados de planificación deberán ser lo más bajas que sea razonablemente posible y estarán de acuerdo con el fin deseado del tratamiento.

El principio general de optimización deberá ser siempre considerado, teniendo en cuenta factores económicos y sociales, en los siguientes aspectos:

- La elección del equipo.
- La producción coherente de la información adecuada del diagnóstico o de los resultados terapéuticos.
- Los aspectos prácticos de los procedimientos médico-radiológicos.
- El Programa de Garantía de Calidad (PCG).
- La estimación y evaluación de las dosis a pacientes o la verificación de las actividades administradas.

Protección radiológica de las personas cuidadoras

Siempre que por las características propias del procedimiento diagnóstico o terapéutico con radiaciones ionizantes se haga necesaria la inmovilización del paciente, esta se realizará mediante la utilización de sujeciones mecánicas apropiadas. Si esto no fuera posible y, a excepción de los procedimientos de radioterapia, se recurrirá a personas cuidadoras, entre las que en ningún caso se encontrarán personas menores de 18 años ni gestantes. Estas personas cuidadoras, que serán siempre el menor número posible, recibirán las instrucciones precisas para reducir al mínimo su exposición a la radiación, procurarán en todo momento no quedar expuestas al haz directo y deberán ir provistas del material de protección adecuado. Si no se dispusiera de personas cuidadoras, la inmovilización se llevará a cabo por TE, en turnos rotativos.

Protección radiológica de las personas que participen en proyectos de investigación médica o biomédica

En todo proyecto de investigación médica o biomédica que implique una exposición médica, las personas implicadas participarán voluntariamente y deberán haber sido informadas previamente de los riesgos de la exposición.

El profesional sanitario habilitado o el prescriptor, junto con el especialista en Radiofísica Hospitalaria planificarán, con carácter individual y antes de que se produzca la exposición, los niveles de dosis para los pacientes que acepten voluntariamente someterse a una práctica diagnóstica o terapéutica experimental de la que se espera que reciban un beneficio diagnóstico o terapéutico. Asimismo, establecerán una restricción de dosis para las personas para las que no se espera un beneficio médico directo de la exposición.

Responsabilidades de los profesionales en las exposiciones médicas

Toda exposición médica tendrá lugar bajo la responsabilidad clínica de un profesional sanitario habilitado.

En particular, el profesional sanitario habilitado será responsable, respecto de exposiciones médicas individuales, de: la justificación; la optimización; la evaluación clínica de los resultados; la cooperación con otros especialistas y, en su caso, con el personal técnico habilitado como operador, en lo referente a los aspectos prácticos de los procedimientos médico-radiológicos; la obtención de información, en caso necesario, sobre exploraciones previas; el suministro de la información médica radiológica existente y de los historiales médicos a otros profesionales sanitarios habilitados o al prescriptor, según proceda; y la entrega de información sobre el riesgo de las radiaciones ionizantes a pacientes y otras personas implicadas, cuando proceda.

El profesional sanitario habilitado, el especialista en Radiofísica Hospitalaria y el personal técnico habilitado como operador para realizar los aspectos prácticos de los procedimientos médico-radiológicos participarán en el proceso de optimización de los mismos al nivel adecuado a su responsabilidad en cada fase del proceso asistencial, en el ámbito de las propias competencias profesionales y en aplicación de los criterios, relaciones y protocolos previstos a este respecto en los correspondientes programas de garantía de calidad de las unidades asistenciales.

Cuando sea viable y antes de que se produzca la exposición, el prescriptor y el profesional sanitario habilitado se responsabilizarán de que el paciente o su representante reciba la información adecuada sobre los beneficios y riesgos asociados con la dosis de radiación debida a la exposición médica. Se entregará a las personas cuidadoras información similar, así como la orientación pertinente.

Responsabilidades específicas en las unidades asistenciales de diagnóstico o terapia

En las Unidades asistenciales de Radiodiagnóstico, Medicina Nuclear, Radioterapia y en aquellas unidades en que se realicen procedimientos de radiología intervencionista, el especialista correspondiente será responsable de valorar la correcta indicación del procedimiento radiológico y definir alternativas al mismo, sin riesgo radiológico o con menor riesgo radiológico.

En las Unidades asistenciales de Radioterapia el especialista en Oncología Radioterápica será el responsable de valorar la correcta indicación del tratamiento, seleccionar los volúmenes a irradiar y decidir los parámetros clínicos de irradiación que deben administrarse en cada volumen, dirigir y supervisar los tratamientos y emitir el informe clínico final, en el que se indique el resultado del tratamiento, así como realizar el seguimiento de la evolución del paciente.

Responsabilidades específicas del especialista en Radiofísica Hospitalaria en relación con las exposiciones médicas

El especialista en Radiofísica Hospitalaria asumirá la responsabilidad de la dosimetría física y clínica para evaluar la dosis administrada al paciente u otras personas sometidas a exposición médica y asesorará sobre el equipo médico-radiológico.

Así mismo, contribuirá en los siguientes aspectos:

- La optimización de la protección radiológica del paciente y otras personas sometidas a exposición médica, incluidos la aplicación y el uso de niveles de referencia para diagnóstico.

- La preparación de las especificaciones técnicas del equipo médico-radiológico y del diseño de la instalación.

- Las pruebas de aceptación del equipo médico-radiológico, las del establecimiento del estado de referencia inicial y las de funcionamiento.

- La definición y realización del control de calidad del equipo médico-radiológico.

- La vigilancia de las instalaciones médico-radiológicas.

- El análisis y registro documental de sucesos que conlleven o puedan conllevar exposiciones médicas accidentales o no intencionadas.

- La selección del equipo necesario para realizar mediciones de protección radiológica.

- La formación de los profesionales sanitarios habilitados, técnicos habilitados como operadores y otro personal en aspectos pertinentes de la protección radiológica.

- La elaboración del PGC de las unidades asistenciales que utilicen radiaciones ionizantes, colaborando a tal fin con los responsables de su confección.

En los procedimientos médico-radiológicos, el especialista en Radiofísica Hospitalaria se implicará de manera proporcional al riesgo radiológico que aquéllos conlleven. En particular, se implicará de forma muy directa en los procedimientos de radioterapia y en los procedimientos terapéuticos de medicina nuclear distintos de los considerados estándares.

Formación en protección radiológica

Los planes de estudios correspondientes a las diferentes titulaciones profesionales en el ámbito de las ciencias de la salud incluirán los objetivos específicos y la adquisición de las correspondientes competencias en materia de protección radiológica, proporcionales a la titulación correspondiente.

Procedimientos

Las unidades asistenciales de diagnóstico o terapia dispondrán de protocolos escritos de cada tipo de procedimiento médico-radiológico estándar para cada equipo destinado a categorías específicas de pacientes, que se actualizarán periódicamente y se revisarán siempre que se introduzcan modificaciones o nuevas técnicas clínicas. Dichos protocolos constarán en los programas de garantía de calidad.

En los procedimientos médico-radiológicos de radioterapia la información relativa a la exposición del paciente se recogerá en el correspondiente informe dosimétrico, que formará parte de la historia clínica.

7. Real Decreto 391/2025 por el que se establecen los criterios de calidad y seguridad de las unidades asistenciales de radioterapia

El Real Decreto 391/2025 por el que se establecen los criterios de calidad y seguridad de las unidades asistenciales de radioterapia [5] es de especial importancia en radioterapia y en consecuencia en protonterapia.

El objeto este Real Decreto es establecer los criterios de calidad de las unidades asistenciales de radioterapia para asegurar la justificación y optimización del tratamiento de radioterapia y la protección y la seguridad radiológica del paciente. Se aplica a todas las unidades asistenciales de radioterapia, y obliga a implantar un Programa de Garantía de Calidad (PGC) de acuerdo con las guías y protocolos establecidos, aceptados y refrendados por sociedades científicas, organismos o instituciones nacionales o internacionales, competentes y de reconocida solvencia, a los que habrá que hacer referencia explícita.

El PGC, que constará por escrito (en formato papel o en formato digital) y estará siempre a disposición de la autoridad sanitaria competente, así como del Consejo de Seguridad Nuclear, incluirá al menos:

a) La definición de objetivos del programa de garantía de calidad y seguridad.

b) Los criterios de justificación y optimización de los tratamientos de radioterapia.

c) La descripción de los procedimientos de trabajo, de los programas de control asociados, de los recursos humanos mínimos y materiales necesarios para realizar dichos procedimientos, y de los responsables, especificando su nivel de autoridad.

d) La relación de las sucesivas etapas clínicas del proceso radioterápico y de las pruebas de control de calidad previstas para dichas etapas, incluyendo el sistema de evaluación y análisis de resultados de cada una de las etapas del proceso radioterápico*.

e) El programa de control de calidad del equipamiento, incluyendo el estado de referencia inicial del equipamiento y las pruebas de puesta en marcha para uso clínico*.

f) Los sistemas de registros y análisis de incidentes y los sistemas de análisis de riesgos de exposiciones accidentales o no intencionadas*.

g) El plan de formación continuada*.

h) La información al paciente*.

i) Las características mínimas de los equipos para su uso en las distintas técnicas de tratamiento.

* Según indicaciones de los artículos de este Real Decreto.

Obligaciones de la persona titular del centro sanitario

La persona titular del centro sanitario en el que esté ubicada la unidad asistencial de radioterapia (Titular) estará obligado a:

a) Crear la comisión de garantía de calidad y seguridad en radioterapia para la confección, desarrollo y seguimiento del programa de garantía de calidad y seguridad.

b) Implantar el programa de garantía de calidad y seguridad y designar a la persona responsable de su ejecución.

c) Remitir un ejemplar del programa de garantía de calidad y seguridad a la autoridad sanitaria competente, antes de comenzar la actividad de la unidad asistencial de radioterapia, cuando se produzcan modificaciones del mismo que supongan incrementos de las tolerancias o disminución de las periodicidades en los programas de control de calidad y seguridad, cuando se implanten nuevas tecnologías, equipamiento o nuevos procedimientos terapéuticos con las tecnologías o equipos ya existentes, así como cuando se produzcan cambios que puedan conducir a una reducción de la seguridad de los tratamientos.

d) Garantizar la corrección o la retirada del servicio de los equipos que no cumplan los criterios definidos en el programa de garantía de calidad y seguridad.

e) Proveer a la comisión de garantía de calidad y seguridad de los recursos humanos y técnicos necesarios para realizar sus funciones.

f) Garantizar la disponibilidad de medios para la realización periódica de la auditoría externa del programa de garantía de calidad y seguridad en radioterapia, por parte de una entidad independiente.

g) Garantizar la permanencia de los datos recogidos en el registro de tratamiento mediante copia de seguridad. De igual manera, garantizará que los datos puedan volcarse en un formato compatible con los estándares de información digital habituales en el momento en que se necesiten.

Con independencia de lo establecido en las letras a), b) y c), el Titular podrá encomendar la realización de estas obligaciones a una o más personas designadas al efecto, de acuerdo con la legislación vigente.

Asimismo, en Titular nombrará:

a) A la persona responsable de la unidad asistencial de radioterapia, que deberá ser un médico especialista en oncología radioterápica; si bien en los centros sanitarios jerárquicamente organizados, la persona responsable de la unidad asistencial será, en todo caso, el jefe de dicha unidad.

b) A la persona responsable de la unidad de radiofísica, que deberá ser un especialista en radiofísica hospitalaria; si bien en los centros sanitarios jerárquicamente organizados, la persona responsable de la unidad de radiofísica será, en todo caso, el jefe de dicha unidad.

Comisión de garantía de calidad y seguridad en radioterapia

En los centros sanitarios donde esté ubicada una unidad asistencial de radioterapia se constituirá la comisión de garantía de calidad y seguridad en radioterapia (Comisión), como órgano colegiado de asesoramiento dependiente de la dirección del centro. La Comisión estará constituida por una persona representante de la dirección del centro, la persona responsable de la ejecución del programa de garantía de calidad y seguridad, la persona responsable de la unidad asistencial de radioterapia, un especialista y un técnico de dicha unidad, un profesional de la enfermería y la persona responsable de la unidad de radiofísica, un especialista y un técnico superior en radioterapia y dosimetría de dicha unidad, así como una persona representante de la unidad de calidad y seguridad del centro.

La Comisión que se reunirá, como mínimo, dos veces al año, debiendo quedar constancia de los acuerdos de la Comisión mediante acta, tiene como funciones:

a) Aprobar el programa de garantía de calidad y seguridad, en el que deberá incluir todos los posibles tratamientos de radioterapia, y aprobar sus correspondientes modificaciones.

b) Aprobar la puesta en marcha de nuevos equipos o técnicas de tratamiento en condiciones de calidad y seguridad.

c) Aprobar el sistema de auditoría interna y externa.

d) Analizar el informe de las distintas auditorías, comunicar el resultado de estas al Titular y aprobar las acciones de mejora de la calidad asistencial y seguridad correspondientes.

e) Establecer y aprobar el procedimiento de comunicación, análisis, introducción de medidas y aprendizaje de sucesos, que debe estar coordinado con la comisión de calidad y/o comisión de seguridad del hospital.

f) Enviar un informe al Titular y a la autoridad sanitaria competente cuando se hayan producido irradiaciones de pacientes a dosis absorbidas distintas de las prescritas que comporten un riesgo significativo para su salud, cuando considere que no se cumple el programa de garantía de calidad y seguridad, y siempre que la Comisión lo estime oportuno.

Esta comunicación se realizará tan pronto se tenga constancia de alguna de estas situaciones y se notificarán los resultados del análisis de dichos sucesos y las medidas correctoras adoptadas para evitarlos, dentro del plazo indicado en el sistema de notificaciones y declaraciones establecido al efecto.

g) Elaborar y poner a disposición de la autoridad sanitaria competente el informe anual del programa de garantía de calidad y seguridad, que incluirá modificaciones del estado de referencia, seguimiento del programa de control de calidad del equipamiento y de las etapas clínicas, así como el análisis de sucesos y el análisis de riesgos, con el nivel de detalle que indique la autoridad sanitaria, con objeto de promover la seguridad del paciente.

h) Aprobar y realizar el seguimiento de cuantas medidas se estimen oportunas para la mejora de la calidad asistencial y seguridad en radioterapia.

i) Proponer e implantar las medidas de mejora adoptadas tras el análisis de sucesos detectados y el análisis de riesgos.

j) Definir y justificar los recursos humanos y materiales mínimos para la realización de las distintas técnicas de tratamiento.

Procedimientos en radioterapia

Los procedimientos clínicos, de control de calidad y de seguridad utilizados en la unidad asistencial de radioterapia deberán estar incluidos en el programa de garantía de calidad y seguridad. Estos procedimientos se actualizarán con una periodicidad mínima bienal y se revisarán siempre que se introduzcan modificaciones terapéuticas o nuevas técnicas.

Estos procedimientos deberán ser llevados a cabo por personal sanitario debidamente cualificado en las técnicas de aplicación y utilización del equipamiento y en las normas de protección radiológica, de acuerdo con lo establecido en la normativa vigente.

Las modificaciones que sufran los procedimientos deberán ser incluidas en el programa de garantía de calidad y seguridad.

Durante el proceso radioterápico se deberá tener en cuenta:

a) Todos los tratamientos de radioterapia se llevarán a cabo bajo la dirección y responsabilidad de un médico especialista en oncología radioterápica. En el caso de tratamientos de tipo específico que requieran un abordaje multidisciplinar, deberán incorporarse otros especialistas corresponsables.

b) Los tratamientos de radioterapia se realizarán de acuerdo con los protocolos clínicos escritos incluidos en el programa de garantía de calidad y seguridad. Para realizar tratamientos fuera de protocolo, se deberá incluir una justificación específica en la historia clínica.

c) Todos los tratamientos que se apliquen en la unidad asistencial de radioterapia serán realizados de acuerdo con el proceso radioterápico. Los procedimientos escritos del mismo incluirán las etapas clínicas que habitualmente serán aquellos descritos en la Tabla 10.1.

Tabla 10.1. Etapas clínicas del proceso radioterápico

1.	Evaluación inicial del paciente o de la paciente
2.	Decisión terapéutica
3.	Adquisición de imágenes para la preparación del plan de tratamiento
4.	Prescripción del tratamiento
5.	Dosimetría clínica
6.	Aprobación del tratamiento
7.	Verificación dosimétrica
8.	Informe dosimétrico
9.	Inicio, aplicación y control del tratamiento
10.	Evaluación final e informe clínico
11.	Seguimiento tras el tratamiento

Antes de iniciar el tratamiento a una mujer, se le preguntará sí está embarazada. En caso de que la mujer esté embarazada se prestará especial atención a la justificación, sobre todo, la urgencia y a la optimización de la técnica, teniendo en cuenta el nivel de riesgo, tanto para la mujer como para el feto.

Los tratamientos de radioterapia en mujeres embarazadas se realizarán de modo que la dosis absorbida en el feto o embrión sea la mínima posible. La estimación de dicha dosis absorbida será incorporada en el informe dosimétrico.

Si durante el curso de un tratamiento de radioterapia se presenta en un paciente una reacción clínica distinta de la esperada, el médico especialista en oncología radioterápica y el especialista en radiofísica hospitalaria responsables del tratamiento investigarán las causas que la hayan podido motivar y emitirán un informe escrito en el que constarán las investigaciones y acciones llevadas a cabo, así como las posibles desviaciones respecto al tratamiento previsto. Dicho informe se presentará a la Comisión, con carácter urgente si la gravedad del caso lo requiriera.

La Comisión procederá de acuerdo con el programa de garantía de calidad y seguridad y, si es el caso, remitirá un informe al Titular y a la autoridad sanitaria competente.

Los expedientes de todos los casos de reacciones anómalas y resoluciones de la Comisión quedarán debidamente archivados y a disposición de la autoridad sanitaria.

El personal mínimo de presencia física en el centro hospitalario durante la administración de tratamientos a pacientes deberá ser de, al menos, un médico especialista en oncología radioterápica, un especialista en radiofísica hospitalaria y por cada unidad de tratamiento en uso, dos técnicos superiores en radioterapia y dosimetría, que podrá ser uno en equipos de ortovoltaje o en unidades de braquiterapia, de tal forma que puedan actuar de manera inmediata en caso de ser necesario.

Se deberá contar con la participación de profesionales de enfermería, que serán responsables de los cuidados de enfermería del paciente.

Sistema de información oncológica de radioterapia

Todos los tratamientos de radioterapia se realizarán utilizando un sistema de información oncológica de radioterapia, que comprenderá como mínimo las funciones de registro, verificación y gestión de los tratamientos de radioterapia. Para ello, se deberá cumplimentar un registro electrónico en el que se especifiquen, como mínimo, los siguientes datos:

a) Identificación del paciente o de la paciente.

b) Elementos descriptivos suficientes sobre la enfermedad que se va a tratar.

c) Decisión terapéutica con la descripción de los volúmenes relacionados con el tratamiento, dosis absorbida a administrar, fraccionamiento y elementos de comprobación dosimétricos y de posicionamiento, así como las tolerancias dosis absorbida-volumen de los órganos críticos.

d) Esquema de tratamiento previsto y dosimetría clínica establecida correspondiente a la decisión terapéutica del apartado anterior.

e) Informe dosimétrico.

f) Todos los datos complementarios y relación de elementos auxiliares que permitan la reproducibilidad del tratamiento.

Los tratamientos no se podrán iniciar ni modificar sin las firmas de un médico especialista en oncología radioterápica, de un especialista en radiofísica hospitalaria y de otros especialistas corresponsables para tratamientos de tipo específico que requieran un abordaje multidisciplinar, si en el programa de garantía de calidad y seguridad así se indica. Tras cada sesión del tratamiento, los técnicos superiores de radioterapia y dosimetría firmarán el tratamiento que hayan administrado.

El registro manual de los datos del tratamiento será utilizado solo en equipos y técnicas que por sus características y desarrollo no puedan estar conectadas al sistema de información oncológica, debiendo constar de forma explícita en el programa de garantía de calidad y seguridad las técnicas y las condiciones para este registro.

La información que contiene el registro electrónico del tratamiento deberá quedar archivada digitalmente.

Información al paciente

Con anterioridad a la realización de un tratamiento de radioterapia, el médico especialista en oncología radioterápica informará al paciente o la paciente o, en su caso, a personas vinculadas a él, por razones familiares o de hecho, sobre los posibles riesgos y beneficios asociados al mismo y sobre las medidas que debe tomar para reducirlos, así como las posibles alternativas terapéuticas, y le presentará un documento de consentimiento informado, que tendrá que ser firmado por el propio paciente, la propia paciente o por su representante legal y el médico informante o la médica informante, de acuerdo con los procedimientos reglamentariamente establecidos y quedará adecuadamente archivado en la historia clínica del paciente.

El Titular adoptará las medidas de información oportunas dirigidas a las mujeres para advertirles que, antes de someterse a radioterapia, deben comunicar al médico especialista si están embarazadas o creen estarlo.

En el caso de las mujeres embarazadas, el médico especialista en oncología radioterápica deberá informarles del riesgo que puede suponer el tratamiento para el feto o embrión, y su tratamiento se realizará de modo que la dosis absorbida en el feto o embrión sea la mínima posible.

El médico especialista en oncología radioterápica informará al paciente o a las personas vinculadas a él, por razones familiares o de hecho en la medida que el paciente lo permita de manera expresa o tácita o, en su caso, su representante legal, de toda exposición accidental no intencionada distinta a la prevista, exceso o déficit en la dosis absorbida, que pueda tener una repercusión clínicamente significativa y sobre los resultados del análisis del suceso. Esta información deberá constar en la historia clínica del paciente o de la paciente.

Responsabilidad del médico especialista en oncología radioterápica

El médico especialista en oncología radioterápica será responsable de las competencias correspondientes a su titulación. En el proceso radioterápico, el médico especialista en oncología radioterápica, en colaboración con otros especialistas cuando sea necesario, será responsable de:

a) Evaluar de forma integral al paciente oncológico.

b) Dirigir y ser responsable del proceso radioterápico.

c) Establecer y ejecutar los programas de control de calidad de las etapas clínicas.

d) Informar al paciente, o a su representante, y presentar un protocolo de consentimiento informado de acuerdo con lo establecido en este Real Decreto.

e) Definir los volúmenes de tratamiento y órganos de riesgo, así como supervisar y aprobar su delimitación.

f) Realizar la prescripción del tratamiento radioterápico, definiendo su intención, indicando la dosis absorbida, fraccionamiento y cobertura de los volúmenes de tratamiento, indicando sus tolerancias dosis absorbida-volumen y las dosis absorbidas límite en los órganos de riesgo. En cada caso, el médico especialista en oncología radioterápica facilitará a la unidad de radiofísica hospitalaria, en formato digital o por escrito, todos los datos necesarios para la elaboración de la correspondiente dosimetría clínica.

g) Aprobar el tratamiento radioterápico antes de su puesta en marcha.

h) Comprobar que todas las etapas clínicas del tratamiento radioterápico se realicen de acuerdo con el programa de garantía de calidad y seguridad.

i) Supervisar el posicionamiento e inmovilización de los pacientes, así como la correcta adquisición y registro de imágenes para la planificación de su tratamiento.

j) Controlar que el tratamiento se realice de acuerdo con la planificación aprobada y tomar las medidas adecuadas cuando esto no se cumpla. Supervisar las imágenes adquiridas para el control del tratamiento e indicar qué desviaciones pueden ser aceptadas. En el caso de tratamientos de braquiterapia o radioterapia intraoperatoria, el médico especialista en oncología radioterápica será el responsable de la correcta colocación de los dispositivos para la aplicación del tratamiento.

k) Vigilar y tratar los efectos secundarios que presente el paciente o la paciente como consecuencia del tratamiento radioterápico.

l) Emitir el informe clínico final del tratamiento efectuado.

m) Realizar el seguimiento clínico de los pacientes tratados o las pacientes tratadas y evaluar los resultados obtenidos según la patología.

n) Valorar las tasas de control o fallo terapéutico y de efectos secundarios asociados a la radioterapia.

Responsabilidad del especialista en radiofísica hospitalaria

El especialista en radiofísica hospitalaria será responsable de las competencias correspondientes a su titulación y específicamente, de las responsabilidades y las colaboraciones recogidas en Real Decreto 601/2019 [4]. El especialista en radiofísica hospitalaria será responsable, en particular:

a) De la definición de las especificaciones técnicas para la compra de nuevos equipos implicados en el proceso radioterápico.

b) De la aceptación, estado de referencia inicial y puesta en marcha para uso clínico de los equipos emisores de radiaciones con fines terapéuticos, del sistema de imagen que participa en la localización y registro de volúmenes, de los sistemas de planificación de tratamiento de radioterapia, de los sistemas de guiado por imagen y de los equipos de medida de la radiación. Participará y asesorará en estos aspectos para el caso de los sistemas de información oncológica, así como en los sistemas de inmovilización.

c) De las funciones especificadas en el artículo sobre el mantenimiento de equipos.

d) Del establecimiento y ejecución de los programas de control de calidad de los equipos y sistemas antes citados.

e) De los aspectos técnicos y físicos de la dosimetría física y clínica.

Todo ello, sin perjuicio de la responsabilidad de los servicios de mantenimiento y de otros profesionales u otras profesionales especificados en el programa de garantía de calidad y seguridad del centro.

En el proceso radioterápico, el especialista en radiofísica hospitalaria deberá:

- Dirigir y ser responsable de la realización de la dosimetría clínica individualizada, de acuerdo con la prescripción del médico especialista en oncología radioterápica.

- Emitir un informe dosimétrico correspondiente a la dosimetría clínica referida en el punto 5 de la Tabla 10.1, sobre las etapas clínicas del proceso radioterápico, del Real Decreto, haciendo referencia explícita a la prescripción del tratamiento y las dosis absorbidas que reciben los órganos de riesgo.

- Firmar la aprobación del plan de tratamiento en el sistema de información oncológico de radioterapia junto con el médico especialista en oncología radioterápica, antes de que el tratamiento sea administrado al paciente.

- Dirigir y ser responsable de la validación de tratamiento.

- Indicar al médico especialista en oncología radioterápica las características técnicas y aspectos físicos en las etapas de adquisición de imágenes e inmovilización del paciente, márgenes para la construcción del volumen blanco de planificación, inicio de tratamiento, gestión radiobiológica y en los aspectos clínicos en los que su participación esté indicada de acuerdo con el programa de garantía de calidad y seguridad.

Responsabilidad del técnico superior en radioterapia y dosimetría

El técnico superior en radioterapia y dosimetría será responsable de las competencias correspondientes a su titulación; y deberá:

a) Realizar la aplicación de los tratamientos de radioterapia autorizados por el médico especialista en oncología radioterápica, siguiendo las indicaciones del médico especialista en oncología radioterápica y el especialista en radiofísica hospitalaria, de manera que se cumplan los criterios de aceptación del plan de irradiación.

b) Realizar, bajo la dirección del médico especialista en oncología radioterápica y la participación del especialista en radiofísica hospitalaria, la inmovilización del paciente o de la paciente y la adquisición de imágenes de tomografía computarizada y participar en la de otros tipos de imágenes.

c) Colaborar en la delimitación de los órganos de riesgo en el sistema de planificación de tratamiento, bajo la supervisión del médico en oncología radioterápica.

d) Colaborar en los procesos de dosimetría clínica de cada paciente y de todas las tareas asociadas a su gestión, bajo la supervisión del especialista en radiofísica hospitalaria.

e) Colaborar en los procesos para la validación de los tratamientos, bajo la supervisión del especialista en radiofísica hospitalaria.

f) Evaluar las imágenes de verificación en cada sesión de tratamiento, bajo la supervisión del médico especialista en oncología radioterápica.

g) Colaborar en el programa de control de calidad del equipamiento, bajo la supervisión del especialista en radiofísica hospitalaria.

h) Colaborar en la gestión y preparación de fuentes radiactivas y la realización de los controles de calidad en braquiterapia, de acuerdo con el programa de garantía de calidad y seguridad, bajo la supervisión del especialista en radiofísica hospitalaria.

Pruebas de aceptación del equipamiento, estado de referencia inicial y puesta en marcha para uso clínico

Los equipos emisores de radiaciones con fines terapéuticos, los equipos de inmovilización y adquisición de imágenes, los sistemas de guiado por imagen, los sistemas de planificación de tratamiento de radioterapia, los equipos de medida de la radiación y del sistema de información oncológica serán sometidos a un conjunto de pruebas previas a su uso clínico.

La empresa suministradora realizará, en presencia del especialista en radiofísica hospitalaria, las pruebas de aceptación necesarias para garantizar que el equipamiento (indicado en el epígrafe b de Responsabilidad del especialista en radiofísica hospitalaria) cumple con las características técnicas estipuladas en el contrato de adquisición, así como las normas legales y de fabricación aplicables, acompañando un informe detallado de las pruebas realizadas y resultados obtenidos, que será entregado a la persona responsable de la unidad de radiofísica.

La persona responsable de la unidad de radiofísica emitirá un informe valorando los resultados de las pruebas de aceptación, con referencia a las características técnicas expresadas en las especificaciones del contrato de adquisición del equipamiento, así como las normas legales y de fabricación aplicables, que remitirá a la persona responsable de la unidad asistencial de radioterapia.

Una vez que el equipamiento haya sido aceptado, se establecerá el estado de referencia inicial y la puesta en marcha para uso clínico, de acuerdo con las pruebas y tolerancias recogidas en el programa de control de calidad del equipamiento, el cual estará referenciado a protocolos establecidos nacionales o internacionales de reconocida solvencia. El estado de referencia inicial y la puesta en marcha constarán en un documento específico.

En cada prueba se indicará el protocolo al que hace referencia y la tolerancia asociada. El estado de referencia inicial servirá para comprobar periódicamente la estabilidad del equipo, a lo largo de su vida útil, o hasta que se establezca un nuevo estado de referencia con el que se compararán los controles periódicos sucesivos.

Programa de control de calidad de las etapas clínicas

El programa de control de calidad del proceso radioterápico se aplicará en todas y cada una de sus etapas clínicas del tratamiento descritas en la Tabla 10.1 y se ajustará a protocolos establecidos, aceptados y refrendados por sociedades científicas, organismos o instituciones nacionales o internacionales, competentes y de reconocida solvencia.

Las etapas clínicas del proceso radioterápico, las actuaciones, valoraciones y decisiones en las mismas, y las periodicidades en los controles a las que deberá ajustarse el proceso radioterapéutico se incluirán en el programa de garantía de calidad y seguridad.

Las actuaciones, valoraciones y decisiones en las etapas clínicas, las periodicidades en los controles y las tolerancias podrán modificarse con criterios justificados que tengan en cuenta los objetivos de los tratamientos y la tecnología disponible.

Los médicos especialistas en oncología radioterápica, en colaboración con otros especialistas cuando sea necesario, valorarán, en conjuntos de pacientes agrupables, las tasas de control o fallo terapéutico obtenidas en distintos tiempos y en diferentes localizaciones y fraccionamiento. Se valorarán, asimismo, en los mismos grupos, los efectos secundarios asociados al tratamiento. Estas valoraciones se realizarán al menos con frecuencia quinquenal y serán puestas a disposición de la autoridad sanitaria competente.

Programa de control de calidad del equipamiento

Los programas de control de calidad de los equipos emisores de radiaciones con fines terapéuticos, de los equipos de inmovilización y adquisición de imágenes, de los sistemas de guiado por imagen, de los sistemas de planificación de tratamiento de radioterapia, de los equipos de medida de la radiación y del sistema de información oncológica se ajustarán a protocolos establecidos, aceptados y refrendados por sociedades científicas, organismos o instituciones, nacionales o internacionales, competentes y de reconocida solvencia.

La persona responsable de la unidad de radiofísica velará por la realización y archivo de los resultados de todo control de calidad.

Cualquier anomalía de funcionamiento o sospecha de la misma en los equipos de tratamiento, suceso significativo o cualquier reacción no esperada en los pacientes tratados o las pacientes tratadas, serán puestas, de forma inmediata, en conocimiento de la persona responsable de la unidad asistencial de radioterapia y de la persona responsable de la unidad de radiofísica.

El especialista en radiofísica hospitalaria, ante una de estas situaciones o en el caso de anomalías en los controles periódicos, decidirá si se debe suspender el funcionamiento del equipo afectado, o propondrá por escrito a la persona responsable de la unidad asistencial de radioterapia en qué casos y bajo qué condiciones puede seguirse utilizando.

La persona responsable de la unidad de radiofísica y la persona responsable de la unidad asistencial de radioterapia valorarán conjuntamente, si el equipo debe cerrarse o bajo qué condiciones puede utilizarse de forma segura para el paciente o la paciente.

En el programa de control de calidad del equipamiento siempre se incluirán un conjunto de pruebas a realizar diariamente, o cuando se use el equipo, para comprobar el correcto funcionamiento del equipo de acuerdo con recomendaciones y protocolos nacionales o internacionales.

Programa de mantenimiento

Los centros sanitarios con unidades asistenciales de radioterapia deberán disponer de un adecuado programa de mantenimiento de los equipos emisores de radiaciones con fines terapéuticos, de los equipos de inmovilización y adquisición de imágenes, de los sistemas de guiado por imagen, de los sistemas de planificación de tratamiento de radioterapia, de los equipos de medida de la radiación y del sistema de información oncológica, tanto preventivo como correctivo, por parte del proveedor o de una empresa de asistencia técnica autorizada al efecto.

Toda reparación o intervención en los equipos y sistemas mencionados en el párrafo anterior deberá ser previamente autorizada por un especialista en radiofísica hospitalaria inmediatamente antes de dicha intervención. La empresa de asistencia técnica que realice la reparación o intervención responderá del funcionamiento del equipo dentro de las especificaciones garantizadas en las condiciones de compra y de acuerdo con las condiciones para su puesta en marcha para uso clínico y emitirá un informe en el que conste la causa de la reparación, el personal que ha participado, la actuación realizada y las posibles alteraciones de funcionamiento por dicha reparación.

Posteriormente, y antes del uso clínico, el especialista en radiofísica hospitalaria comprobará que el equipo se encuentra en condiciones de uso clínico y realizará las medidas necesarias para verificar que se cumplen los niveles de referencia con las tolerancias previstas de aquellos parámetros que, de acuerdo con el informe emitido por la empresa que realice la reparación, se hayan podido alterar.

Cuando no sea posible volver al estado de referencia inicial, bien por una reparación o bien por una modificación que deliberadamente altere el estado de funcionamiento, se establecerá un nuevo nivel de referencia y se harán las modificaciones necesarias en el sistema de dosimetría clínica y en toda la cadena radioterápica.

Los informes de las reparaciones o modificaciones efectuadas y los resultados de los controles subsiguientes demostrativos de la corrección realizada quedarán bajo la custodia de la persona responsable de la unidad de radiofísica, que deberá informar a la persona responsable de la unidad asistencial de radioterapia en los casos en los que la intervención pueda implicar modificaciones de seguridad o si cree que hay o pudiera haber implicaciones en los tratamientos.

Análisis de riesgo y registro y análisis de incidentes

Toda unidad asistencial de radioterapia deberá desarrollar e implantar un proceso de análisis de riesgos, registro de incidentes, diseño de medidas correctoras, seguimiento de las mismas y realimentación de las conclusiones a todo el personal de la unidad asistencial. Este proceso estará descrito en el programa de garantía de calidad y seguridad, y estará basado en una metodología recomendada por algún organismo nacional o internacional de reconocida solvencia.

El análisis de riesgos de exposiciones accidentales o no intencionadas deberá realizarse para todos los posibles tratamientos de los pacientes o las pacientes, y cada vez que se introduzca una nueva técnica de tratamiento. Este análisis proactivo analizará el proceso de radioterapia, identificará los errores potenciales que pueden implicar desviaciones que puedan suponer riesgos significativos sobre el paciente o la paciente, las medidas existentes en el proceso y en los procedimientos de control de calidad y seguridad para evitarlos o mitigar sus efectos, y proporcionará una estimación del riesgo asociado a cada posible incidente, así como un análisis detallado de los resultados obtenidos.

El proceso de registro de incidentes deberá favorecer que se notifiquen todos ellos y los posibles incidentes que ocurran en cualquier etapa del proceso de radioterapia. Deberán analizarse, como mínimo, todos los incidentes que impliquen o puedan implicar desviaciones que conduzcan o puedan conducir a efectos significativos sobre el paciente o la paciente. En el programa de garantía de calidad y seguridad se deberán establecer los valores de desviación geométrica y dosimétrica que, de producirse, darán lugar a una investigación. En el programa de garantía de calidad y seguridad también se incluirán las medidas a adoptar ante un eventual funcionamiento inadecuado o defectuoso del equipo médico radiológico.

El Titular declarará a la autoridad sanitaria competente, a través del sistema de notificaciones previsto en el Real Decreto 601/2019 [4] la existencia de incidentes que impliquen, o puedan implicar, efectos significativos sobre el paciente o la paciente, incluyendo los resultados del análisis de dichos incidentes y las medidas correctoras adoptadas para evitarlos. Deberá además informarse al paciente o la paciente o a su representante legal de los incidentes clínicamente significativos.

Auditoría

El Titular será responsable de que se realice la evaluación periódica del programa de garantía de calidad y seguridad, mediante una auditoría o evaluación interna. Esta incluirá el análisis de riesgos y la investigación de sucesos iniciadores de los mismos, y la elaboración de recomendaciones para minimizar la probabilidad y magnitud de exposiciones accidentales. Para ello, la Comisión designará a un equipo formado, al menos, por un médico especialista en oncología radioterápica, un especialista en radiofísica hospitalaria y un técnico superior en radioterapia y dosimetría y remitirá un informe anual con las conclusiones dirigido al Titular.

Conforme al Real Decreto 601/2019 [4], la autoridad sanitaria competente garantizará la realización, al menos cada cinco años, de auditorías clínicas de las unidades asistenciales de radioterapia, en el marco de los métodos y sistemas de evaluación externa establecidos y será realizada por una entidad independiente y designada para ello.

La Comisión analizará los informes de las auditorías interna y externa y aprobará las acciones de mejora de la calidad asistencial correspondientes.

La autoridad sanitaria competente garantizará un sistema de auditoría que permita determinar si el programa de garantía de calidad y seguridad en radioterapia se adecua a los objetivos previstos, cumple con las disposiciones reglamentarias que le sean de aplicación y está implantado de forma efectiva.

Los informes de las auditorías internas y externas del programa de garantía de calidad y seguridad estarán a disposición de la autoridad sanitaria competente de la autorización de centros, servicios y unidades sanitarias, a nivel autonómico y a nivel nacional.

La autoridad competente de la comunidad autónoma remitirá a los órganos del Ministerio de Sanidad competentes en el desarrollo de las acciones de infraestructura para la mejora de la calidad del Sistema Nacional de Salud los certificados emitidos, así como los informes de las auditorías clínicas realizadas en aplicación de lo dispuesto en los anteriores apartados.

Formación continuada de los profesionales

Todo el personal de las unidades asistenciales de radioterapia y de las unidades de radiofísica hospitalaria está obligado a actualizar y perfeccionar sus conocimientos y habilidades mediante la participación, al menos bienal, en las correspondientes actividades de formación continuada, conforme a las previsiones y criterios del plan establecido al efecto en el programa de garantía de calidad y seguridad.

La realización de estas actividades estará garantizada por el Titular y será supervisada por la persona responsable de la unidad asistencial de radioterapia y la persona responsable de la unidad de radiofísica hospitalaria.

Los programas de formación continuada contemplarán, para las diferentes categorías de personal, los objetivos, contenidos, actividades e instrumentos de evaluación correspondientes a su titulación, competencias y nivel de responsabilidad. Esta formación será acreditada por la autoridad sanitaria competente.

Con independencia de lo anterior, la instalación de un nuevo equipo o la implantación de una nueva técnica requerirán de una formación adicional específica previa a su uso clínico, en la que deberán participar los profesionales o las profesionales implicados.

Investigación clínica

Los tratamientos de radioterapia por razones de investigación clínica estarán sometidos a todo lo dispuesto reglamentación vigente. Las personas implicadas participarán voluntariamente y deberán haber sido informadas previamente de todos los riesgos haciendo constar en el protocolo de consentimiento informado el carácter experimental del tratamiento y los riesgos adicionales a los derivados de un tratamiento convencional. Los tratamientos de radioterapia por razones de investigación clínica se desarrollarán con los criterios de calidad y seguridad recogidos en la documentación entregada para su autorización.

Archivo de la documentación

El Titular deberá archivar digitalmente y en un formato legible durante un período mínimo de treinta años todos los informes relativos a información clínica y dosimétrica de pacientes mencionados en este Real Decreto, y durante un periodo de treinta años posteriormente a su retirada, en el caso de informes relativos a equipamiento. Estos informes estarán a disposición de la autoridad sanitaria.

Vigilancia, infracciones y sanciones

La autoridad sanitaria competente, a través de las facultades específicas de inspección y control que le sean propias, vigilará el cumplimiento de lo establecido en este Real Decreto y, si es preciso, propondrá las medidas correctoras oportunas. El incumplimiento de lo establecido en el presente real decreto constituirá infracción administrativa en materia de sanidad o salud pública, y será objeto de sanción administrativa.

8. Real Decreto 192/2023 por el que se regulan los productos sanitarios

El Real Decreto 192/2023 [6], de 21 de marzo, regula los productos sanitarios, y aplica las definiciones del Reglamento (UE) 2017/745 del Parlamento Europeo y del Consejo, de 5 de abril de 2017, sobre los productos sanitarios.

Se define Producto Sanitario como todo instrumento, dispositivo, equipo, programa informático, implante, reactivo, material u otro artículo destinado por el fabricante a ser utilizado en personas, por separado o en combinación, con alguno de los siguientes fines médicos específicos:

- Diagnóstico, prevención, seguimiento, predicción, pronóstico, tratamiento o alivio de una enfermedad.

- Diagnóstico, seguimiento, tratamiento, alivio o compensación de una lesión o de una discapacidad.

- Investigación, sustitución o modificación de la anatomía o de un proceso o estado fisiológico o patológico.

- Obtención de información mediante el examen *in vitro* de muestras procedentes del cuerpo humano, incluyendo donaciones de órganos, sangre y tejidos.

  Y que no ejerce su acción principal prevista en el interior o en la superficie del cuerpo humano por mecanismos farmacológicos, inmunológicos ni metabólicos, pero a cuya función puedan contribuir tales mecanismos.

En consecuencia, los aparatos generadores de radiaciones ionizantes, como el equipo de protonterapia o el TAC empleado en la simulación del tratamiento, se incluyen dentro de los Productos Sanitarios y deberán llevar marcado el distintivo CE de Declaración de Conformidad de Fabricación de una determinada clase de productos.

9. Publicaciones de la Comisión Internacional de Protección Radiológica

A continuación de incluye un resumen de las publicaciones de interés de la Comisión Internacional de Protección Radiológica (ICRP, *International Commission on Radiological Protection*).

ICRP Publication 44: Protection of the patient in Radiation Therapy (1985) [7]

Según este documento, la calidad del tratamiento radioterápico es función de la calidad de la dosimetría física, la calidad de la dosimetría clínica (planificación del tratamiento), la administración del tratamiento planificado y de otros factores. En esta publicación se presenta una visión general de los tratamientos en radioterapia y de la forma de conseguir irradiaciones adecuadas con el menor daño posible en los tejidos sanos. También se tratan los posibles efectos deterministas de la radiación (umbrales de dosis, períodos de latencia, etc.). Se tratan asimismo temas de formación, investigación y organización en servicios de radioterapia.

ICRP Publication 75: General Principles for the Radiation Protection of Workers (1997) [8]

Trata de la protección de los trabajadores frente a las radiaciones ionizantes tanto en condiciones normales como en situaciones de emergencia. También se habla en él de las revisiones médicas de los TE y del tratamiento de individuos sobreexpuestos.

La Publicación informa exhaustivamente sobre los principios para la protección de los trabajadores contra las radiaciones ionizantes. Desarrolla orientaciones sobre la aplicación de los principios de las Recomendaciones de 1990 de la CIPR (Publicación 60 de la CIPR), incluidos los conceptos de restricción y niveles de referencia. También aborda la gestión de la exposición ocupacional en situaciones normales y de emergencia, en contextos industriales y médicos, y con respecto a las fuentes naturales de radiación, incluido el radón, en el trabajo. Se considera la vigilancia de la salud de los trabajadores y la gestión de las personas sobreexpuestas.

ICRP Publication 84: Pregnancy and Medical radiation (2000) [9]

La Publicación 84 de la ICRP se refiere al tratamiento de las pacientes embarazadas, así como de las trabajadoras embarazadas en instalaciones médicas en los que se utilizan radiaciones ionizantes. Miles de pacientes embarazadas y trabajadores médicos que utilizan radiaciones están expuestos a las radiaciones cada año. La falta de conocimientos es responsable de una gran ansiedad y probablemente de la interrupción innecesaria de muchos embarazos. Este documento trata de cómo abordar estos problemas. No pretende ser una obra de referencia completa, sino más bien ofrecer un enfoque práctico que pueda utilizarse en diversas situaciones. Se analizan los riesgos de la irradiación.

ICRP Publication 86: Prevention of Accidents to Patients Undergoing Radiation Therapy (2001) [10]

Esta publicación tiene por objeto ayudar en la prevención de exposiciones accidentales en pacientes sometidos a tratamientos con haces externos o fuentes de braquiterapia. El enfoque adoptado consiste en describir accidentes graves ilustrativos, debatir las causas de estos sucesos y los factores contribuyentes, resumir las consecuencias de estos sucesos y ofrecer recomendaciones sobre la prevención de tales sucesos. Las medidas analizadas incluyen disposiciones institucionales, la formación del personal, los programas de garantía de calidad, la supervisión adecuada, la definición clara de responsabilidades y la rápida notificación.

En muchas de las exposiciones accidentales descritas en la publicación no puede identificarse una única causa. Por lo general, hubo una combinación de factores que contribuyeron al accidente, por ejemplo, la formación deficiente del personal, la falta de comprobaciones independientes, la falta de procedimientos de control de calidad y la ausencia de supervisión general. Estas combinaciones suelen apuntar a una deficiencia general en la gestión, que permite tratar a los pacientes en ausencia de un programa exhaustivo de garantía de calidad. Se identifican y discuten en detalle los factores comunes a muchos accidentes. El uso de la radioterapia en el tratamiento de pacientes con cáncer ha crecido considerablemente y es probable que siga aumentando. Los accidentes graves son poco frecuentes, pero es probable que sigan ocurriendo a menos que aumente la concienciación. En esta publicación se ofrecen recomendaciones explícitas sobre medidas para prevenir los accidentes de radioterapia en relación con la normativa, la educación y la garantía de calidad.

ICRP Publication 112: Preventing Accidental Exposures from New External Beam Radiation Therapy Technologies (2009) [11]

Difundir los conocimientos y las lecciones aprendidas de las exposiciones accidentales es crucial para evitar que vuelvan a producirse. Esto es especialmente importante en radioterapia, la única aplicación de la radiación en la que se administran deliberadamente dosis muy altas de radiación a los pacientes para lograr la curación o paliación de la enfermedad.

Las lecciones extraídas de las exposiciones accidentales son, por lo tanto, un recurso inestimable para revelar aspectos vulnerables de la práctica de la radioterapia, y para proporcionar orientación para la prevención de futuros sucesos. Estas lecciones se han aplicado con éxito para evitar sucesos catastróficos con tecnologías y técnicas convencionales. Las recomendaciones, por ejemplo, incluyen la verificación independiente de la calibración del haz y el cálculo independiente de los tiempos de tratamiento y las unidades de monitor para la radioterapia de haz externo, así como la monitorización de los pacientes y de su ropa inmediatamente después de la braquiterapia.

Las nuevas tecnologías deben aportar mejoras sustanciales a la radioterapia. Sin embargo, a menudo esto se consigue con un aumento considerable de la complejidad, lo que a su vez conlleva oportunidades para nuevos tipos de errores humanos y problemas con los equipos. La difusión de información sobre estos errores o fallos tan pronto como esté disponible es crucial en la radioterapia con nuevas tecnologías. Además, la información sobre las circunstancias que estuvieron a punto de tener consecuencias graves (cuasi accidentes o *"near misses"*) también es importante, ya que el mismo tipo de sucesos puede ocurrir en otros lugares. Compartir información sobre los cuasi accidentes es, por tanto, un aspecto complementario importante de la prevención. Las lecciones extraídas de la información retrospectiva figuran en el documento.

Difundir las lecciones aprendidas en incidentes graves es necesario, pero no suficiente cuando se trata de nuevas tecnologías. Es de suma importancia ser proactivo y esforzarse continuamente por responder a preguntas como "¿Qué más puede salir mal?", "¿Qué probabilidad hay?" y "¿Qué tipo de opciones rentables tengo para la prevención?", preguntas que se abordan en el documento.

El informe contiene las conclusiones y recomendaciones. Considera que, aunque el documento se aplica específicamente a las nuevas terapias de haz externo, los principios generales de prevención son aplicables a la amplia gama de prácticas de radioterapia en las que los errores pueden tener graves consecuencias para el paciente y el profesional.

ICRP Publication 127: Radiological Protection in Ion Beam Radiotherapy (2014) [12]

El objetivo de la radioterapia de haz externo es proporcionar una localización precisa de la dosis en el volumen de tratamiento con un daño mínimo al tejido normal circundante. Los haces de iones, como los protones y los iones de carbono, proporcionan excelentes distribuciones de dosis debido principalmente a su alcance finito, lo que permite una reducción significativa de la exposición no deseada del tejido normal. Para maximizar la eficacia del tratamiento y minimizar la dosis en el tejido normal, es necesario planificar cuidadosamente el tratamiento en función del tipo y la localización del tumor a tratar. La exposición a la radiación en volúmenes fuera de campo procede de neutrones y fotones secundarios, fragmentos de partículas y fotones de materiales activados. Estas dosis inevitables deben considerarse desde el punto de vista de la protección radiológica del paciente.

La protección radiológica del personal médico en las instalaciones de radioterapia con haces de iones requiere una atención especial. Se requiere una gestión y un control adecuados de los equipos terapéuticos y del aire de la sala de tratamiento que pueden ser activados por el haz de partículas y sus partículas secundarias. La protección radiológica y la gestión de la seguridad deben ajustarse siempre a los requisitos reglamentarios. La normativa vigente sobre exposiciones profesionales en radioterapia con fotones es aplicable a la radioterapia con haces de iones con protones o iones de carbono. Sin embargo, la radioterapia con haces de iones requiere un sistema de tratamiento más complejo que la radioterapia convencional, por lo que se recomienda una formación adecuada del personal y programas de garantía de calidad apropiados para evitar la posible exposición accidental de los pacientes, minimizar las dosis innecesarias en el tejido normal y minimizar la exposición a la radiación del personal.

10. Normativa aplicable a equipos y fuentes radiactivas utilizadas en protonterapia, tales como normas UNE y normas CEI

En esta sección se describe la normativa aplicable a equipos y fuentes radiactivas utilizadas en Protonterapia, en su defecto se incluyen las normas en Radioterapia que pueden ser de interés como referencia.

10.1 Normas de la AENOR

La Asociación Española de Normalización (UNE) es el único Organismo de Normalización en España y como tal ha sido designado por el Ministerio de Economía, Industria y Competitividad ante la Comisión Europea. En este sentido, UNE es el representante español en los organismos internacionales ISO/IEC y en los europeos CEN/CENELEC, siendo, asimismo, el organismo nacional de normalización de ETSI. Con sus actividades impulsa el desarrollo de la infraestructura de la calidad, promoviendo la transferencia del conocimiento y el fortalecimiento de las empresas (www.une.org).

La Asociación Española de Normalización y Certificación (AENOR), organismo reconocido en los ámbitos nacional e internacional por su actividad normativa (Ley de Industria 21/1992, de 16 de julio (B.O.E. 23 de julio de 1992)) establece las normas UNE, cuya observancia no es obligatoria, pero sí conveniente a efectos de normalización y certificación. Muchas de las normas UNE equivalen a normas de la Comisión Electrotécnica Internacional (CEI).

A modo orientativo, se indican algunas normas relacionadas con la radioterapia:

- UNE-EN 61168:1996. Simuladores de radioterapia. Características funcionamiento.

- UNE-EN 60731:2012/A1:2022. Equipos electromédicos. Dosímetros de cámara de ionización usados en radioterapia (Ratificada por la Asociación Española de Normalización en septiembre de 2022).

- UNE-EN 60601-2-8:2015/A1:2016. Equipos electromédicos. Parte 2-8: Requisitos generales para la seguridad básica y el funcionamiento esencial de los equipos de rayos X de radioterapia que operan en el rango de 10 kV a 1 MV.

- UNE-EN 61217:2012. Equipos utilizados en radioterapia. Coordenadas, movimientos y escalas.

- UNE-EN 62083:2010. Equipos electromédicos. Requisitos de seguridad para los sistemas de tratamiento con radioterapia.

- UNE-EN 60601-2-29:2009. Equipos electromédicos. Parte 2-29: Requisitos particulares para la seguridad básica y funcionamiento esencial de los simuladores de radioterapia.

- UNE-EN 62274:2005. Equipos electromédicos. Seguridad de los sistemas de radioterapia de registro y verificación.

10.2 Normas de la CEI

La CEI, Comisión Electrotécnica Internacional (IEC en inglés), establece requerimientos sobre todo tipo de equipos médicos y no médicos. Algunas normas relacionadas con la protonterapia son:

IEC 62083 (2000-11). Medical electrical equipment - Requirements for the safety of radiotherapy treatment planning systems

Aplica al diseño, la fabricación y algunos aspectos de la instalación de sistemas de planificación del tratamiento de radioterapia. Establece los requerimientos sobre sus características, documentación asociada y chequeos del software.

IEC 60601-2-68:2014 Medical electrical equipment - Part 2-68: Particular requirements for the basic safety and essential performance of X-ray-based image-guided radiotherapy equipment for use with electron accelerators, light ion beam therapy equipment and radionuclide beam therapy equipment

La norma aplica a la seguridad básica y a las prestaciones esenciales de los equipos de radioterapia guiada por imágenes (IGRT) basados en rayos X para su uso con equipos de haz externo (EBE). Esta norma en particular cubre los aspectos de seguridad de los dispositivos de imagen de rayos X de kilovoltaje y megavoltaje en una relación geométrica conocida con EBE con fines de IGRT.

IEC 62667:2017. Medical electrical equipment - Medical light ion beam equipment - Performance characteristics

Esta norma aplica a los equipos de medicina de haz de iones ligeros cuando se utilizan, con fines terapéuticos, en la práctica médica humana. Este documento se aplica a los equipos que emiten haces de iones ligeros con una energía por nucleón comprendida entre 10 y 500 MeV/n. En el documento se describen las mediciones y los procedimientos que debe realizar el fabricante del equipo para haces de iones ligeros, pero no se especifican las pruebas de aceptación. Así especifica los procedimientos para la determinación y declaración de las características de funcionamiento, cuyo conocimiento es necesario para la selección, aplicación y uso adecuados de los equipos y que deben declararse en la documentación adjunta junto con la mayor desviación o variación que cabe esperar en condiciones específicas de uso normal.

11. Instrucción IS-18 del CSN sobre criterios notificación de sucesos e incidentes radiológicos

Se define como sucesos radiológicos aquellos sucesos que afectan a las estructuras, sistemas, equipos o componentes de las instalaciones radiactivas y que de forma real o potencial pueden producir riesgo de exposición indebida al público y a los TE [13].

Una vez conocido el suceso existe un plazo máximo de notificación, de 1 o 24 horas según el tipo de suceso. En el plazo de 30 días, e independientemente de la notificación, el titular enviará un informe sobre el suceso que contenga la información completa. El CSN tendrá a disposición de los usuarios un modelo para remitir dicha información.

La notificación se realizará de acuerdo a lo establecido en el Anexo de la Instrucción de Seguridad IS-18.

Todos los sucesos serán notificados a la Sala de Emergencias del CSN (SALEM); asimismo, se notificará a la autoridad competente en la Comunidad Autónoma en la que se produjo el suceso.

Sucesos notificables con carácter inmediato (1 hora). Dentro de esta clase se incluyen aquellos que se produzcan en la instalación radiactiva y que puedan precisar de intervención exterior tales como bomberos o policía:

A. Operación. Sucesos internos a la instalación, cuyo control no está garantizado en algún momento, y que puedan constituir una amenaza para la seguridad de la instalación tales como incendio en la instalación con una duración superior a 10 minutos, inundaciones internas cerca de la ubicación de los equipos y/o del material radiactivo o liberación de sustancias tóxicas o explosivas dentro de la instalación.

B. Sucesos externos. Fenómeno natural o exterior que pueda constituir una amenaza para la seguridad de la instalación tales como vientos o precipitaciones intensas, incendio no controlado próximo a la instalación, emisión de sustancias tóxicas peligrosas tales que den lugar a concentraciones inadmisibles en la instalación, o explosiones en las proximidades de la instalación.

C. Seguridad Física. Amenaza a la seguridad física tales como las producidas por intentos de intrusión o sabotaje, degradación intencionada de la seguridad física, bloqueo de accesos, amenaza verosímil de bomba.

Sucesos notificables como máximo en 24 horas. Dentro de esta clase se incluyen aquellos que se produzcan en la instalación radiactiva y que, aunque puedan tener consecuencias radiológicas sobre las personas, dependencias, equipos o medio ambiente, no requieren la intervención inmediata de personas externas:

A. Exposición externa y contaminación

1. Cualquier suceso en el cual un TE o miembro del público haya podido recibir, en una estimación preliminar, una dosis por irradiación externa o por contaminación interna que sobrepasaría, en una exposición única, los límites de dosis establecidos en la legislación española.

2. Sucesos operacionales en los que exista un riesgo potencial de recibir una dosis indebida por fallo de equipo, equipo dañado, no retracción de la fuente a su posición de blindaje o almacenamiento, acceso incontrolado a lugares con altos niveles de radiación como salas o recintos de irradiación, fallo en los sistemas de seguridad de la instalación o error humano.

3. Cualquier circunstancia en la que el titular estime que un trabajador ha podido superar, debido a exposiciones acumuladas, los límites reglamentarios.

4. Sucesos por derrames o liberación de material radiactivo por pérdida de hermeticidad de la fuente, del vial u otro sistema de contención del material que den lugar a contaminación de zonas de libre acceso en los que sea preciso durante 24 horas la reclasificación de la zona afectada por cualquiera de los criterios de tasa de dosis o contaminación.

5. Cualquier otro suceso no recogido en los puntos anteriores y que pudiera dar lugar, a juicio del titular, a exposiciones indebidas a los miembros del público tales como rotura o fallo del sistema de vertido controlado o paciente con fuente o material radiactivo incorporado fuera de control o aparición de material radiactivo en zonas de libre acceso.

B. Vertidos

1. Cualquier vertido no programado o no controlado de material radiactivo al exterior de la instalación.

2. Superación de límites de vertido de las especificaciones de la autorización de la instalación.

C. Sistemas de seguridad. Cualquier situación que tenga un potencial impacto en los sistemas de seguridad de la instalación tales como enclavamientos, monitores o alarmas.

D. Seguridad Física

1. Desaparición (pérdida o robo) de fuentes radiactivas encapsuladas o aparición de fuentes huérfanas, de categoría 4 tales como las que se emplean en braquiterapia de baja tasa de dosis, equipos móviles de medida de densidad y humedad en suelo, controles de proceso industriales, y no encapsuladas, como las usadas en medicina nuclear y laboratorios. Siempre y cuando no sean consideradas fuentes de alta actividad según el Real Decreto 229/2006, de 24 de febrero, sobre el control de fuentes radiactivas encapsuladas de alta actividad y fuentes huérfanas a las que les aplica el apartado C.3 del artículo cuatro esta Instrucción.

2. Cualquier suceso en el que el titular estime que se ha producido un fallo de control del material radiactivo o de los medios que garantizan la seguridad física de la instalación.

E. Otros

1. Descubrimiento de deficiencias de diseño, construcción, montaje, operación, mantenimiento, o cualquier otra circunstancia, cuando pudiera haber impedido el cumplimiento de la función de seguridad de estructuras, sistemas o componentes de seguridad.

2. Descubrimiento de deficiencias en la actuación del personal de la instalación o en los procedimientos de operación cuando pudiera haber impedido el cumplimiento de la función de seguridad de estructuras, sistemas o componentes de seguridad.

3. Cualquier otro suceso no recogido en los puntos anteriores y que pudiera tener, a juicio del titular, importancia para la seguridad radiológica.

La **notificación inicial** podrá realizarse por teléfono. Posteriormente deberá realizarse por escrito, mediante fax, incluyendo la siguiente información:

- Identificación de la persona que llama. Teléfono de contacto.
- Identificación de la instalación.
- Descripción del suceso incluyendo fecha y hora del mismo.
- Localización exacta del suceso.

- Isótopo, actividad, forma física y química del material afectado, marca y modelo del equipo generador de radiaciones.

- Categoría de la fuente radiactiva implicada.

- Cualquier dato disponible sobre la exposición de las personas.

- Medidas tomadas por el titular.

12. Guías de seguridad del CSN

Guía de seguridad 7.10 Plan de Emergencia Interior en instalaciones radiactivas [14]

Esta guía de seguridad tiene por objeto definir la estructura y el contenido del Plan de Emergencia Interior de las instalaciones radiactivas, que el CSN considera adecuado para cumplir con los requisitos, principios y criterios establecidos en el Reglamento sobre instalaciones nucleares y radiactivas, y otras actividades relacionadas con la exposición a las radiaciones ionizantes.

El Plan de Emergencia Interior detallará las medidas previstas por el titular y la asignación de responsabilidades para hacer frente a los accidentes que pudieran acontecer en las mismas, incluyendo la evaluación inicial de la emergencia, con objeto de mitigar sus consecuencias, proteger al personal de la instalación y notificar su ocurrencia de forma inmediata a las autoridades competentes, por si éstas debieran tomar alguna medida para proteger a ciudadanos próximos o a sus bienes.

Estructura y contenido del Plan de Emergencia Interior:

- Introducción.

- Sucesos de emergencia.

- Organización del titular para afrontar emergencias y coordinación con las autoridades competentes.

- Acciones y medidas de respuesta ante emergencias.

- Finalización de la emergencia y recuperación de la instalación.

- Medios y equipos de emergencia.

- Mantenimiento del Plan de Emergencia Interior.

- Registros y documentación.

- Apéndices.

13. Referencias

1. Directiva EURATOM 2013/59, del 5 de diciembre de 2013, por la que se establecen normas de seguridad básicas para la protección contra los peligros derivados de la exposición a radiaciones ionizante.

2. Real Decreto 1217/2024, de 3 de diciembre, por el que se aprueba el Reglamento sobre instalaciones nucleares y radiactivas, y otras actividades relacionadas con la exposición a las radiaciones ionizantes. Boletín Oficial del Estado núm. 292, pp. 164588- 164702.

3. Real Decreto 1029/2022, de 20 de diciembre, por el que se aprueba el Reglamento sobre protección de la salud contra los riesgos derivados de la exposición a las radiaciones ionizantes. Boletín Oficial del Estado núm. 313, pp. 178672-178732.

4. Real Decreto 601/2019, de 18 de octubre, sobre justificación y optimización del uso de las radiaciones ionizantes para la protección radiológica de las personas con ocasión de exposiciones médicas. Boletín Oficial del Estado núm. 262, pp. 120840-120856.

5. Real Decreto 391/2025, de 13 de mayo, por el que se establecen los criterios de calidad y seguridad de las unidades asistenciales de radioterapia. Boletín Oficial del Estado núm. 116, pp. 62571-62589.

6. Real Decreto 192/2023, de 21 de marzo, por el que se regulan los productos sanitarios. Boletín Oficial del Estado núm. 69, pp. 42678-42706.

7. ICRP. Protection of the Patient in Radiation Therapy. International Commission on Radiological Protection. ICRP Publication 44. Ann. ICRP 1985; 15 (2).

8. ICRP. General Principles for the Radiation Protection of Workers. International Commission on Radiological Protection. ICRP Publication 75. Ann. ICRP 1997; 27 (1).

9. ICRP. Pregnancy and Medical Radiation. International Commission on Radiological Protection. ICRP Publication 84. Ann. ICRP 2000; 30 (1).

10. ICRP. Prevention of Accidents to Patients Undergoing Radiation Therapy. International Commission on Radiological Protection. ICRP Publication 86. Ann. ICRP 2000; 30 (3).

11. ICRP. Preventing Accidental Exposures from New External Beam Radiation Therapy Technologies. International Commission on Radiological Protection. ICRP Publication 112. Ann. ICRP 2009; 39 (4).

12. ICRP. Radiological Protection in Ion Beam Radiotherapy. International Commission on Radiological Protection. ICRP Publication 127. Ann. ICRP 1014; 43(4).

13. CSN. Instrucción IS-18, de 2 de abril de 2008, del Consejo de Seguridad Nuclear, sobre los criterios aplicados por el Consejo de Seguridad Nuclear para exigir, a los titulares de las instalaciones radiactivas, la notificación de sucesos e incidentes radiológicos. Boletín Oficial del Estado núm. 92, pp. 20174-20176.

14. CSN. Plan de Emergencia Interior en instalaciones radiactivas. Consejo de Seguridad Nuclear, Guía de Seguridad 7.10. Madrid, 2009.

Capítulo XI

Aspectos administrativos específicos en instalaciones de protonterapia

J. M. Martí-Climent y V. Morán

1. Puntos clave

- Conocer la documentación que acompaña a la solicitud de una autorización de funcionamiento de una instalación de protonterapia.
- Conocer las obligaciones del titular en una inspección de su instalación radiactiva.
- Conocer la existencia de normativa sobre los periodos de tiempo que deberán quedar archivados los documentos y registros de las instalaciones radiactivas.
- Conocer las obligaciones del supervisor y operador de una instalación radiactiva en general y de una instalación de protonterapia en particular.
- Conocer como es la solicitud, tramitación, concesión y renovación de licencias, y las situaciones de término de vigencia y de suspensión.
- Conocer las obligaciones del titular de la instalación.
- Conocer el contenido del Diario de Operación y de los registros incluidos o referenciados en el mismo.
- Comercializar materiales radiactivos y aparatos, equipos, accesorios o cualesquiera otros elementos que incorporen materiales radiactivos o sean generadores de radiaciones ionizantes requiere autorización.
- El Consejo de Seguridad Nuclear (CSN) ha establecido el formato y contenido estándar de la documentación de apoyo a la solicitud de instalaciones de protonterapia.
- Conocer cuales son las funciones del responsable de la protección radiológica en la fase preoperacional de una instalación de protonterapia.

2. Introducción

El Reglamento sobre instalaciones nucleares y radiactivas, y otras actividades relacionadas con la exposición a las radiaciones ionizantes (Real Decreto 1217/2024) [1] establece gran parte de los aspectos administrativos y la documentación a elaborar en la puesta en marcha de toda instalación radiactiva. Corresponde la aplicación de los preceptos de dicho Reglamento al Ministerio de Industria, Turismo y Comercio o, en su caso, a las Comunidades Autónomas si éstas tienen transferidas dichas competencias y al CSN.

El Real Decreto 391/2025, de 13 de mayo, por el que se establecen los criterios de calidad y seguridad de las unidades asistenciales de radioterapia [2] obliga a implantar en todas las unidades asistenciales de radioterapia, desde su puesta en funcionamiento, un programa de garantía de calidad y seguridad del paciente, que estará siempre a disposición de la autoridad sanitaria competente, así como del CSN. Con el fin de dar completitud a este tema, también se indican los aspectos administrativos de dicho Real Decreto para el funcionamiento de una instalación de Protonterapia.

3. Puesta en marcha de la instalación

Desde el punto de vista de la protección radiológica, la autorización administrativa para el funcionamiento de una nueva instalación radiactiva viene regulada por el Reglamento sobre instalaciones nucleares y radiactivas, y otras actividades relacionadas con la exposición a las radiaciones ionizantes [1].

Las instalaciones de protonterapia requieren:

- Autorización de funcionamiento.
- Declaración de clausura.
- En su caso, una autorización de modificación y de cambio de titularidad.

La concesión de las autorizaciones de instalaciones radiactivas de protonterapia corresponde a la persona titular de la Dirección General de Planificación y Coordinación Energética.

3.1 Documentación

Las instalaciones radiactivas de protonterapia solicitarán una autorización de funcionamiento. La solicitud irá acompañada, al menos, de la siguiente documentación:

1. Memoria descriptiva de la instalación. Se describirá el emplazamiento y los detalles constructivos de suelos, paredes, ventilación y otros elementos aná-

logos. Se justificará en su caso la elección de los radionucleidos o fuentes radiactivas que hayan de emplearse en la instalación y los sistemas de gestión de los residuos radiactivos sólidos, líquidos y gaseosos previstos para el funcionamiento normal y en caso de accidente, informando sobre los contratos suscritos con empresas gestoras, así como sobre los acuerdos firmes que se hayan establecido con los proveedores y otras modalidades de gestión, como proceda en cada caso.

2. Estudio de seguridad. Consistirá en un análisis y evaluación de los riesgos que puedan derivarse del funcionamiento en régimen normal de la instalación o a causa de algún accidente. Se incluirán datos suficientes para poder realizar con ellos un análisis de los riesgos de la instalación, con independencia del presentado por el solicitante.

3. Verificación de la instalación. Dentro de lo específicamente aplicable a cada caso, se incluirá una descripción de las pruebas a que ha de someterse la instalación y, en los casos necesarios, el plan de mantenimiento previsto.

4. Reglamento de funcionamiento. Se presentarán los métodos de trabajo y reglas de manipulación que garanticen la operación segura de la instalación. Se describirán también las medidas de protección radiológica aplicables. Se incluirá la relación prevista de personal, la organización proyectada y la definición de las responsabilidades que correspondan a cada puesto de trabajo, tanto en condiciones normales de operación como en caso de emergencia.

5. Plan de emergencia interior. Detallará las medidas previstas por el titular y la asignación de responsabilidades para hacer frente a las condiciones de accidente con objeto de mitigar sus consecuencias, proteger al personal presente en la instalación y comunicar su ocurrencia de forma inmediata a las instituciones competentes, incluyendo la evaluación inicial de las circunstancias y de las consecuencias de la situación. Además, establecerá las actuaciones previstas por el titular para prestar su ayuda en las intervenciones de protección en el exterior de la instalación, de acuerdo con los planes de emergencia exterior que establezcan las instituciones competentes, cuando así lo determine el CSN.

6. Previsiones para la clausura y cobertura económica prevista para garantizar la misma en condiciones de seguridad.

7. Presupuesto económico de la inversión a realizar, que estará constituido por el valor total y efectivo de la instalación radiactiva o de la modificación para la que se solicita autorización, considerándose incluidos todos aquellos componentes que por su naturaleza estén afectos al funcionamiento de la misma.

8. Plan de protección física, en el caso de que la instalación cuente con fuentes radiactivas incluidas en el ámbito de aplicación de la normativa relativa a protección física. Describirá las medidas organizativas, componentes, equipos y sistemas, cuyo objetivo es alcanzar un nivel de seguridad física aceptable. El tratamiento de la información contenida en este Plan se regirá según lo previsto en su normativa específica.

La concesión de las autorizaciones corresponde a la persona titular de la Dirección General de Planificación y Coordinación Energética.

El CSN tiene autoridad para suspender, por razones de protección radiológica, el funcionamiento de las instalaciones o las actividades que se realicen.

3.2 Otorgamiento

En las autorizaciones figura:

- Titular de la instalación.
- Localización de la instalación.
- Actividades que faculta a realizar la autorización concedida.
- Plazo de validez y condiciones para su renovación, cuando corresponda.
- Finalidad de la instalación y características básicas de la misma.
- Sustancias radiactivas y equipos productores de radiaciones ionizantes cuya posesión o uso se autoriza.
- Límites y condiciones en materia de protección radiológica para la instalación.
- Requisitos en cuanto a licencias de personal para el funcionamiento de la instalación.
- Otras condiciones que pudieran convenir al caso.

La autorización de funcionamiento de la instalación radiactiva faculta a su titular para proceder al montaje y preparación de las operaciones a desempeñar, conforme a lo dispuesto en la reglamentación vigente, en particular en la Instrucción IS-28, del CSN, sobre las especificaciones técnicas de funcionamiento que deben cumplir las instalaciones radiactivas de 2ª y 3ª categoría, y en las condiciones de la autorización [3].

Cuando la instalación esté en disposición de iniciar las operaciones, el titular comunicará el hecho al CSN a fin de que éste pueda realizar una visita de inspección. Una vez el CSN haya estimado que la instalación puede funcionar en condiciones de seguridad, emitirá una notificación para la puesta en marcha, que remitirá al titular, dando cuenta de la misma al Ministerio para la Transición Ecológica y el Reto Demográfico.

Todo este proceso de puesta en funcionamiento va acompañado de inspecciones del CSN, que se resume en la Figura 11.1.

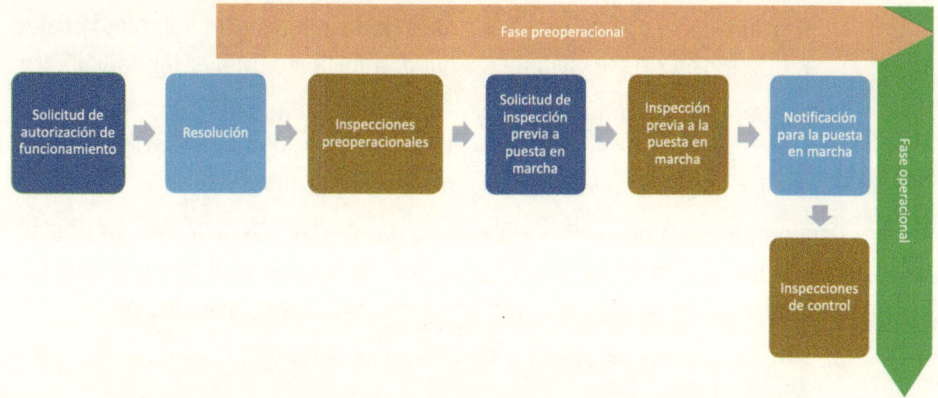

Figura 11.1. Proceso de solicitud de puesta en en funcionamiento de la instalación de protonterapia, con varias inspecciones en la fase preoperacional.

Si de la inspección del CSN se dedujera que la instalación no reúne las suficientes garantías de seguridad nuclear o protección radiológica y las anomalías no fueran corregidas por el titular de la autorización en el plazo que se señale, este organismo informará del hecho al Ministerio para la Transición Ecológica y el Reto Demográfico a fin de que se adopten las medidas que procedan.

Ninguna instalación radiactiva podrá iniciar su funcionamiento antes de disponer de la notificación para la puesta en marcha, que facultará al titular para el inicio de las operaciones.

3.3 Cambios y modificaciones

1. Requerirán autorización de la Dirección General de Planificación y Coordinación Energética los cambios y modificaciones que afecten a los siguientes aspectos:

    a) Titularidad de la instalación.

    b) Localización de la instalación.

    c) Actividades a que faculta la autorización concedida.

    d) Categoría de la instalación.

    e) Incorporación de nuevos equipos aceleradores de partículas que generen radiaciones ionizantes o modificación de los existentes.

f) Incorporación de material radiactivo con una actividad total igual o superior a 3.7 GBq, adicional al previamente autorizado. Para actividades inferiores se aplicará lo dispuesto en los párrafos 3.d), 4.a) y 4.b), según corresponda.

g) Cambios en los equipos y cambios estructurales que requieran una modificación sustancial de las condiciones de la autorización que puedan afectar de forma significativa a la seguridad nuclear y protección radiológica.

2. Requerirán de inspección previa y emisión de notificación para la puesta en marcha las modificaciones contempladas en los párrafos b) y e) del punto 1, y aquellas otras en cuya autorización así se determine.

3. Requerirán únicamente la aceptación expresa del CSN antes de su implantación, informando este organismo a la Dirección General de Planificación y Coordinación Energética, los cambios y modificaciones que afecten a:

a) Ampliación o remodelación de dependencias siempre que no afecten al párrafo 1.b).

b) Condiciones de operación autorizadas de la instalación.

c) Otros aspectos de diseño de la instalación.

d) Incorporación de material radiactivo con una actividad total igual o superior a 1.85 GBq, pero inferior a 3.7 GBq, adicional al previamente autorizado.

4. En instalaciones radiactivas de 1ª y 2ª categoría, las siguientes modificaciones serán comunicadas a la Dirección General de Planificación y Coordinación Energética y al CSN con 60 días de antelación a su implantación:

a) Incorporación de material radiactivo adicional al previamente autorizado, siempre que se trate del mismo isótopo y se destine al mismo uso, con una actividad total inferior a 1.85 GBq.

b) Incorporación de material radiactivo o equipo generador de radiaciones no autorizado previamente, que no exceda los límites establecidos para las instalaciones radiactivas de 3ª categoría.

c) Sustitución de cualquier equipo generador de radiaciones autorizado, salvo aceleradores de partículas, por otro de características similares.

d) Baja de cualquier dependencia o delegación autorizada.

Cuando modificaciones sucesivas comunicadas aumenten el inventario de forma que se excedan los límites de actividad establecidos en los párrafos a) o b), aplicará lo establecido en el apartado 3.

5. Otros cambios y modificaciones diferentes a los señalados en los apartados anteriores serán de libre implantación por los titulares, que informarán sobre los mismos al Ministerio para la Transición Ecológica y el Reto Demográfico y al CSN en los informes previstos (sección 11 de este Capítulo).

6. Además de lo anterior, en todos los casos el titular remitirá al Ministerio para la Transición Ecológica y el Reto Demográfico y al CSN la revisión de los documentos que se citan en el apartado de documentación que resulten afectados por la modificación.

4. Desmantelamiento y clausura

Será responsabilidad del titular de una instalación radiactiva su desmantelamiento y clausura.

La solicitud de declaración de clausura se acompañará de la siguiente documentación:

a. Estudio técnico de la clausura, realizado en función de las características de la instalación, indicando el inventario de materiales y residuos radiactivos y de los equipos generadores de radiaciones ionizantes, así como su destino y las medidas tomadas para desmantelar y, en su caso, descontaminar la instalación.

b. Informe económico, en el que se incluya el coste de la clausura y las previsiones de financiación de la misma.

Una vez comprobada por el CSN la ausencia de sustancias radiactivas o equipos generadores de radiaciones ionizantes y los resultados del análisis de contaminación en la instalación, emitirá un informe dirigido Ministerio para la Transición Ecológica y el Reto Demográfico que expedirá la correspondiente declaración de clausura.

5. Inspección de instalaciones radiactivas

El personal facultativo del CSN acreditado para realizar la función inspectora en aplicación de este reglamento, tendrá la condición de autoridad pública, en el ejercicio de dicha función.

En el ejercicio de su misión, dicho personal facultativo podrá ir acompañado de los expertos acreditados que considere necesario, pudiendo acceder, sin previo aviso y tras identificarse, a las instalaciones objeto de inspección.

El titular de la instalación radiactiva vendrá obligado a:

a. Facilitar el acceso de los inspectores a las partes de la instalación que consideren necesarias para el cumplimiento de su labor.

b. Facilitar la colocación del equipo e instrumentación que se requiera para realizar las pruebas y comprobaciones necesarias.

c. Poner a disposición de los inspectores la información, documentación y medios técnicos que sean precisos para el cumplimiento de sus funciones.

d. Permitir a los inspectores la toma de muestras, grabaciones o fotografías suficientes para realizar los análisis y comprobaciones pertinentes. A petición del titular de la autorización, o del responsable de la actividad o de la entidad, los inspectores deberán dejar en poder del mismo una muestra testigo debidamente precintada y marcada, o copia de las grabaciones o fotografías que hayan tomado durante la inspección.

e. Facilitar el acceso de los inspectores a los centros de trabajo de los suministradores de equipos y servicios de los párrafos b), c) y d) anteriores.

5.1 Acta de inspección

1. El resultado de las inspecciones se hará constar en acta, que se notificará al titular de la autorización, o al responsable de la actividad, entidad, o lugar potencialmente contaminado radiológicamente.

2. Si el resultado de una inspección se refiere a uno o más trabajadores externos, se entregará asimismo copia del acta de inspección a su empresario.

3. Hay un tiempo para presentar alegaciones a dichas actas.

4. En el acta se harán constar necesariamente, al menos:

    a) Nombre y apellidos de los miembros del equipo inspector.

    b) Lugar y fecha en que se llevó a cabo la actividad inspectora.

    c) Objeto y alcance de la inspección.

    d) Identificación del titular de la autorización o del responsable de la actividad o entidad, así como, en su caso, de la persona dependiente del mismo que haya presenciado la inspección.

    e) Nombre y apellidos de las personas presentes participantes en la inspección por parte del titular, del responsable de la actividad o entidad, o terceros, así como el carácter o representación con que intervienen en la misma.

    f) Resultados de las comprobaciones realizadas en la inspección, identificando, en su caso, los hechos constitutivos de potenciales incumplimientos.

5. Las actas de inspección que se levanten gozan de la presunción de veracidad respecto a los hechos que en la misma se constaten, sin perjuicio de las pruebas que en defensa de sus derechos e intereses pueda aportar el titular de la instalación.

6. Archivo de documentos y registros en una instalación de protonterapia

En el **Reglamento sobre instalaciones nucleares y radiactivas, y otras actividades relacionadas con la exposición a radiaciones ionizantes** [1] se establece la obligatoriedad por parte del titular de archivar todos los documentos y registros que se exijan en este reglamento, en otras disposiciones aplicables y en las autorizaciones concedidas, durante los periodos de tiempo que, en cada caso, se establezcan.

El **Reglamento sobre protección de la salud contra los riesgos derivados de la exposición a las radiaciones ionizantes** (Real Decreto 1029/2022, de 20 de diciembre) [4] establece que:

- El historial dosimétrico individual de los trabajadores expuestos (TE), los documentos correspondientes a la evaluación de dosis y a las medidas de los equipos de vigilancia, y los informes referentes a las circunstancias y medidas adoptadas en los casos de exposición accidental o de emergencia, deberán ser archivados por el titular de la práctica, hasta que el trabajador haya o hubiera alcanzado la edad de 75 años, y nunca por un período inferior a 30 años, contados a partir de la fecha de cese del trabajador en aquellas actividades que supusieran su clasificación como TE.

- El historial clínico-laboral se archivará y permanecerá bajo custodia hasta que el trabajador haya o hubiera alcanzado los 75 años de edad y, en ningún caso, durante un período inferior a 30 años después del cese de la actividad, en los Servicios de Prevención que desarrollen la función de vigilancia y control de la salud de los trabajadores correspondientes a los centros en los que aquellas personas presten o hayan prestado sus servicios, y estarán a disposición de la autoridad competente y del propio trabajador.

Conforme al Real Decreto 391/2025 [2], por el que se **establecen los criterios de calidad y seguridad de las unidades asistenciales de radioterapia**, se deberá archivar digitalmente y en un formato legible durante un período mínimo de treinta años todos los informes relativos a información clínica y dosimétrica de pacientes mencionados en este Real Decreto y durante un periodo de treinta años posteriormente a su retirada, en el caso de informes relativos a equipamiento.

La **Instrucción IS-16 del CSN** [5], de 23 de enero de 2008, por la que **se regulan los periodos de tiempo que deberán quedar archivados los documentos y registros de las instalaciones radiactivas**, establece que cada titular de una instalación radiactiva deberá mantener bajo su custodia durante los periodos de tiempo que a continuación se indican:

1. Hasta la clausura de la instalación radiactiva:

   - Una copia de la autorización vigente con sus límites y condiciones, así como de los documentos que acompañaban a la solicitud de obtención de dicha autorización, y cualquier otro que haya sido necesario para el licenciamiento de la instalación, o en su caso, las modificaciones posteriores de estos documentos efectuadas con conocimiento del CSN.

   - Los diarios de operación generados durante, al menos, los 5 últimos años de funcionamiento de la instalación.

   - Los registros relativos a la relación actualizada de personal, generados durante al menos los 2 últimos años de funcionamiento de la instalación. Estos registros deberán contener junto con la identificación de cada trabajador, su clasificación de acuerdo al Reglamento de Protección Sanitaria contra Radiaciones Ionizantes, puesto de trabajo que desempeña y en su caso, si dispone o no de licencia de supervisor/operador.

   - Todos los registros que se citan en la Instrucción, cuando la clausura de la instalación tenga lugar antes del periodo de retención establecido en cada caso.

2. Al menos 2 años desde que fueron elaborados:

   - Los registros relativos al inventario actualizado de material y equipos radiactivos. La frecuencia de actualización de los registros, será la que en cada caso se establezca.

   - Los registros relativos a los controles de los niveles de radiación y contaminación de las dependencias de la instalación. Los registros deben incluir: fecha y resultados de los controles así como identificación del equipo usado y de la persona o entidad que los llevó a cabo.

   - Los registros relativos a las comprobaciones de la idoneidad de los blindajes biológicos y sistemas de seguridad de la instalación. Estas comprobaciones se llevarán a cabo con la periodicidad que en cada caso se establezca.

   - En el caso de instalaciones autorizadas para la posesión y uso de equipos con fuentes radiactivas, equipos generadores de radiaciones ionizantes o aceleradores de partículas, los registros relativos a las operaciones de mantenimiento (preventivo o correctivo). Los registros deberán contener al menos: fecha, identificación de la operación de mantenimiento efectuada, así como de la persona y/o entidad autorizada que la llevó a cabo y estado en el que queda el equipo.

- Los registros sobre la planificación de los trabajos a realizar por el personal de operación con el fin de optimizar dosis.

3. Al menos 2 años desde la transferencia del material, equipos o residuos radiactivos:

- Los registros correspondientes al almacenamiento de los residuos radiactivos para su decaimiento y su retirada por una empresa autorizada.

- Los registros relativos a la recepción y transferencia de fuentes y equipos radiactivos. Cada registro debe incluir además de la identificación de la fuente o equipo radiactivo (modelo, número de serie, radionucleido, actividad estimada) el destino de las fuentes fuera de uso y el origen de las nuevas, así como las fechas de recepción/transferencia.

4. Al menos 1 año desde que fueron elaborados:

- Los registros relativos a la ubicación en cada momento de los equipos, radiactivos móviles.

5. Al menos 5 años desde que fueron elaborados:

- Los registros relativos a cada una de las actividades previstas en el plan de formación continuada de los TE, las cuales se llevarán a cabo con la periodicidad establecida en la correspondiente autorización. Estos registros incluirán al menos los programas de formación impartidos, contenidos y asistentes.

- Los registros relativos a la evacuación de materiales residuales sólidos con contenido radiactivo gestionados de acuerdo con lo dispuesto en la Orden ECO/1449/2003, de 21 de mayo, sobre gestión de materiales residuales sólidos con contenido radiactivo generados en las instalaciones radiactivas de 2.ª y 3.ª categoría en las que manipulen y almacenen isótopos radiactivos no encapsulados y la Guía de Seguridad GS-9.2. Estos registros deberán aportar los datos necesarios para justificar el cumplimiento de la citada Orden Ministerial.

- Los registros relativos a los vertidos controlados de efluentes radiactivos. Estos registros deberán aportar los datos necesarios para justificar el cumplimiento de las especificaciones incluidas en la autorización.

6. Hasta que el certificado o documento que los avala haya sido sustituido por otro:

- Los registros sobre las pruebas de hermeticidad de las fuentes radiactivas encapsuladas hasta que la fuente radiactiva en cuestión haya sido transferida. La periodicidad para la realización de las pruebas de hermeticidad, será la que en cada caso se establezca en la autorización correspondiente o en los documentos de licenciamiento de la instalación radiactiva. Cada registro debe incluir la identificación de la fuente radiactiva (modelo, número de serie, radionucleido, actividad estimada), el resultado de la prueba, y la fecha y persona o entidad autorizada que las llevó a cabo.

- Los registros relativos a las verificaciones y calibraciones de los equipos de detección y medida de la radiación y contaminación en uso.

7. Durante un periodo de 30 años:

- Los registros relativos a las operaciones de mantenimiento (preventivo o correctivo) de los equipos utilizados para impartir los tratamientos en las instalaciones radiactivas médicas de radioterapia.

Cuando los documentos y/o registros se cumplimenten en soporte informático, deberán disponerse mecanismos o sistemas de seguridad que garanticen adecuadamente: La integridad, autenticidad, calidad, protección y conservación de los datos en ellos contenidos. En particular asegurarán la identificación de las personas que introduzcan datos en los mismos y el control de accesos.

7. Licencias y acreditaciones del personal

El personal que manipule material o equipos radiactivos y el que dirija dichas actividades en una instalación regulada en esta sección, deberá estar provisto de una licencia específica concedida por el CSN. Existen dos clases de licencias:

- Licencia de operador, que capacita para la manipulación de materiales o equipos productores de radiaciones ionizantes conforme a procedimientos e instrucciones preestablecidos.

- Licencia de supervisor, que capacita para dirigir y planificar el funcionamiento de una instalación radiactiva y las actividades de los operadores, bajo las directrices y criterios del Jefe de Servicio de Protección Radiológica (SPR), en caso de que éste exista.

Las licencias concedidas tienen validez a los efectos de reconocer la formación en seguridad y protección radiológica, sin perjuicio de las titulaciones y requisitos que sean exigibles, en cada caso, en el orden profesional y por razón de las técnicas aplicadas.

Las licencias de operador y supervisor para este tipo de instalaciones tendrán un plazo de validez de 10 años, serán personales e intransferibles y específicas por campo de aplicación.

El CSN establecerá los campos de aplicación en que deben encuadrarse las actividades del personal con licencia, sobre la base de los diversos tipos de instalación según su finalidad.

El CSN mantiene un registro en el que se inscriben las licencias de operador y supervisor concedidas por campo de aplicación y la instalación a la que se aplican. A tal efecto, los titulares de las licencias deberán comunicar al CSN los datos de las instalaciones en las que presten o en las que dispongan de un contrato para prestar sus servicios.

Si se comienza a trabajar en otra instalación no hay que pedir una nueva licencia, tan sólo la aplicación de la licencia en vigor a esta nueva instalación (del mismo campo de aplicación).

El CSN podrá exceptuar de la obligatoriedad de obtener licencia a las personas que dirijan o manipulen materiales y equipos productores de radiaciones ionizantes en aquellas instalaciones que, a su juicio, no ofrezcan riesgo significativo, salvo que se disponga su obligación en otra norma.

7.1 Solicitudes

Las licencias de operador podrán ser solicitadas por personas con formación, como mínimo, de enseñanza secundaria obligatoria, o equivalente.

Las licencias de supervisor podrán ser solicitadas por personas que acrediten, como mínimo, una titulación universitaria de grado o titulación equivalente, o bien por quienes justifiquen que cuentan con formación y experiencia adecuadas en seguridad y protección radiológica, que sean aceptadas por el tribunal de licencias del CSN.

Los diplomas de Jefe de SPR podrán ser solicitados por personas con titulación universitaria de grado y con formación adecuada en protección radiológica.

7.2 Tramitación

La solicitud de las licencias y diplomas deberá dirigirse al CSN y en ella se harán constar el nombre, apellidos, nacionalidad, documento nacional de identidad o número del pasaporte, edad y domicilio del solicitante.

A la solicitud se acompañará la siguiente documentación:

- Copia del documento nacional de identidad o documento equivalente.

- Información sobre la formación académica y profesional del solicitante y sobre su experiencia.

- Certificado médico de aptitud, expedido por un Servicio de Prevención de riesgos laborales, tras haber sido analizados los requisitos de salud física y estabilidad psíquica para realizar las actividades propias el puesto de trabajo con licencia y aquellas que implican riesgo de exposición asociado al puesto de trabajo. Este certificado no podrá tener una antigüedad superior a un año.

- Justificante de pago de la tasa correspondiente.

7.3 Concesión

El CSN extenderá las licencias, en su respectivo campo de aplicación, e inscribirá en el correspondiente registro a quienes:

- Acrediten haber superado los cursos homologados previamente por el CSN para cada tipo de licencia y campo de aplicación.

- Estén en posesión de titulaciones académicas cuyos programas, a juicio del CSN, contengan los conocimientos requeridos para un tipo de licencia y campo de aplicación.

- Un tribunal designado por el CSN juzgue que disponen, en su campo de aplicación, de formación y experiencia suficiente para el desempeño del puesto de trabajo de que se trate. Dicho tribunal estará compuesto por un presidente y cuatro vocales expertos en protección radiológica y en alguno de los campos de aplicación de las instalaciones radiactivas, uno de los cuales actuará como secretario.

7.4 Renovación

Las licencias de operador y supervisor se renovarán por periodos de 10 años, como máximo. Para ello, los interesados solicitarán tales renovaciones con 2 meses de antelación a la fecha de caducidad de la que posean, acreditando seguir estando calificados como aptos para el trabajo en presencia de las radiaciones ionizantes por un servicio médico especializado.

7.5 Término de la vigencia

Las licencias y diplomas para todo tipo de instalaciones nucleares y radiactivas dejarán de tener vigencia por las siguientes causas:

- Por caducidad, si no han sido renovadas.

- Por renuncia del titular de la licencia.

- Por inactividad, cuando no se desempeñe el puesto de trabajo para el que faculta la licencia, en las condiciones y plazos que establezca el CSN.

- Por revocación, previa tramitación del correspondiente expediente, en los siguientes casos:

  - Por pérdida o disminución sustancial de la salud física o estabilidad psíquica del titular de la licencia, acreditada con los certificados médicos correspondientes.

  - Por no someterse a la realización de las pruebas que se le indiquen por parte del titular o del CSN para comprobar sus condiciones de aptitud.

  - Por actuación u omisión grave, voluntaria o negligente, en el desempeño de sus funciones.

- Por cualquier otra circunstancia en que, por razones de seguridad, se considere necesario, previa tramitación del correspondiente expediente.

7.6 Suspensión temporal de las licencias

El CSN podrá suspender las licencias en los siguientes casos:

- Por razones de seguridad.

- Por pérdida de las cualificaciones técnicas o de aptitud médica para el desempeño de sus funciones.

- Por inactividad, cuando no se desempeñe el puesto de trabajo para el que se faculta la licencia en las condiciones y plazos que establezca el CSN.

El CSN podrá levantar la suspensión de las licencias cuando hayan desaparecido las condiciones que motivaron la suspensión y se cumplan los requisitos establecidos.

El titular de la autorización deberá comunicar al CSN cualquier circunstancia que sea posible causa de término o de suspensión temporal de la vigencia de una licencia según lo establecido lo referido a Término de la vigencia y Suspensión temporal de las licencias.

Adicionalmente, el titular de la autorización deberá comunicar aquellas alteraciones de las condiciones físicas o psíquicas del titular de una licencia que disminuyan la capacidad para desempeñar sus funciones con respecto al certificado médico vigente. Estas comunicaciones deberán formalizarse en un plazo no superior a 15 días desde la fecha en que se detecten dichas alteraciones.

8. Obligaciones y responsabilidades del titular

El titular de cada autorización será responsable de:

- El funcionamiento de la instalación o actividad en condiciones de seguridad y siempre dentro de lo establecido en los documentos al amparo de los cuales se concede la correspondiente autorización.

- Aplicar y mantener actualizada dicha documentación.

- Informar al Ministerio para la Transición Ecológica y el Reto Demográfico y al CSN de cuantas cuestiones puedan afectar a las condiciones de la autorización o a la seguridad nuclear y protección radiológica y, en general, cumplir las reglamentaciones vigentes. Asimismo, recae en el titular la responsabilidad de la instalación en las situaciones de emergencia que pudieran producirse.

- Garantizar que todas las personas físicas o jurídicas que intervengan en la instalación o actividad cumplan igualmente los requisitos de los puntos anteriores, en aquellos supuestos que les correspondan.

- Velar de manera continua por la mejora de las condiciones de seguridad nuclear y protección radiológica de su instalación. Para ello, deberá analizar las mejores técnicas y prácticas existentes, de acuerdo con los requisitos que establezca el CSN, e implantar las que resulten idóneas a juicio de dicho organismo.

- Disponer de los recursos humanos, materiales y económico-financieros adecuados para mantener las condiciones de seguridad de la misma.

  Exigir que todo el personal cuyas funciones estén relacionadas con la seguridad nuclear, la protección radiológica o la protección física, o cuya actividad pueda tener alguna interferencia en el funcionamiento de la instalación, reúna las condiciones de idoneidad física y psicológica preceptivas para salvaguardar la seguridad nuclear y radiológica.

- Establecer un procedimiento para garantizar que todo el personal de la organización de la instalación o de la actividad, así como el de las empresas externas que prestan sus servicios en la misma, contratistas, subcontratistas, proveedores y trabajadores en formación, comunique al titular aquellas deficiencias o disfunciones que, a juicio del informante, pudieran afectar a la seguridad nuclear, a la protección radiológica o a la seguridad física.

- En el procedimiento que se desarrolle se deberán atender a todas las comunicaciones, tanto si provienen de informantes identificados como si proceden de informantes anónimos. Dichas comunicaciones deberán incluirse en un registro numerado y fechado con copia de las comunicaciones recibidas, y referencia de las informaciones facilitadas en respuesta a las mismas y de las diligencias de verificación o las medidas adoptadas en su virtud.

- Facilitar el acceso a los lugares que los inspectores consideren necesarios para el cumplimiento de su labor.

- Facilitar la colocación del equipo e instrumentación que se requiera para realizar las pruebas y comprobaciones necesarias.

- Poner a disposición de los inspectores la información, documentación y medios técnicos que sean precisos para el cumplimiento de su misión.

- Permitir a los inspectores la toma de muestras suficientes, grabaciones o fotografías suficientes para realizar los análisis y comprobaciones pertinentes.

- Facilitar el acceso de los inspectores a los centros de trabajo de los suministradores de equipos y servicios relacionados con la seguridad de la instalación.

- Definir las cualificaciones y competencias necesarias y establecer los programas de formación adecuados.

- Llevar un diario de operación donde conste de forma clara y concreta toda la información de las operaciones llevadas a cabo en la instalación.

- El titular de la autorización estará obligado a archivar todos los documentos y registros que se exijan en este reglamento, en otras disposiciones aplicables y en las autorizaciones concedidas, durante los periodos de tiempo que, en cada caso, se establezcan.

9. Obligaciones y responsabilidades del personal

En toda instalación radiactiva deberá estar de servicio, como mínimo, el **personal con licencia** que se establezca en la correspondiente autorización.

El **supervisor** está obligado a:

- Dirigir la operación cumpliendo las especificaciones técnicas de funcionamiento, el Reglamento de Funcionamiento, el Plan de Emergencia Interior y cualquier otro documento al amparo del cual se haya concedido la correspondiente autorización de la instalación, en lo relativo a la operación de la misma.

- Seguir fielmente los procedimientos de operación, de los que una copia, puesta al día, deberá estar permanentemente en lugar prefijado.

- Cuando no exista un procedimiento para realizar una determinada operación de carácter imprevisto y que no admite demora, el supervisor procederá a redactarlo antes de su ejecución y lo incluirá en el diario de operación.

- En caso de urgencia adoptará las medidas que estime oportunas, dejando constancia de ellas en dicho diario.

El **operador** está obligado a operar los dispositivos de control y protección, bajo la dirección del supervisor, siguiendo fielmente los procedimientos de operación, las especificaciones técnicas de funcionamiento, el Reglamento de Funcionamiento y cualquier otro documento oficial de la instalación, en lo relativo a la operación de la misma.

El supervisor de una instalación radiactiva tiene la obligación de detener en cualquier momento su funcionamiento si considera que se han reducido las debidas condiciones de seguridad de la instalación.

El operador de una instalación radiactiva está autorizado a proceder del mismo modo si, además de darse las circunstancias indicadas anteriormente, le es imposible informar al supervisor con la prontitud requerida.

Los supervisores y operadores están obligados a poner en conocimiento del titular de la instalación y del Jefe de SPR, o de la Unidad Técnica de Protección Radiológica en caso de que el titular hubiera delegado la protección radiológica de la instalación en esta entidad, los defectos que a su juicio existan en los documentos oficiales de la autorización o en los procedimientos de operación o cualquier otro que pueda afectar a la protección radiológica.

A su vez, el titular de la autorización deberá informar a los operadores y supervisores sobre estos defectos.

El titular de una licencia de operador o de supervisor deberá mantener su capacitación para el desempeño de su puesto de trabajo. Adicionalmente, deberá acreditar los requisitos de salud física y estabilidad psíquica, así como la comprobación de su aptitud como TE a las radiaciones ionizantes, mediante los reconocimientos médicos que correspondan, conforme a la reglamentación en vigor.

El titular de una licencia de operador o de supervisor no podrá desempeñar sus funciones bajo los efectos del alcohol o de cualquier otro tipo de droga o sustancia que pueda afectar adversamente a sus condiciones de aptitud física y psíquica y, en consecuencia, al cumplimiento competente y seguro de sus deberes de licencia.

El **Jefe del SPR**:

- Es el responsable de velar por el cumplimiento de las normas oficialmente aprobadas en relación con la protección radiológica, informando al supervisor de servicio de lo procedente en cada momento en cuanto a su aplicación.

- En el caso de que aquellas normas no fuesen observadas, vendrá obligado a comunicarlo por escrito al titular de la instalación, manteniendo el correspondiente registro a disposición de la inspección del CSN.

10. Diario de operación

El titular de la autorización de una instalación nuclear o radiactiva viene obligado a llevar un diario de operación donde se refleje de forma clara y concreta toda la información referente a la operación de la instalación.

10.1 Condiciones

- El diario de operación deberá estar autorizado, sellado, cuando así se establezca, y registrado por el CSN antes de su utilización. Sus hojas estarán numeradas correlativamente. Alternativamente, el diario de operación podrá estar en formato electrónico, en los términos que determine el CSN.

- El diario de operación en uso deberá estar en lugar prefijado. Los ejemplares que se hayan completado se archivarán y permanecerán bajo la custodia del titular de la autorización.

- Su destrucción, o cualquier incidencia que implique la pérdida total o parcial del diario de operación o de la información contenida en el mismo, se comunicará a la mayor brevedad al CSN.

- El diario de operación permanecerá a disposición del personal facultativo del CSN acreditado para realizar la función inspectora en aplicación de este reglamento, que, de considerarlo necesario, anotará en el mismo las observaciones que considere pertinentes.

10.2 Contenido

El contenido del diario de operación dependerá de la naturaleza de la instalación. En el diario deberán constar los datos identificativos de la instalación y la identidad del titular.

El CSN regulará el contenido del diario de operación para las instalaciones radiactivas (excluidas las del ciclo de combustible nuclear), como las de protonterapia.

En cada registro del diario de operación deberán constar la fecha, los datos identificativos y la firma del supervisor de servicio o, en su caso, del operador, con indicación de los correspondientes relevos o sustituciones.

La Instrucción **IS-28 del CSN** [3], sobre las **especificaciones técnicas de funcionamiento que deben cumplir las instalaciones radiactivas de segunda y tercera categoría**, de conformidad con lo establecido en el Reglamento sobre instalaciones nucleares y radiactivas, establece que deberá llevarse un diario de operación donde se anotarán los siguientes datos:

- Datos relevantes del funcionamiento de la instalación, incluyendo, en su caso, los turnos de los supervisores y operadores, cualquier tipo de incidencia que ocurra en la instalación y nombre y firma del supervisor responsable.

- Adquisiciones, retiradas y transferencias de material y equipos radiactivos, descargas de efluentes radiactivos y almacenamiento y evacuación de residuos radiactivos sólidos.

Asimismo, el titular deberá llevar registros, que se podrán incluir o referenciar en el diario de operación, de los siguientes aspectos que le sean de aplicación:

- Inventario de material y equipos radiactivos.

- Resultados de las verificaciones y calibraciones de los equipos de detección y medida de las radiaciones.

- Resultados de las verificaciones de los sistemas de seguridad de los equipos radiactivos.

- Resultados de las pruebas de hermeticidad de las fuentes radiactivas encapsuladas.

- Datos relativos al control de los niveles de radiación y contaminación en las dependencias de la instalación.

- Comprobaciones de la idoneidad de los blindajes biológicos y sistemas de seguridad de la instalación, en condiciones normales de funcionamiento.

- Cambios de las fuentes radiactivas encapsuladas, señalando el destino de las fuentes fuera de uso y el origen de las nuevas.

- Operaciones de mantenimiento de los equipos radiactivos, o sus accesorios, que afecten a la seguridad radiológica. Personas o entidad autorizada que las realiza.

- Plan de formación continuada del personal de operación de la instalación, contenidos y asistentes.

- Simulacros de emergencia.

- Dosimetría.

11. Informe anual al CSN

Las instalaciones radiactivas, y por tanto las de protonterapia, presentarán:

- Un informe anual, dentro del primer trimestre de cada año natural, que debe contener un resumen del diario de operaciones y los resultados estadísticos de los controles dosimétricos del personal.

- Informes sobre cualquier anomalía que pueda afectar a la seguridad o la protección radiológica, así como sobre la ocurrencia de accidentes, en los que se detallarán las circunstancias de los mismos.

12. Otras autorizaciones

Requerirán autorización de la Dirección General de Política Energética y Minas, previo informe del CSN, sin perjuicio de las competencias de otros Departamentos:

- La fabricación de aparatos, equipos y accesorios que incorporen materiales radiactivos o sean generadores de radiaciones ionizantes.

- La introducción en el mercado español de productos de consumo que incorporen materiales radiactivos.

- La comercialización de materiales radiactivos y de aparatos, equipos, accesorios o cualesquiera otros elementos que incorporen materiales radiactivos o sean generadores de radiaciones ionizantes.

- La transferencia de materiales radiactivos sin titular a cualquier entidad autorizada.

- La asistencia técnica de los aparatos radiactivos y equipos generadores de radiaciones ionizantes.

La solicitud de autorización irá acompañada de la siguiente documentación:

- Identificación de la empresa o entidad: razón social, número de identificación fiscal, domicilio, certificación de inscripción en el Registro Mercantil y justificación del objeto social.

- Memoria de las actividades que se van a desarrollar.

- En su caso, experiencia de la empresa en actividades de la misma índole.

- Organización de personal y normas de funcionamiento de la empresa.

- Relación del personal técnico de plantilla, con expresión de su titulación, cualificación y experiencia profesional.

- Relación de las instalaciones, equipos y medios materiales de que dispone la empresa o entidad para desarrollar sus actuaciones.

- En su caso, procedimientos para garantizar la protección radiológica de los TE en razón de las tareas que van a ser desarrolladas.

Condicionado:

- La importación, exportación y movimiento intracomunitario de materiales radiactivos se realizará cumpliendo los compromisos internacionales asumidos por España en esta materia.

- Las empresas de fabricación, comercialización y asistencia técnica que, en razón de sus actividades, necesiten disponer de una instalación radiactiva autorizada, podrán solicitar una autorización única.

- No se podrá suministrar materiales radiactivos ni equipos generadores de radiaciones ionizantes, cuando éstos requieran autorización como instalación radiactiva para su posesión o uso, a entidades que no dispongan de dicha autorización.

- Cuando el fabricante o suministrador autorizado tenga conocimiento de que un modelo, equipo o accesorio por él comercializado tiene un defecto o no conformidad que pueda degradar la fiabilidad de su función tendrá que notificarlo formalmente a sus clientes y al CSN lo antes posible y, en todo caso, dentro de los 30 días naturales siguientes a la detección del defecto o no conformidad.

El **transporte de materiales radiactivos**, así como la aprobación o convalidación de modelos de bultos para el transporte de dichos materiales o de fuentes radiactivas de forma especial, cuando así sea requerido por la reglamentación específica en materia de transporte de mercancías peligrosas, estará sujeta a autorización por la Dirección General de la Energía, previo informe preceptivo y vinculante del CSN.

Los transportistas de materiales radiactivos, en bultos no exceptuados, deberán declarar esta actividad inscribiéndose en un registro que, a tal efecto, se establecerá en la Dirección General de Política Energética y Minas denominado "Registro de Transportistas de Materiales Radiactivos". El desarrollo de la actividad de transporte de material radiactivo debe ajustarse, tanto a la reglamentación sobre transporte de mercancías peligrosas como al Reglamento sobre protección sanitaria contra radiaciones ionizantes y demás legislación nuclear aplicable.

Dichos transportistas deberán solicitar su inscripción en el mencionado registro, adjuntando la siguiente documentación:

- Domicilio social de la entidad.

- Tipos de transporte, frecuencias y rutas habituales.

- Localización y características de las instalaciones y dependencias que puedan ser utilizadas para la recepción, distribución y almacenamiento en tránsito de materiales radiactivos.

13. Instrucción IS-28 del CSN sobre especificaciones técnicas de funcionamiento que deben cumplir las instalaciones radiactiva de segunda y tercera categoría

La Instrucción IS-28 del CSN establece las especificaciones técnicas en materia de seguridad y protección radiológica a que debe quedar sometido el funcionamiento de las instalaciones radiactivas de 2ª y 3ª categoría [3].

Entre los campos de aplicación establece el de las instalaciones de radioterapia: instalaciones en las que se utilizan las radiaciones ionizantes procedentes de un equipo generador o de una fuente radiactiva, generalmente encapsulada, con fines terapéuticos.

En el campo de aplicación de radioterapia se aplican las siguientes especificaciones técnicas:

- Todas las especificaciones reglamentarias y genéricas (Anexo I de la IS-28).

- Cuando se disponga de fuentes encapsuladas, las del apartado II.B del anexo II de la IS-28.

- Cuando se disponga de equipos radiactivos y/o equipos generadores de radiación, las del apartado II.C del anexo II de la IS-28.

- Cuando se disponga de recintos blindados para albergar las fuentes y/o equipos emisores de radiación, las del apartado II.D del anexo II de la IS-28.

14. Circular Formato y contenido estándar de la documentación de apoyo a la solicitud de instalaciones de protonterapia

El documento constituye una referencia para la adecuada elaboración de la documentación a remitir junto con las solicitudes de autorización de funcionamiento de las nuevas instalaciones radiactivas de Oncología Radioterápica provistas de aceleradores de protones (protonterapia) [6].

La solicitud de autorización de funcionamiento de un nuevo equipo de protonterapia supondrá la creación de una nueva instalación radiactiva.

Recordar que no puede comenzarse la instalación del equipo de protonterapia hasta que el titular disponga de la correspondiente autorización, y que las empresas de suministro y asistencia técnica de los equipos de protonterapia deben solicitar y obtener su propia autorización previamente al comienzo de la instalación del citado equipo.

La documentación a presentar debe tener la siguiente estructura, con indicación breve de la información a aportar:

1. INFORMACIÓN GENERAL

2. MEMORIA DESCRIPTIVA

   2.1 EQUIPOS QUE SE INSTALAN

   Equipo de protonterapia, sistema de imagen asociado al acelerador de protones, empresa responsable del suministro y la asistencia técnica, equipo de tomografía computarizada (TC) y fuentes radiactivas encapsuladas no exentas.

   2.2 DESCRIPCIÓN DE LA INSTALACIÓN

   a) Emplazamiento: ubicación general, accesos y actividades que se van a realizar en la instalación.

   b) Descripción técnica del equipo y sistemas principales: Describir los principales elementos y sistemas del equipo de protonterapia, para comprender el funcionamiento del equipo, aquellos que tengan impacto en el estudio de blindajes y aquellos que tengan relevancia desde el punto de vista de generación de residuos radiactivos: 1) Sistema acelerador de protones, 2) Sistema(s) de transporte de haz y gantry, 3) Elementos en la sala de tratamiento, 4) Sistemas de control.

   c) Dependencias: Describir en detalle, al menos las salas principales (salas por las que discurre el haz), las salas de control y operación del titular y del servicio de asistencia técnica, la sala del TC de simulación, las dependencias de sistemas auxiliares, las dependencias de almacenamiento de residuos radiactivos, y el resto de dependencias. Indicando la clasificación radiológica y la señalización de las salas principales y de sus salas colindantes.

   d) Materiales constructivos de los blindajes.

   e) Puertas de acceso a las salas principales por las que discurre el haz.

   f) Sistemas auxiliares y de apoyo: Incluyendo el sistema de ventilación de las salas principales y del resto de la instalación, el sistema de refrigeración, los sistemas auxiliares, los sistemas de control e informáticos.

g) Medios de protección radiológica:

- Detectores fijos: en la sala del acelerador y en la sala del gantry se ubicarán, como mínimo, sendos detectores gamma (que estarán asociados al enclavamiento de la puerta de acceso a la sala del acelerador). En la sala de tratamiento y en la sala de control de tratamiento se instalarán sendos detectores de neutrones y gamma. Deberán describirse los elementos del sistema de vigilancia y registro que registre en continuo la señal enviada por todos los detectores, y su visualización al menso en la sala de control.

- Detectores portátiles: los detectores de radiación ambiental portátil gamma y de neutrones que se emplearán para la verificación de los blindajes, el detector portátil de radiación gamma para el acceso a la sala del acelerador, y el detector de contaminación portátil, para identificar contaminación superficial y contaminación de los trabajadores.

- Dosímetros: 1) dosimetría personal, tanto gamma como neutrónica y 2) dosímetros activos de lectura directa (DLD): se asignará un DLD al personal de la instalación y del SPR para acceder a la sala del acelerador, y para el acceso de visitas a la sala del gantry o del acelerador.

- Sistemas de lavado en caso de contaminación superficial del personal y los medios de descontaminación disponibles.

h) Fuentes radiactivas encapsuladas no exentas.

i) Operación de la instalación: indicar el personal, proporcionar un esquema o cronograma diario de las tareas del proceso de operación diaria de la instalación de protonterapia, y se referenciarán los procedimientos escritos de trabajo de la instalación que recogen las tareas descritas, y el proceso de traspaso de responsabilidades entre cada tarea.

j) Cronograma: detallando desde el inicio de construcción, hasta la puesta en marcha clínica.

k) Planos: se incluirán como mínimo los planos del emplazamiento, planos de la instalación, esquemas del equipo, planos generales de las salas, planos de sistemas de seguridad, planos de cálculo de blindajes, plano del almacenamiento de residuos radiactivos, y planos o esquemas de los sistemas de ventilación y de los sistemas de refrigeración.

3. **ESTUDIO DE SEGURIDAD**

3.1 RIESGOS RADIOLÓGICOS ASOCIADOS A LA OPERACIÓN DEL EQUIPO DE PROTONTERAPIA

Descripción breve de los riesgos asociados a: 1) irradiación por funcionamiento del equipo en operación normal, por exposición al haz directo y a radiación secundaria, 2) irradiación por contacto, manipulación o proximidad con materiales activados, 3) contaminación superficial debida a liberación de partículas durante tareas de mantenimiento, y 4) contaminación interna debida a inhalación de aire activado.

3.2 SISTEMAS DE SEGURIDAD ASOCIADOS A LA INSTALACIÓN Y A LOS EQUIPOS

Descripción de los dispositivos de seguridad asociados al equipo y a las salas principales (aquellas por las que circula el haz), especificando número y ubicación, incluyendo como mínimo:

a) Sistema de control de accesos para impedir el uso no autorizado del equipo.

b) Sistemas integrados de seguridad diseñados y mantenidos por el fabricante.

c) Botones de parada de emergencia: que detengan la emisión de haz, se detalla como deben ser.

d) Botones de búsqueda: describir el diseño del sistema de búsqueda, se detalla como deben ser, así como los paneles mínimos para conocer el estado de la zona (asegurado o no).

e) Controles de acceso y enclavamientos de puertas: puerta de acceso a la sala del acelerador, puertas de acceso a la sala del gantry y puerta de acceso a la sala de tratamiento. Las puertas forman parte de los sistemas de búsqueda por lo que impedirán la irradiación.

f) Señalizaciones luminosas: con indicación del estado de emisión de radiación del equipo, tanto de protones como de rayos X, visibles en las diferentes salas, y aportando información (si la sala está preparada; si hay, o no, haz de protones; si hay, o no, uso del equipo de imagen de rayos X).

g) Sistemas de comunicación audiovisual.

h) Protección contra incendios.

3.3 BLINDAJES DE LAS SALAS PRINCIPALES

La guía especifica los criterios que debe cumplir, y la información básica a aportar en relación a (1) Metodología (analítico o Monte Carlo, y sus detalles),

(2) Límites o restricciones de dosis, (3) Puntos de cálculo y distancias, y (4) Factores de uso y ocupación. Además:

3.3.1 Puntos de pérdida del haz.

3.3.2 Carga de trabajo ("Modelo de paciente" o "modelo de operación") que se considera en el cálculo de blindajes. La carga de trabajo corresponde a una combinación compleja de energías y corrientes a cada energía, que depende del número y tipo de tratamientos que se espera realizar.

3.3.3 Resumen de resultados.

3.3.4 Detalles del cálculo, que dependen del método de cálculo.

3.3.5 Penetraciones. Justificación de que el diseño del trazado de las penetraciones no afecta a la efectividad del blindaje analizado.

3.3.6 Análisis de sensibilidad. Se realiza un análisis de sensibilidad sobre las hipótesis del modelo de paciente 1) considerando cómo variarían los resultados del estudio de blindajes ante cambios en el porcentaje absoluto de cada tipo de tratamiento y 2) estimando para cada tipo de tratamiento el porcentaje máximo sobre total de tratamientos que podrían asumirse manteniendo los niveles de protección del blindaje.

3.4 BLINDAJES DE LAS SALAS DE ALMACENAMIENTO DE RESIDUOS RADIACTIVOS.

Para estimar las dosis se deben caracterizar los posibles elementos que se pueden almacenar en la sala, identificando los isótopos que se encontrarán y caracterizando los residuos radiactivos por su actividad.

3.5 ESTIMACIONES DE DOSIS DERIVADAS DE LA ACTIVACIÓN DEL AIRE DE LAS SALAS.

Se identifican y caracterizan los radioisótopos producidos por activación en el aire, se estiman la actividad media volumétrica derivada de la operación normal del acelerador y la dosis efectiva derivada de la inhalación.

3.6 ESTIMACIONES DE DOSIS DERIVADAS DE LA ACTIVACIÓN DEL AGUA.

Se identifican y caracterizan los radioisótopos producidos por activación en el agua, tanto de los circuitos de refrigeración como de las cubas o maniquíes empleados en los controles de calidad, para estimar la dosis efectiva derivada de la exposición por irradiación a las distintas fuentes.

3.7 ESTIMACIONES DE DOSIS DERIVADAS DE LA ACTIVACIÓN DE COMPONENTES.

Se identifican los componentes que sufren mayor activación, se caracterizan los radioisótopos producidos por activación en los componentes del equipo y en los blindajes. Con estos valores se estiman las tasas de dosis en puntos representativos de las distintas salas.

3.8 CÁLCULO TOTAL DE DOSIS A TRABAJADORES Y MIEMBROS DEL PÚBLICO.

Se integran todas las contribuciones de dosis estudiadas, para demostrar que las dosis anuales totales para todos los trabajadores y miembros del público derivadas de la operación normal de la instalación no superan los límites de dosis reglamentarios.

4. **VERIFICACIÓN DE LA INSTALACIÓN**

4.1 VERIFICACIONES PREOPERACIONALES Y ACEPTACIÓN DEL EQUIPO

a) Previsión de verificaciones preoperacionales y aceptación del equipo: Se enumeran las principales etapas del montaje y puesta a punto del equipo, se indican para cada uno de los sistemas principales del equipo (acelerador, gantry, sistema de posicionamiento...), las verificaciones principales que realizará el suministrador. Se indica si en este periodo hay pruebas de aceptación y su gestión. Se aporta un cronograma provisional de las actividades que realizará el suministrador en este periodo.

b) Organización y medios de protección radiológica previstos en la fase preoperacional. Con indicación de 1) Responsable en materia de protección radiológica, 2) Caracterización radiológica de la instalación y 3) Medios de protección radiológica.

4.2 GARANTÍA, MANTENIMIENTO Y CONTROL DE CALIDAD

a) Se indica el periodo de garantía.

b) Se especifica que el equipo de protonterapia y el equipo TC, estarán sometidos a un programa de mantenimiento preventivo y correctivo por la correspondiente empresa de asistencia técnica autorizada, con la periodicidad y métodos recomendados por el suministrador. Este programa de mantenimiento contemplará un mínimo detallado en un anexo de la guía.

c) Se especifica que se implementará un Programa de Garantía de Calidad, de conformidad con la normativa vigente.

4.3 PROGRAMA Y PROCEDIMIENTOS DE VERIFICACIÓN

Se incluyen los siguientes programas:

a) Programa de verificación de los sistemas de seguridad de la unidad.

b) Programa de verificación de los blindajes y los niveles de radiación en la instalación y en sus áreas anexas.

c) Programa de calibraciones y verificaciones periódicas de los detectores de radiación y contaminación.

d) Programa de verificaciones del equipo de protonterapia tras una intervención de mantenimiento.

e) Programa de verificación de la hermeticidad de las fuentes radiactivas encapsuladas.

5. **REGLAMENTO DE FUNCIONAMIENTO**

Será un documento en formato normalizado que debe contemplar, como mínimo, los apartados siguientes:

5.1 PERSONAL DE LA INSTALACIÓN

Con información detallada sobre: 1) Organigrama, 2) Relación prevista de personal, 3) Funciones y responsabilidades, 4) Clasificación y vigilancia dosimétrica y de la salud de los trabajadores, y 5) Formación en protección radiológica de los TE.

5.2 PROCEDIMIENTOS DE TRABAJO DE LA INSTALACIÓN

Como mínimo, se referenciarán y aportarán los siguientes procedimientos, que incluirán, al menos, los siguientes aspectos:

5.2.1 Procedimientos operacionales

- Procedimiento de control de accesos.
- Normas de trabajo en las distintas salas.
- Funcionamiento de la instalación.
- Procedimiento de transferencia de la operación del equipo entre el titular y la empresa de asistencia técnica.
- Procedimiento de operación diaria del equipo.
- Procedimiento de actuación ante avería del equipo o de sus sistemas auxiliares.
- Procedimiento de búsqueda en las distintas salas.
- Procedimiento de uso de los botones de emergencia.

5.2.2 Procedimientos de protección radiológica

- Procedimiento para la clasificación de los TE.
- Normas para la protección radiológica de las TE ante un embarazo y/o lactancia.

- Procedimiento de vigilancia dosimétrica de los TE. Con indicación de obligaciones sobre el uso de dosímetros gamma, neutrónicos, de anillo y DLD. Se aportarán valores de investigación y de actuación y las acciones a tomar en caso de que se superen alguno de ellos.

- Vigilancia de la salud de los trabajadores.

- Procedimiento de vigilancia radiológica ambiental con detectores de radiación.

- Procedimiento de vigilancia radiológica del agua del sistema de refrigeración y de los maniquíes.

- Procedimiento de gestión de residuos radiactivos sólidos.

- Procedimiento de gestión de residuos radiactivos líquidos.

- Procedimiento de descontaminación.

5.3 REGISTRO Y ARCHIVO

Con referencia a 1) Anotaciones en los diarios de operación, 2) Archivo de documentos, 3) Informe anual.

6. PLAN DE EMERGENCIA INTERIOR

El Plan de Emergencia Interior de la instalación contemplará la línea de autoridad y la asignación de responsabilidades, los incidentes previsibles, los procedimientos de actuación, los criterios de notificación y las previsiones de formación para hacer frente a los distintos incidentes previsibles.

Se contemplará los siguientes incidentes previsibles que se aportarán clasificados en función del apartado correspondiente a la Instrucción IS-18:

- Presencia inadvertida de una persona en cualquiera de las salas por las que discurre el haz durante.

- La irradiación (sala del acelerador, sala de gantry, sala de tratamiento) con o sin exposición indebida.

- Fallo de los mecanismos de control del equipo de protonterapia, que pudiera llevar a un riesgo de irradiación indebida.

- Fallo de los sistemas de imagen (integrado en el equipo o en sala aparte) que pudiera llevar a un riesgo de irradiación indebida.

- Contaminación de un trabajador o zona de trabajo (por contacto o rotura de una cuba activada).

- Fuga o escape de agua de refrigeración activada.

- Emergencia no radiactiva en la instalación o en sus proximidades (incendio, inundación, terremoto, etc.).

- Fallo del sistema de apertura automática de la puerta (si aplica).

- Pérdida o robo de una fuente encapsulada, como mínimo, de categoría 4 (si aplica) cualquier otro suceso que, a juicio del titular, pudiera afectar a la protección radiológica de los TE y miembros del público.

7. **CLAUSURA**

7.1 PROCESO DE DESMANTELAMIENTO PREVISTO.

Descripción general sencilla de las distintas fases del proceso de desmantelamiento previsto.

7.2 ESTIMACIONES DE HORMIGÓN Y TERRENO ACTIVADO Y PREVISIONES PARA SU GESTIÓN

7.3 ESTIMACIONES DE PRODUCTOS DE ACTIVACIÓN GENERADOS Y PREVISIONES PARA SU GESTIÓN

8. **SERVICIO DE PROTECCIÓN RADIOLÓGICA**

La protección radiológica de la instalación radiactiva de protonterapia estará bajo la responsabilidad de un SPR, autorizado por el CSN, cuyo Jefe será parte activa en todas las fases del proyecto de la instalación de protonterapia, desde el diseño y construcción hasta la fase preoperacional y de operación. La guía detalla sus funciones.

9. **COBERTURA ECONÓMICA**

15. Servicio de Protección Radiológica

Además de lo indicado en el Reglamento sobre protección de la salud contra los riesgos derivados de la exposición a las radiaciones ionizantes [4], en su artículo 38, el documento del CSN "Formato y contenido estándar de la documentación de apoyo a la solicitud de instalaciones de protonterapia" [6] establece requisitos para el SPR, que se describen a continuación.

Si la nueva unidad de protonterapia depende o está integrada en un centro sanitario que ya dispone de un SPR autorizado, el SPR deberá solicitar una ampliación de su ámbito de actuación para incluir las actividades de la instalación de protonterapia; mientras que, si no existe un SPR autorizado asociado, se debe presentar al CSN la solicitud de autorización del SPR que de cobertura a la instalación.

El jefe del SPR o el profesional del propio SPR en quien el titular delegue o, el jefe del futuro SPR, será parte activa en todas las fases del proyecto de la instalación de protonterapia, desde el diseño y construcción hasta la fase preoperacional y de operación.

El SPR será responsable de verificar la protección radiológica de los trabajadores de la empresa de asistencia técnica, incluyendo el caso en que la asistencia técnica vaya a ser realizada por personal extranjero en territorio nacional. Por lo que será responsable de asegurar que:

- El personal que la lleve a cabo disponga de la cualificación correspondiente, para lo que deberá disponer de certificación emitida por el suministrador de los equipos o equivalente.

- Las operaciones se realicen de conformidad con la reglamentación sobre seguridad y protección radiológica aplicable en España.

Este responsable de la protección radiológica durante la fase preoperacional:

- Dispondrá de licencia de supervisor en el campo de aplicación de Radioterapia con equipos de protones concedida por el CSN, para la fase preoperacional de la instalación.

- Dispondrá de formación en radiofísica, formación en protección radiológica específica para la instalación y equipo de protonterapia, acreditada por el suministrador del equipo o adquirida y acreditada en un centro de referencia.

- Sus funciones serán, entre otras:
  - Supervisar que las actividades u operaciones del suministrador durante el montaje y las pruebas preoperacionales se realizan de conformidad con el Reglamento sobre protección de la reglamentación sobre seguridad y protección radiológica aplicable.
  - Caracterizar radiológicamente la instalación durante las pruebas que se efectúan en este periodo a partir de los datos registrados por el sistema de vigilancia de la radiación ambiental, los dosímetros de área, los datos de dosimetría personal pasiva y los DLD tanto de los TE de la instalación como el personal externo (del suministrador) y datos de uso (corrientes, energías, carga de trabajo) del equipo de protonterapia.
  - Comprobar y justificar la correcta respuesta de los monitores gamma y de neutrones, de la ubicación de los detectores fijos, de los dosímetros pasivos usados para vigilancia de la radiación ambiental y de los niveles de alarmas y de tarado de apertura de puertas adoptados finalmente.
  - Determinar la relación de puntos de medida para la verificación de los blindajes biológicos, incluyendo la justificación de la elección de los pa-

rámetros de operación más desfavorables (energía, orientación del haz, medio dispersor) en cada punto y que deben utilizarse para cada punto, y que quedarán reflejados en la versión final del procedimiento correspondiente de vigilancia radiológica.

- Ser interlocutor con el CSN para todos los temas de protección radiológica y remitir los informes pertinentes.

16. Referencias

1. Real Decreto 1217/2024, de 3 de diciembre, por el que se aprueba el Reglamento sobre instalaciones nucleares y radiactivas, y otras actividades relacionadas con la exposición a las radiaciones ionizantes. Boletín Oficial del Estado núm. 292, pp. 164588- 164702.

2. Real Decreto 391/2025, de 13 de mayo, por el que se establecen los criterios de calidad y seguridad de las unidades asistenciales de radioterapia. Boletín Oficial del Estado núm. 116, pp. 62571-62589.

3. CSN. Instrucción IS-28, de 22 de septiembre de 2010, del Consejo de Seguridad Nuclear, sobre las especificaciones técnicas de funcionamiento que deben cumplir las instalaciones radiactivas de segunda y tercera categoría. Conejo de Seguridad Nuclear. Boletín Oficial del Estado núm. 246, pp. 86171-86188.

4. Real Decreto 1029/2022, de 20 de diciembre, por el que se aprueba el Reglamento sobre protección de la salud contra los riesgos derivados de la exposición a las radiaciones ionizantes. Boletín Oficial del Estado núm. 313, pp. 178672-178732.

5. CSN. Instrucción IS-16, de 23 de enero de 2008, del Consejo de Seguridad Nuclear, por la que se regulan los periodos de tiempo que deberán quedar archivados los documentos y registros de las instalaciones radiactivas. Conejo de Seguridad Nuclear. Boletín Oficial del Estado núm. 37, pp. 7432-7435.

6. CSN. Circular Formato y contenido estándar de la documentación de apoyo a la solicitud de instalaciones de protonterapia. Consejo de Seguridad Nuclear, Versión junio de 2024.